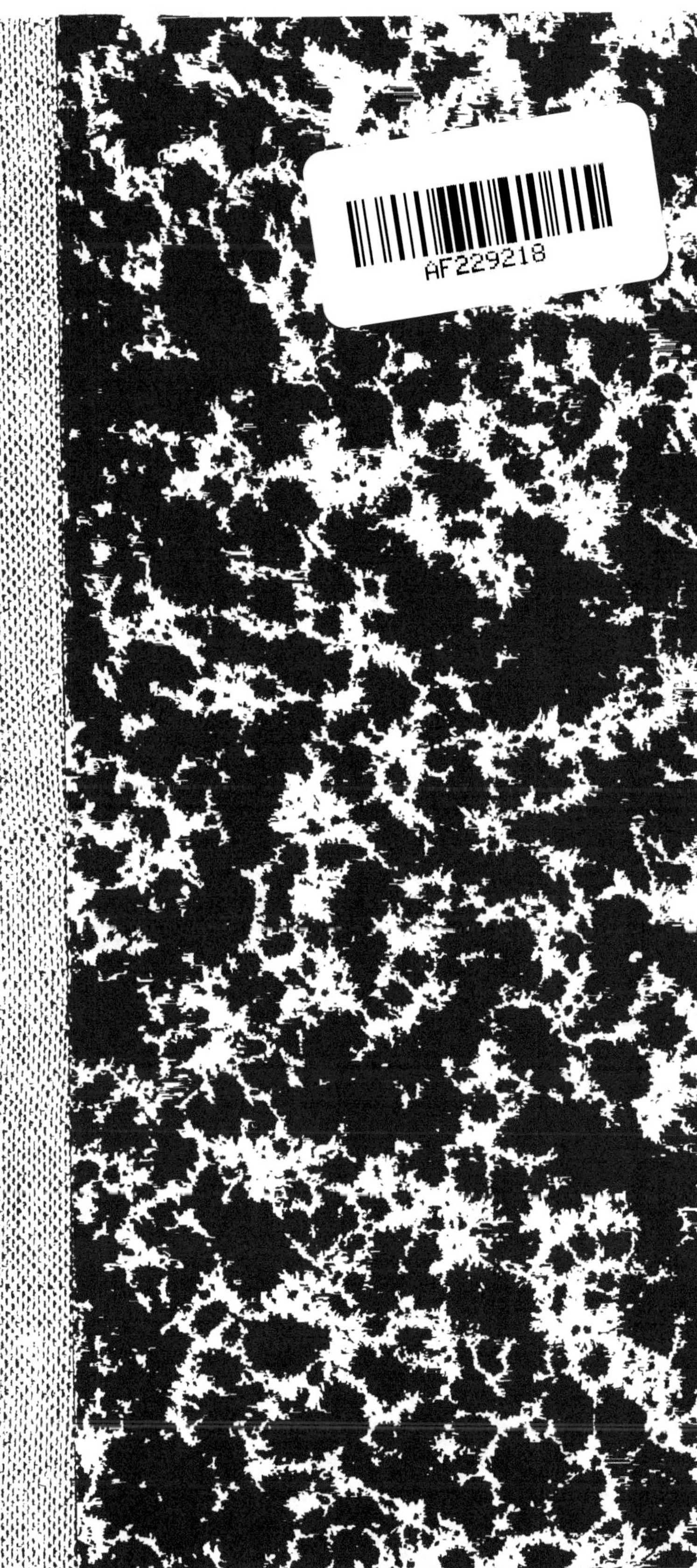
AF229218

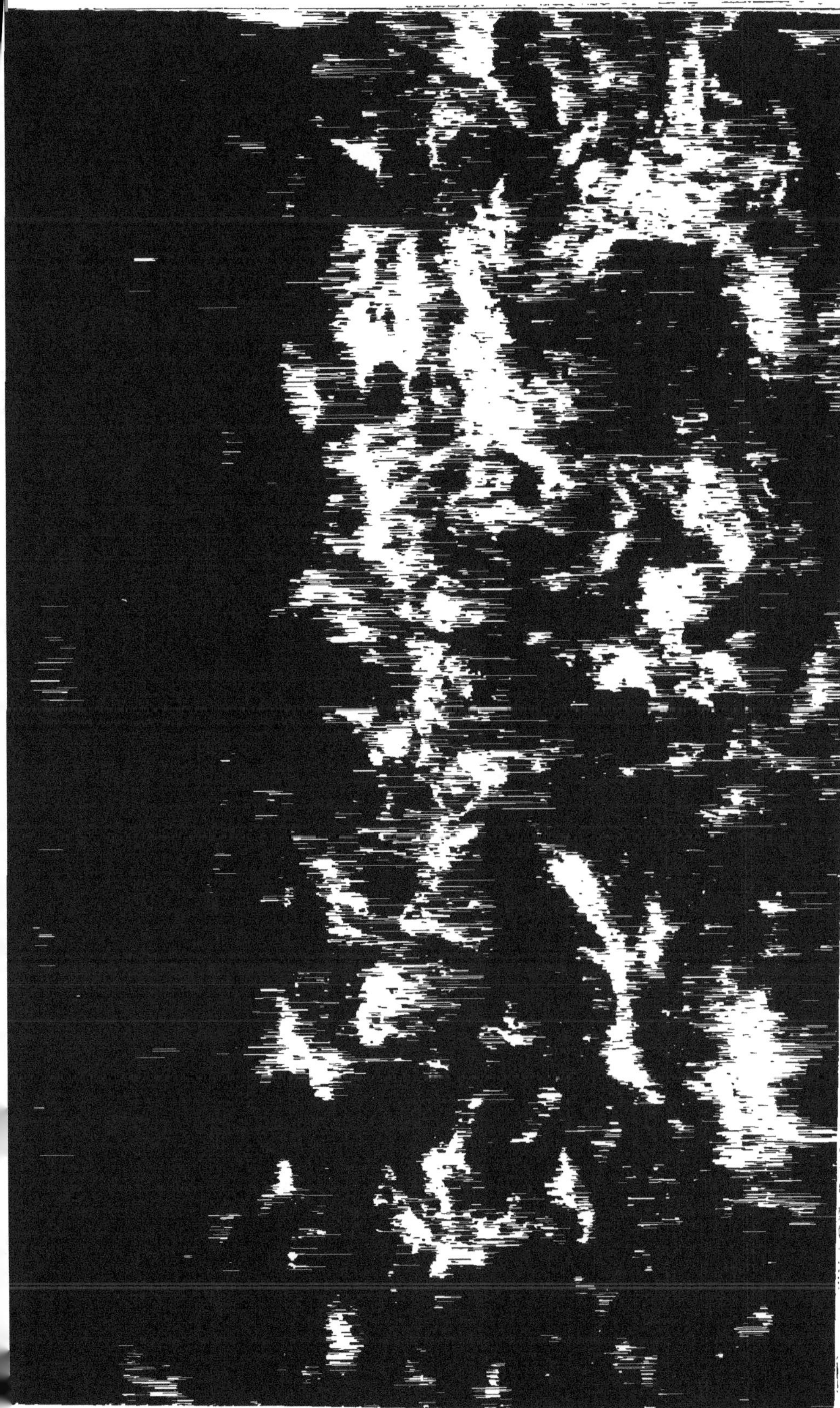

MAURICE 1971

BIBLIOTHÈQUE MÉDICALE VARIÉE

L'ART

DE

PROLONGER LA VIE

PAR

Le Dr C.-W. HUFELAND

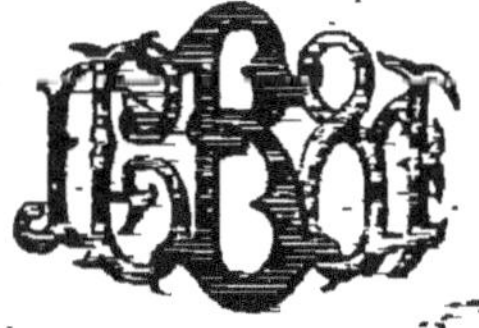

PARIS

LIBRAIRIE J.-B. BAILLIÈRE

RUE HAUTEFEUILLE, 19, PRÈS DU BOULEVARD

1896

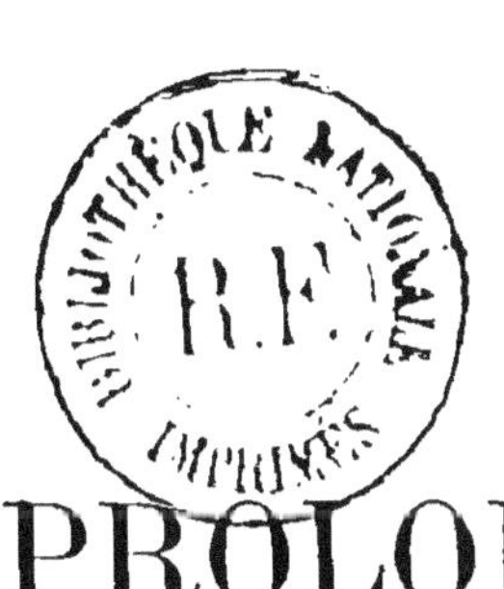

BIBLIOTHÈQUE MÉDICALE VARIÉE

L'ART

DE

PROLONGER LA VIE

LIBRAIRIE J.-B. BAILLIÈRE et FILS
Rue Hautefeuille, 19, près du boulevard Saint-Germain, Paris

BIBLIOTHÈQUE MÉDICALE VARIÉE

Collection de volumes in-16, de 300 à 400 pages
A 3 fr. 50 le volume

AZAM. Hypnotisme.
BARTHÉLEMY (A.). Vision.
BEAUNIS. Somnambulisme.
— Système nerveux.
BERGERET. Alcoolisme.
BONNEJOY. Végétarisme.
BOUCHARD. Microbes.
BOUCHUT. Hygiène de l'enfance.
BOURRU et BUROT. Suggestion.
BROUARDEL. Secret médical.
COLLINEAU. Hygiène à l'école.
CORIVEAUD. Hygiène de la jeune fille.
— Lendemain du mariage.
— Hygiène des familles.
— Santé de nos enfants.
CORNARO. Sobriété.
COUVREUR. Corps humain.
— Exercices du corps.
DONNE. Hygiène des gens du monde.
DUCLAUX. Le lait.

DU MESNIL. Hygiène à Paris.
FRÉDAULT. Passions.
GALEZOWSKI. Hygiène de la vue.
GREHANT. Poisons de l'air.
IMBERT. Anomalies de la vision.
MANDL. Hygiène de la voix.
MONIEZ. Parasites.
MONTEUUIS. Déséquilibrés du ventre
MOREAU (de Tours). Fous et bouffons
— Folie chez les enfants.
OLIVIER. Hygiène de la grossesse.
RAVENEZ. Hygiène du soldat.
RÉVEILLE-PARISE. Goutte.
— Hygiène de l'esprit.
RIANT. Hygiène des orateurs.
— Surmenage intellectuel.
ROUVIER. Le lait.
SCHMITT. Microbes.
SIMON. Monde des Rêves.
— Maladies de l'esprit.

PETITE BIBLIOTHÈQUE SCIENTIFIQUE ET MÉDICALE

Collection de volumes in-16, de 160 à 200 pages, illustrés
A 2 francs le volume

ANGERSTEIN. Gymn. à la maison.
— Gymnastique des demoiselles.
BASTIDE. Vins sophistiqués.
BEL. La rose.
BERNARD. Secours aux blessés.
BERNHARD. Médicaments oubliés.
BIETRIX. Le thé.
BINET. Hygiène de la jeune mère.
BRÉMOND. Préjugés en médecine.
— Les passions et la santé.
CORFIELD. Maisons d'habitation.
DEGOIX. Maladies à la mode.
— Hygiène de la toilette.
— Hygiène de la table.

GROS. Mémoires d'un estomac.
JOLLY. Tabac et absinthe.
MAGNE. Hygiène de la vue.
MALAPERT DU PEUX. Le lait.
MONAVON. Coloration des vins.
MONTEUUIS. Bains de mer.
— Guide de la garde-malade.
PÉRIER. Première enfance.
— Seconde enfance.
— Hygiène de l'adolescence.
— L'art de soigner les enfants.
RECLU. Manuel de l'herboriste.
WEBER. La goutte.
ZABOROWSKI. Boissons hygiéniques.

ENVOI FRANCO CONTRE UN MANDAT POSTAL

L'ART

DE

PROLONGER LA VIE

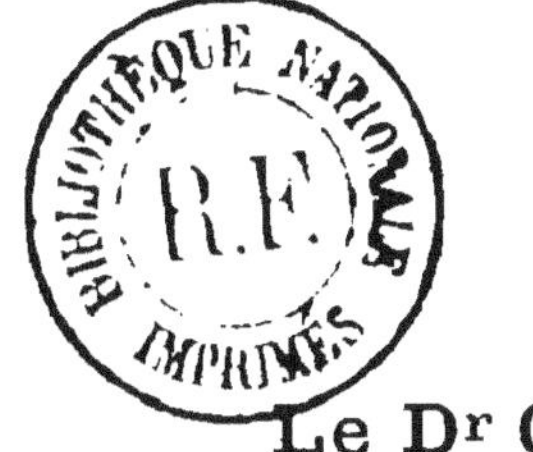

PAR

Le Dr C.-W. HUFELAND

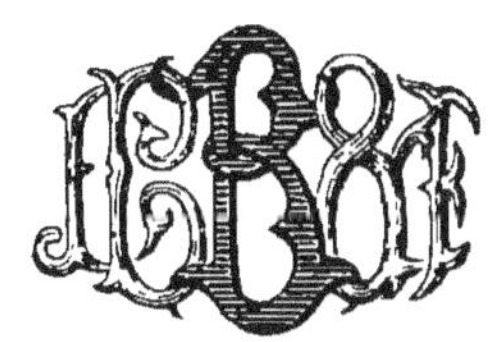

PARIS

LIBRAIRIE J.-B. BAILLIÈRE et FILS

RUE HAUTEFEUILLE, 19, PRÈS DU BOULLVARD SAINT-GERMAIN

1896

PRÉFACE

La vie humaine, considérée au point de vue physique, est une opération particulière de chimie animale, un phénomène dû au concours des forces réunies de la nature et d'éléments matériels sans cesse changeants. Cette opération, comme toutes celles qui sont d'origine physique, doit avoir des règles, des limites et une durée précises, en tant qu'elle dépend de la quantité de forces et de matières par elle employée, du mode d'utilisation de ces forces et de plusieurs autres circonstances internes et externes; mais, de même que les autres opérations de même nature, on peut aussi l'aider ou y mettre obstacle, la hâter ou la retarder. Par la détermination précise de son principe et de ses besoins, et en se fondant sur l'expérience, il est possible d'arriver à déterminer les conditions de son accélération et de son abréviation, de son ralentissement et par conséquent de sa prolongation. Il est donc possible aussi d'établir des règles de régime et de traitement médical pour la vie, dans l'intention de la prolonger, et c'est là l'origine d'une science particulière, la *macrobiotique*, ou *l'art de prolonger la vie*. C'est cette science que nous nous proposons d'exposer dans cet ouvrage.

Il ne faut pas confondre cet art avec la médecine ordinaire ni avec l'hygiène médicale, elle a un autre but, d'autres moyens, d'autres limites. Le but de la *médecine* est la *santé*, celui de la *macrobiotique* est une *longue vie*. Les moyens, employés par la médecine, s'adressent uniquement à l'état actuel pour le modifier, ceux de la macrobiotique visent à l'ensemble de la vie. Pour la première, il suffit de pouvoir rétablir la santé perdue; mais elle ne s'inquiète pas, une fois qu'elle a guéri, de savoir si la vie sera prolongée ou abrégée; tel est, en effet, le résultat de plus d'un traitement médical. La médecine est obligée de regarder toute maladie comme un mal, qu'il faut détruire à tout prix; la macrobiotique croit que certaines affections peuvent être des moyens de prolonger l'existence. La première de ces sciences, à l'aide d'agents toniques et d'autres remèdes, s'efforce d'amener l'homme au point le plus élevé de l'énergie physique et de la vigueur; tandis que la deuxième enseigne que cette perfection doit avoir un maximum, et que trop de forces peuvent être une cause d'accélération dans la marche de la vie, et par conséquent doivent en abréger la durée. La médecine doit donc être considérée seulement comme une auxiliaire de la macrobiotique; elle lui servira à reconnaître les maladies, ces ennemies de notre existence, à nous en garantir, à les faire disparaître; mais elle ne viendra qu'au second rang, après la macrobiotique.

De tout temps on a désiré prolonger la vie, ce fut toujours là un but convoité de l'humanité: mais que de

contradictions, que d'erreurs, dans les idées qu'on se fit
et qu'on se fait encore sur ce sujet de la conservation
et de la prolongation de notre existence ! Le rigide théologien sourit devant une pareille entreprise, et demande
si chaque créature n'a pas un but fixé à l'avance, et
quel est celui qui peut espérer prolonger sa vie de l'é-
paisseur d'un cheveu ou de la durée d'une minute? Le
médecin praticien nous interpelle en nous disant : Qu'allez-vous chercher ? des moyens spéciaux de prolonger
la vie ? Servez-vous de mon art, conservez la santé,
empêchez les maladies de se produire, et guérissez celles
qui se déclarent ; voilà la seule voie qui conduise à une
longue vie. L'adepte nous offre son élixir, en affirmant
que celui-là seul, qui en boit avec persévérance, peut
espérer d'atteindre une grande vieillesse. Le philosophe
s'efforce de résoudre le problème, par le mépris de la
mort, et il vous enseigne à doubler l'étendue de votre
vie, en en bien usant. La légion innombrable des empi-
riques et des charlatans, qui s'est emparée de l'esprit de
la multitude, la maintient dans la croyance qu'il n'est
pas d'autre moyen de devenir vieux que de se faire sai-
gner à temps, ou bien de mettre des ventouses, ou bien
encore de se purger, etc.

Il m'a donc paru utile, et même nécessaire, de chercher à redresser les idées qu'on se fait sur cette important sujet, et de les ramener à certains principes simples
et solides, en un mot, de donner à l'art qui nous occupe
une suite, un ordre systématique, dont il a manqué jusqu'à présent.

Cette pensée a été l'objet des méditations préférées de

mes heures de loisir, et je serais heureux, si elle pouvait être aussi agréable et utile aux autres qu'elle l'a été pour moi. Oui, même à cette époque troublée et meurtrière, j'ai trouvé ma consolation, ma distraction la plus efficace dans la recherche des moyens de prolonger la vie.

Le principal but de mes efforts fut, d'abord, de fonder systématiquement la doctrine de la macrobiotique, et de révéler les moyens dont elle dispose ; mais, insensiblement, j'ai été amené à traiter quelques sujets accessoires, que je dois indiquer ici, pour faciliter le jugement de l'ensemble. Cette voie me parut convenable, pour arriver à donner à plusieurs principes diététiques un intérêt plus grand et une portée plus générale, parce qu'il m'a semblé qu'on produisait moins d'effet sur l'esprit, en disant : Telle chose ou tel régime est sain ou est malsain, car il n'y a là qu'une affirmation relative, dépendante de la force ou de la faiblesse de la constitution et d'autres circonstances accessoires, que si l'on affirme que ces choses et ce régime prolongent ou abrègent la vie. Dans ce dernier cas, en effet, le précepte paraît moins émaner du hasard, et le jugement qu'on en porte n'est plus subordonné aux conséquences immédiates. En outre, j'avoue que ce travail est peu à peu devenu, à mon insu, une espèce d'archives, dans lesquelles j'ai déposé mes idées favorites, où en maints endroits je me suis laissé aller à des digressions cosmopolites, joyeux de relier ces idées à un sujet aussi beau que celui qui a pour but de prolonger la vie.

D'après le point de vue auquel je me suis placé, il

était naturel que je ne traitasse pas mon sujet uniquement en médecin, je devais aussi en aborder le côté moral. Peut-on, en effet, parler de la vie humaine sans entrer en rapport avec le monde moral, qui s'y trouve si intimement lié ? Au contraire, mon profond sentiment, en écrivant ce livre, a été que l'homme et sa mission morale ne peuvent être séparés du physique; et, peut-être, sera-ce le service rendu par ce livre, que de confirmer aux yeux de certaines gens la certitude et la valeur de la loi morale, en leur montrant qu'elle est indispensable à la conservation et au prolongement de la vie, et de prouver d'une manière irréfragable, non seulement que le physique chez l'homme a été conçu sur un plan conforme à sa haute destinée morale, ce qui différencie grandement sa nature d'avec celle des animaux, mais encore que l'homme, sans culture morale, est en contradiction continuelle avec son essence, tandis qu'il devient, grâce à cette culture, la créature la plus accomplie, même au physique. Puissé-je être assez heureux pour atteindre ainsi le double but, non seulement de rendre la vie des hommes plus saine et plus longue, mais encore de contribuer à sa moralité. Je puis assurer du moins que c'est en vain qu'on cherchera à obtenir la longévité, en dehors de celle-ci, et que la santé du physique et celle du moral sont liées aussi intimement l'une à l'autre que l'âme l'est au corps. Elles émanent de la même source, se confondent ensemble, et de leur union résulte le modèle accompli de la nature humaine.

Je dois rappeler encore que ce livre n'est pas fait seulement pour des médecins; il est destiné à la masse du public. Cela m'a imposé le devoir de traiter mon sujet, dans certains chapitres, d'une manière plus concise; tandis que, dans d'autres endroits, je me suis montré plus explicite que je ne l'eusse été, si je m'étais adressé uniquement à des médecins. Ceux que j'ai eus, avant tout, présents à l'esprit, c'est particulièrement les jeunes gens, car ma conviction est que c'est surtout à cette période de la vie que l'on peut jeter les bases d'une existence saine et longue, et que c'est par une négligence coupable qu'on n'enseigne pas à la jeunesse des principes si précieux pour leur futur bien-être. C'est donc à dessein que j'ai fait surtout ressortir les recommandations les plus importantes à cet âge, et que je me suis attaché à écrire ce livre de manière à ce qu'il pût être mis sans péril entre les mains des jeunes gens. Ce serait pour moi un grand sujet de joie, si non seulement on leur en recommandait la lecture, mais encore si, dans les écoles, on l'utilisait pour apprendre à la jeunesse quelles sont les conditions les plus avantageuses à notre bien-être physique. Je le répète encore, ces notions doivent être données à l'enfant encore à l'école : au collège, il sera souvent trop tard.

C'est pour moi une grande joie, une récompense précieuse dans ma vieillesse, que ce livre soit encore lu et puisse être encore utile, et que, malgré les réimpressions continuelles, une nouvelle édition correcte et loyale soit devenue nécessaire. Ç'a été pour moi une occasion de le corriger, en maints endroits, et de le compléter.

Par des exemples certains, je sais que ce livre a servi

à maintenir beaucoup de jeunes gens dans le chemin de la vertu et de la modération. Qu'il puisse encore, après que je n'y serai plus, faire un peu de bien, propager la pureté, l'innocence, la modération, le sens religieux, au physique comme au moral, dans le cœur des jeunes gens, et contribuer ainsi à leur procurer en ce monde la santé et la longévité.

C. W. HUFELAND.

C. W. HUFELAND

Christophe Wilhem Hufeland naquit le 12 août 1762, à Langensalza, en Thuringe, et se prépara aux études académiques à Weimar, où son père était médecin de la cour.

A l'exemple de son père et de son grand-père, il embrassa la profession médicale, et ses études, commencées à Iéna en 1780, continuées à Gœttingue en 1781, se terminèrent dans cette dernière ville, où il fut reçu docteur en 1783.

Il retourna immédiatement à Weimar, pour venir en aide à son père, devenu aveugle, et y résida jusqu'en 1793, époque où il fut nommé professeur ordinaire de médecine, à Iéna, et de plus chirurgien grand-ducal et conseiller aulique.

Après avoir refusé diverses propositions de venir s'établir à Leipzig, à Kiel, à Pavie, à Saint-Pétersbourg, il finit par aller à Berlin, où il fut nommé directeur du collège médical, premier médecin à l'hôpital de la Charité et membre de l'Académie des Sciences, avec le titre de conseillé privé. Lors de la fondation de l'Université, en 1809, il devint professeur de pathologie spéciale et de thérapeutique ; plus tard, en 1810, il entra au conseil d'État, comme membre de la section médicale, dont il fit partie jusqu'à sa mort.

Hufeland, comme médecin et comme homme, est une individualité des plus nobles. Son activité scientifique s'étendit sur presque tout le domaine de la science ; comme médecin praticien, comme professeur, comme écrivain, il jouit d'une notoriété des plus honorables. Sa science étendue et profonde, la connaissance intime qu'il possédait de l'ensemble de la médecine, ses vues pénétrantes sur la nature, jointes à une compré hension facile et à un jugement ferme, le guidaient dans le traitement des maladies, dans la préparation de ses leçons comme professeur, et dans la composition de ses écrits.

Parmi les services qu'il rendit à la science médicale, nous citerons l'importation des chambres mortuaires, qui furent, pour la première fois, et sous sa direction, établies à Weimar, et nous rappellerons encore son ardent prosélytisme en faveur de l'inoculation et de la vaccine. Sa philanthropie se manifestait aussi par la création de sociétés de secours destinées aux médecins malheureux et à leurs veuves, sociétés qu'il gratifiait de dons nombreux.

Aimé de tous ceux qui l'entouraient, chacun vantait la noblesse de son âme, sa bonne humeur, le calme de son esprit, son désintéressement et son cœur sensible à tout ce qui est bon et beau ; aussi laissa-t-il d'unanimes regrets lorsqu'ayant voulu se débarrasser d'une affection fort incommode de la prostate, il succomba, en 1836, aux suites de l'opération qu'on lui avait faite.

Tel fut Hufeland, telle fut sa vie et tel est son livre.

Ce qui caractérise la *Macrobiotique* (1), c'est une science saine, sûre et honnête, consacrée tout entière à un noble but, celui de permettre aux hommes d'atteindre les limites extrêmes assignées à leur existence, et d'obtenir ce résultat, en fortifiant leurs forces physiques et morales. La vieille devise : *Mens sana in corpore sano* est toujours celle de Hufeland, et partout il y reste fidèle. Selon lui, la bonne discipline des facultés intellectuelles exerce sur la santé une influence non moins considérable que le bon emploi des forces matérielles, et, dans les principes qu'il enseigne, et regarde comme favorables à la propagation de la vie, il ne sépare jamais ces deux éléments.

Ce point de vue, l'absence de tout charlatanisme, la conviction loyale de l'écrivain, appuyée sur une parole pleine de bonhomie et de savoir, tout cela nous met en confiance. Les nombreux renseignements précis, et de toute sorte, qui se trouvent accumulés dans son livre, en rendent la lecture instructive, intéressante même, car il y est traité d'un sujet, qui

(1) Nous nous sommes servis pour cette traduction de la 8e édition allemande, qui est la reproduction de la septième, publiée par M. le docteur Suckow (1852). M. Suckow a fait peu de changements au livre de Hufeland ; malgré les progrès de la science, nous avons conservé ses notes, en les faisant suivre de l'initiale de son nom. (S.) *Note de l'éditeur.*

en définitive nous touche de près, et la bonne foi jointe à la science d'Hufeland le rendent persuasif. Il aime véritablement la vie, et croit fermement être utile aux hommes en leur indiquant les moyens de la prolonger; ces moyens, il les cherche dans tout ce qui peut perfectionner l'individu, au physique et au moral. N'est-ce pas là un noble but, et, quand même les efforts de celui qui a tenté d'y parvenir n'auraient pas complètement rempli des visées un peu trop hautes, n'aurait-il pas rendu un grand service, en aidant les gens désireux de vivre le plus longtemps possible à éviter cette foule de causes qui, à leur insu, mettent leur vie en danger, et en montrant à ceux qui violent constamment les lois de la nature, et se creusent ainsi une tombe anticipée, les périls auxquels ils s'exposent. C'est cette tâche qu'Hufeland, à notre avis, a surtout remplie; nous n'affirmons pas que, malgré son vif désir, il arrive à nous assurer, d'une manière certaine, la longévité de quelques-uns de ces centenaires, dont il nous raconte l'histoire, et qu'il nous cite comme des preuves de la capacité vitale de l'homme; mais ce que nous croyons sincèrement, c'est que la lecture de ce livre ne peut exercer sur la vie humaine qu'une influence salutaire.

Du reste, ce que nous disons de l'art de prolonger la vie n'est pas seulement l'expression d'une opinion purement personnelle. Nous pouvons nous retrancher derrière le succès que ce livre a obtenu en Allemagne, et même en France, où il a déjà été traduit (1).

(1) *Makrobiotik, od. die Kunst das menschliche Leben zu verlängern.* Berlin, 1796. — 6ᵉ rechtmässige Auflage, Berlin, 1842, 8°; — 8ᵉ édition; Berlin, 1860.

Art de prolonger la vie humaine. Traduit sur la seconde édition de l'allemand (par M. Auguste Duvau). Iéna, 1798 ou 1799, 2 parties, in-8° ; traduction souvent réimprimée : Coblentz (1799), 2 vol. petit in-8° ; Lausanne, 1799, 2 parties in-8° ; Hambourg, 1805, 2 vol. in-12 — Lausanne et Lyon, 1809, 2 parties in-8ᵉ. Il y a de cette dernière réimpr. des exemplaires avec des frontispices portant Paris, Méquignon l'aîné, 1810, 1 vol. in-8°.

The art of prolonging Life. Translated. London, 1797, 2 vol. in-8.

L'art de prolonger la vie, trad. par A.-J.-L. Jourdan. Paris, J.-B. Baillière, 1824, in-8°. — Nouvelle édition ; Paris, J.-B. Baillière, 1838, in-8°. — Nouvelle édition française par le D. J. Pellagot. Paris, J.-B. Baillière et fils, 1871, in-18 jésus.

El arte de prolongar la vida del hombre. Paris, 1826, 3 vol. in-12.

Pour terminer, qu'il me soit permis de dire un mot du jeune savant qui a pris une part si considérable à l'édition de cet ouvrage. Par ses nombreuses annotations et par le remaniement de plusieurs chapitres que l'âge avait un peu vieillis, M. R... a remis l'œuvre de Hufeland au niveau de la science contemporaine, il a donné une nouvelle jeunesse à l'art de conserver la vie.

Dr J. PELLAGOT.

L'ART
DE PROLONGER LA VIE

PREMIÈRE PARTIE

HISTOIRE ET THÉORIE

CHAPITRE PREMIER

HISTOIRE DE LA MACROBIOTIQUE

La vie et le bonheur de vivre. — Prolongation de la vie. — La science de la vie chez les Égyptiens, les Grecs et les Romains. — Les sciences occultes au moyen âge.— Astrologie — Talismans et amulettes. — Cornaro et son régime. — Transfusion du sang. — Bacon. — Thé de vie du comte de Saint-Germain et Elixir de vie de Cagliostro. — Magnétisme et Mesmerisme. — Lit céleste de Graham.

La vie et le bonheur de vivre. — Sur la nature entière plane et agit cette force incompréhensible, que nous nommons la *Vie*. Sous nos yeux se produisent sans cesse une foule d'actes et de phénomènes qui, quelque variée et disparate qu'en soit l'apparence, affirment tous leur existence, et la nature entière se confond autour de nous dans une même acclamation : la Vie. La vie est où la pierre s'agrége et se cristallise, où la plante végète, où l'animal sent et agit; mais c'est dans l'homme, l'être le plus parfait du monde visible, qu'elle apparaît dans tout son éclat, sous sa forme la plus achevée et la plus parfaite. Parcourons en effet toute la série des êtres; nulle part nous ne trouvons un assemblage aussi complet de toutes les formes vivantes de la nature, nulle part une énergie vitale aussi consi-

dérable, une résistance aussi énergique. Rien d'étonnant,
que le possesseur le mieux doué d'un pareil bien y attache un aussi grand prix, et que la pensée seule de vivre,
d'être au monde ait pour nous tant de charme (1). Plus
un être nous paraît pénétré de la vie, plus l'intérêt qu'il
nous inspire devient grand.

Qu'un danger menace notre existence, et pour la sauver rien ne nous coûtera, et nous déploierons des trésors
de force et de résistance, jusque-là ignorés.

Alors même qu'elle est sans jouissances et sans plaisir,
même pour celui qui souffre de douleurs incurables (2),
ou qui au fond d'un cachot pleure sa liberté, l'idée de la
vie conserve encore un attrait consolateur, et c'est par
suite d'une perversion des organes sensitifs les plus délicats, jointe à un obscurcissement, et même à l'anéantissement du sens intime, que l'on voit parfois, mais
chez l'homme seulement, la vie devenir indifférente ou
odieuse, tant fut grande la prévoyance, qui unit intimement le désir de vivre avec le pouvoir de vivre, et en fit
un digne but pour toute créature pensante, une base du
bonheur public et particulier.

Prolongation de la vie. — Une pensée bien naturelle devait même se présenter à l'esprit de l'homme; ne
pourrait-il pas arriver à prolonger son existence, et
donner un peu plus de durée aux biens dont il jouit ici-

(1) C'est là un vœu de notre nature qui a été compris et exprimé
par tous ceux qui ont cherché à peindre le cœur humain, poètes,
romanciers ou moralistes :

« Que Dieu me donne la vie et l'opulence. » (Horace.)

Aimable vie, dit Göthe, douce et chère habitude d'exister et
d'agir, me faudra-t-il renoncer à toi? (R.)

(2) C'était aussi l'avis de Molière et de La Fontaine.

> Guenille si l'on veut, ma guenille m'est chère (*).

> Qu'on me rende impotent.
> Cul-de-jatte, goutteux, manchot, pourvu qu'en somme
> Je vive ; c'est assez, je suis plus que content (**).

(*) Molière, *les Femmes savantes*, acte II, scène vii.
(**) La Fontaine, *Fables*, livre I, fable xv.

bas? En effet, ce fut là un problème que de tout temps l'humanité se posa sous maintes formes (1). C'était l'objet favori des méditations des fortes têtes, le rendez-vous des rêveurs, et l'appât principal employé par les fourbes et les charlatans, qui, en annonçant leur commerce avec les esprits, en prétendant qu'ils savaient faire de l'or ou prolonger la vie, cherchaient à séduire la foule.

Au point de vue de l'histoire de l'intelligence humaine, il est intéressant de savoir, par quelles voies multiples, et souvent opposées, on espérait arriver à ce but.

Parmi les Égyptiens, les Grecs et les Romains, cette idée était en honneur.

La science de la vie chez les Égyptiens, les Grecs et les Romains. — L'Égypte s'était engagée dans des pratiques plus ou moins bizarres, destinées à arriver à ce but, que lui faisait désirable son climat rendu peu sain, par une chaleur extrême et les inondations. On croyait que vomir et suer étaient la source de la santé; tous les mois, et même deux fois par mois, on prenait un vomitif, et, au lieu de se demander *comment allez-vous*, il était d'usage de s'aborder en se disant *comment suez-vous?*

Sous l'influence d'un climat beau et clément, les Grecs

(1) Les centenaires ont toujours été l'objet d'hommages et d'honneurs publics. Ce n'est qu'aux époques de décadence que le respect pour les cheveux blancs s'éteint chez les peuples, et que l'homme fort arrive à railler ou à mépriser la faiblesse de l'âge. On raconte que, vers les derniers temps de la Grèce, un vieillard se présenta aux jeux Olympiques sans que personne se dérangeât pour lui faire place; enfin, lorsqu'il arriva au gradin occupé par les Lacédémoniens, ceux-ci se levèrent avec respect. Le vieillard attendri s'écria : « Tous les Grecs connaissent la vertu, mais il n'y a plus que les Lacédémoniens qui la pratiquent. »

Charles Lejoncourt (*) fait la biographie de 120 personnes ayant passé 120 ans.

Pour la plupart des macrobes, il y a eu certainement quelque peu d'exagération ; il y en a cependant quelques-uns pour lesquels nous avons des témoignages positifs. (R.)

(*) Lejoncourt, *Galerie des centenaires.* Paris, 1842.

adoptèrent d'autres procédés. Ils acquirent de bonne heure la conviction qu'une jouissance sage des biens de la nature, et l'exercice constant de nos forces était le moyen le plus sûr de prolonger notre existence. Hippocrate (1) et les médecins ou les philosophes d'alors ne connaissent pas d'autres moyens que de mener une vie régulière, respirer l'air frais et pur, se baigner et surtout se livrer tous les jours aux exercices du corps, combinés avec le massage.

De ces préceptes naquit un art nouveau destiné à réglementer les exercices corporels : *la gymnastique ;* et les plus grands philosophes et lettrés n'oublièrent jamais que l'exercice du corps devait toujours marcher de pair avec celui de l'intelligence. Cet art de préparer les hommes à suffire à tous les besoins, à toutes les nécessités et qui, en tenant tout leur être dans un état d'activité normale, les préservait non seulement de la maladie, mais devait même servir à les guérir de maux déjà déclarés ; cet art, on l'avait porté à une perfection rare. Herodicus alla jusqu'à forcer ses malades à marcher, à se faire masser ; et plus l'abattement produit par la maladie était grand, plus il tenait à ce que l'on surmontât cet affaissement, par l'énergie redoublée des efforts musculaires. La méthode, paraît-il, avait tant de succès qu'ayant réussi à prolonger la vie d'un grand nombre de gens cacochymes, Platon lui fit le reproche, d'avoir très déloyalement agi envers ces pauvres diables, en les forçant de supporter, jusque dans un âge très avancé, une vie toujours précaire.

C'est dans Plutarque, que nous trouvons les idées les plus nettes et les plus sensées sur l'art de conserver et de prolonger la vie, et il confirma par son heureuse carrière la vérité de ses préceptes. Il donne déjà, pour

_____

(1) Hippocrate, *Œuvres complètes,* trad. Littré. Paris, 1839-1860, *passim.* (R.)

conclusion à son enseignement, les maximes suivantes, qui maintenant encore sont aussi bonnes qu'autrefois : tenir la tête fraîche et les pieds chauds ; au lieu d'avoir recours aux drogues, dès qu'on se sent indisposé, attendre plutôt un jour, en faisant diète, et ne pas sacrifier complètement le corps à l'esprit.

Une méthode singulière de prolonger la vie des vieillards, qui date également de temps très reculés, est celle qui a reçu le nom de *gérokomique* (1), elle consistait à procurer une nouvelle force et une nouvelle jeunesse à des corps vieux et délabrés, en les maintenant dans la même atmosphère que des jeunes gens frais et dispos. L'exemple le plus connu de l'emploi de cette méthode est l'histoire du roi David ; mais on découvre, dans les ouvrages de divers médecins, de nombreux indices, prouvant qu'on trouvait dans ces pratiques un secours très estimé et très fréquent pour la décadence sénile (2). Dans des temps plus modernes, même, cette prescription aurait été suivie avec succès. Le grand Boerhaave fit coucher un vieux bourgmestre d'Amsterdam entre deux jeunes filles, et il assure que, par ce moyen, le vieillard recouvra un surcroît de gaieté et de forces (3). Toujours est-il que, si on réfléchit que la vapeur exhalée de bêtes fraîchement tuées exerce une action favorable sur les membres paralysés, et qu'il en est de même des animaux vivants, maintenus en contact de parties endolories, on est porté à ne pas rejeter cette méthode d'une manière absolue.

Il est vraisemblable que c'est en se basant sur de semblables idées, que s'établit, chez les Romains et les Grecs, la croyance à la haute efficacité de l'aspiration

(1) Mot formé du substantif grec γέρων, vieillard, et du verbe κομέω, entretenir.
(2) On cite l'exemple de Tibère. (R.)
(3) Tycho-Brahé ne jugea pas ce moyen indigne d'un philosophe et d'un astronome : il en usa et s'en trouva bien. (R.)

d'une haleine fraîche et saine. On possède, à ce propos,
une ancienne inscription découverte, il y a un siècle environ, et dont voici la teneur :

> Aesculapio et Sanitati,
> L. Clodius Hermippus
> Qui vixit Annos CXV, Dies V,
> Puellarum anhelitu,
> Quod etiam post mortem ejus
> Non parum mirantur Physici.
> Jam, posteri, sic vitam ducite (1).

Fausse ou véridique, cette inscription devint néanmoins l'objet, au commencement de ce siècle, d'une
dissertation dans laquelle le docteur Cohausen établissait
que cette Hermippus était directeur d'une maison d'or-
phelines, ou maître d'une école de filles à Rome, et que,
vivant ainsi continuellement entouré de jeunes filles,
cette influence juvénile avait prolongé sa vie. De là il
conclut au précepte suivant : qu'il faut, tous les matins
et tous les soirs, se soumettre au souffle de vierges jeunes
et innocentes. D'après sa ferme conviction, en agissant
ainsi, on contribuera à conserver et à augmenter les
forces vitales; car, comme le reconnaissent les adeptes,
dans le souffle de l'innocence réside la matière première,
à l'état de sa plus grande pureté.

Les sciences occultes au moyen âge. — Le moment
où les idées les plus bizarres et les plus aventureuses sur
cette matière furent surtout en vogue est cette période
millénaire, si ténébreuse, du moyen âge, où l'extrava-
gance et la superstition bannirent toutes les idées sensées,
où, dans le loisir rêveur des cloîtres, se produisaient, il
est vrai, quelques découvertes chimiques ou physiques,
qui, au lieu de contribuer à éclairer et à rectifier les idées
régnantes, ne servaient qu'à en augmenter la confusion
et à pousser encore plus dans la voie de la superstition.
C'est dans cette période que surgirent les créations les

(1) A Esculape et à la Santé : voué par L. Claudius Hermippus,
qui vécut 115 ans et 5 jours, grâce à l'haleine de jeunes filles, etc.

plus monstrueuses de l'esprit humain, ces idées suspectes d'ensorcellement, de sympathie des corps, de pierre des sages, des forces occultes, chiromancie, kabale, panacées, etc. C'est à cette époque que tout cela vint au monde, ou du moins s'implanta (1), et depuis ce temps, par malheur, ces rêveries n'ont pas cessé d'avoir cours; maintenant encore, sous des formes modifiées et modernisées, elles servent à fausser l'esprit du genre humain.

Pendant cet obscurcissement de l'intelligence humaine, on vit naître aussi la croyance que la conservation et la prolongation de la vie, jusque-là regardées comme un bienfait de la nature, et qu'on avait cherché à obtenir par des moyens naturels, devaient être poursuivies à l'aide de transmutations chimiques, par l'emploi de la matière première, qu'on croyait pouvoir séparer et capter dans des alambics (2), et par d'autres moyens semblables, tout aussi dépourvus de sens, mais qui, malgré leur absurdité, trouvèrent pourtant des adhérents (3).

Un des charlatans les plus éhontés qui se vantèrent de pouvoir prolonger la vie, fut Théophraste Paracelse ;

(1) Voy. Plytoff, *les Sciences occultes*, 1891 ; *la Magie*, 1892.

(2) Le moyen âge, avide et crédule, n'a pas déployé plus d'ardeur à la poursuite de la transmutation des métaux qu'à la recherche des quintessences de la longue vie. Les chercheurs de la pierre philosophale promettaient à leurs disciples à la fois le secret de la richesse infinie et le secret de la médecine universelle.

Les philosophes hermétiques et les alchimistes se vantaient d'avoir acquis la médecine universelle, au moyen de laquelle ils pouvaient prolonger le terme ordinaire de la vie. (R.)

(3) Roger Bacon (*) recommandait, comme propres à prolonger l'existence, les préparations d'or, les perles, les pierres précieuses, l'ambre et les bézoars ; il cite, comme exemple, la comtesse Desmont, qui arriva jusqu'à l'âge de 140 ans, et vit ses dents se renouveler trois fois et deux fois sa chevelure. Il attribuait cette longévité à l'usage de la liqueur d'or qu'il conseilla au pape Nicolas IV. (R.)

(*) R. Bacon, *Traité des secrets de l'art et de la nature*. Trad. en français par J. Girard de Tornus. Lyon, 1557. — Bacon, *Opus majus*. Londres, 1733. — Bacon, *De retardandis senectutis accidentibus*. Oxford, 1590.

ou pour mieux lui donner son nom tout entier, Philip-
pus-Aureolus-Theophrastus Paracelsus Bombastus ab
Hohenheim (1). Il avait, dans ses voyages, parcouru la
moitié du monde, avait rapporté de tous les coins des
recettes et des secrets, et surtout avait étudié, dans les
mines, ce qui était une rareté à son époque, les caractères des métaux et la manière dont on les traitait. Il
débuta dans la carrière en cherchant à renverser tout ce
qu'on enseignait jusque-là, en traitant toutes les hautes
Écoles avec mépris, et en se désignant comme le premier
médecin et philosophe du monde. Il affirmait, en outre,
sous la foi du serment, qu'il n'existait pas de maladie
qu'il ne pût guérir, pas d'existence qu'il ne fût en état
de prolonger (2). Je puis donner ici un exemple de son
insolence, et du ton dans lequel les charlatans du quin-
zième siècle s'adressaient à leur public. Pour cela, il n'y
a qu'à transcrire les premières lignes de son principal
ouvrage. « Vous devez me suivre, et non moi. Après
moi, Avicenne, Rhasès, Galien, Mesué (3); après moi,
vous tous, et non avant moi, médecins de Paris, de Montpellier, de Suède, de Cologne, de Vienne; vous qui habi-
tez les rives du Danube ou du Rhin, les îles de la mer,
après moi; Italie, Dalmatie, Athènes, Grèce, Arabie,
Judée, après moi, après moi : la monarchie, telle est ma
part. » On voit qu'il ne se trompait guère quand, par-
lant de lui-même, il disait : « La nature ne m'a pas
fait d'un tissu délicat, c'est ainsi que nous sommes
tous, nous autres, qui grandissons à l'ombre des pins.»
Mais il avait le talent d'envelopper ses extravagances
dans un langage si obscur et si mystique, qu'on y soup-

(1) Né en 1493 à Einsielden en Suisse, mort en 1541 à Salzbourg,
à l'hôpital Saint-Etienne.

(2) Il est curieux de connaître ce que les alchimistes entendaient
par une longue vie. C'est celle, dit Paracelse, dont le terme n'arrive
qu'entre 900 et 1.000 ans, et qui pour le moins se compose de
600 années. (R.)

(3) Médecin du Kalife Haroun al Raschid, mort en 835.

çonnait l'existence de profonds secrets, et les réfuter était une tâche impossible. Grâce à tout cela, et aux vertus assez marquées de quelques agents chimiques, qu'il introduisit le premier dans la médecine, il produisit une sensation extraordinaire. Quoiqu'il possédât la pierre de l'immortalité, il n'en mourut pas moins à l'âge de quarante-huit ans ; il paraît que son soufre végétal n'était rien autre chose qu'un tonique analogue à la liqueur d'Hofmann (1).

Astrologie. — On ne se contenta pas, d'ailleurs, de recourir à la chimie et aux secrets du royaume des Esprits, afin de prolonger la vie ; les astres eux-mêmes durent, dans ce but, apporter leur concours (2). C'était une croyance générale que les astres, qu'on ne pouvait s'imaginer inactifs, présidaient à la vie et au sort des hommes, que chaque planète et chaque constellation pouvait imprimer à chaque existence, éclose pendant leur durée, une certaine direction bonne ou mauvaise. De là on concluait qu'un astrologue n'avait qu'à connaître l'heure et la minute de la naissance, pour pouvoir annoncer le tempérament, la capacité intellectuelle, les accidents, les maladies, le genre de mort et même pour en préciser le jour. Et cela n'était pas seulement la croyance de la foule, mais bien aussi des personnages les plus élevés en dignité, les plus intelligents et les plus avisés de cette époque ; il est même surprenant combien ces opinions demeurèrent longtemps inébranlables, quoiqu'il ne manquât pas d'exemples pour prouver par des faits leur inanité. Des évêques, des membres du haut clergé, des philosophes éminents, des médecins se mirent à dresser des tables de nativité ; ce devint dans les Uni-

(1) Voyez Ch. Daremberg, *Hist. des sciences médicales*. Paris, 1870, t. I, pp. 361 et 362. (R.)

(2) Les astrologues prétendaient que la longévité ne pouvait être attribuée qu'à la conjonction des étoiles humides et du signe de la Vierge. Mais Horace avait déjà dit qu'il ne faut pas se fier aux calculs astrologiques des Chaldéens. (R.)

versités un sujet d'étude, ainsi que la kabale et la géo-
mancie.

A l'appui de notre dire, qu'il nous soit permis de raconter l'histoire du fameux Thurneisen, qui fut un des
phénomènes les plus curieux dans ce genre, et qui,
d'ailleurs, était un homme distingué. Il vivait au dix-
septième siècle à la cour de Berlin, et était à la fois
chirurgien, chimiste, astrologue, faiseur de calendriers,
imprimeur et libraire; tout cela dans la même personne!
Sa réputation comme astrologue était si grande qu'à
peine un enfant venait au monde en Allemagne, en Po-
logne, en Hongrie, en Danemark et même en Angleterre,
sans qu'on lui envoyât un messager, qui lui apportait
l'heure exacte de la naissance du nouveau-né. Il lui
arrivait souvent ainsi huit, dix, douze messages semblables à la fois, et il finit par en être si surchargé
qu'il fut obligé, pour l'aider dans ce commerce, de
prendre des aides. La bibliothèque de Berlin contient
plusieurs volumes de ses consultations, et parmi elles se
trouvent des lettres de la reine Élisabeth. En outre,
Thurneisen écrivait chaque année un calendrier astrolo-
gique, dans lequel, non seulement on s'occupait des
saisons, mais aussi des principaux événements, et de
leurs dates, qu'il indiquait en termes concis ou au
moyen de signes. Il est vrai que l'explication en parais-
sait ordinairement l'année d'après; cependant, dans certains cas, à l'aide de présents et d'un peu de flatterie,
on obtenait qu'il la donnât à l'avance. Quelle preuve
plus étonnante de ce qu'on peut obtenir, au moyen de
prophéties ambiguës, aidées par l'heureux concours du
hasard : le calendrier se maintint pendant vingt ans,
eut un débit prodigieux, et, joint à d'autres charlatane-
ries, procura à son auteur une fortune considérable.

Mais comment pouvait-on, à l'aide d'un art destiné à
assigner à la vie humaine des bornes fixes et infranchis-
sables, trouver le moyen de la prolonger? Cela s'obte-

naît par un procédé des plus ingénieux. On admettait
que, de même que chaque homme se trouvait sous l'influence d'un certain astre, de même tous les autres corps,
plantes, animaux, et même des continents entiers, ou
des habitations isolées avaient aussi, chacun leur étoile,
qui présidait à leur sort. Il y avait notamment entre les
planètes et les métaux une affinité particulière, une
sympathie spéciale. Dès lors, aussitôt qu'on avait reconnu
de quelles constellations, de quel astre les malheurs ou
les maladies d'un homme dépendaient, on n'avait qu'à
lui ordonner l'usage de mets, de boissons, d'habitations,
qui fussent soumises à l'influence de planètes douées
d'un pouvoir contraire aux premières. Il résultait, de
là, une hygiène toute neuve, et tout autre que celle des
Grecs. Ainsi quand arrivait un jour, qui, par son influence stellaire néfaste, menaçait d'une grave maladie,
on s'en allait aussitôt dans un endroit placé sous l'action
d'un astre plus clément, ou bien, on avalait certains aliments ou médicaments qui, grâce à une constellation
favorable, anéantissaient l'action malfaisante de celle qui
cherchait à nuire (1).

Talismans et Amulettes. — Par les mêmes raisons
on prétendait, au moyen de talismans et d'amulettes,
obtenir une prolongation de la vie. Comme les métaux
étaient en intimes relations avec les planètes, il en résultait que, pour s'assurer la puissance et la protection des
planètes unies à ce talisman, il suffisait de porter sur soi

(1) Marsilius Ficinus (*) conseillait à tous les gens prudents d'aller
tous les sept ans consulter un astrologue, pour apprendre les dangers qui les menaceraient pendant les sept années suivantes, et
d'employer, comme préservatif, le moyen attribué aux trois Rois
Mages, l'or, l'encens et la myrrhe.
M. Pansa, en 1470, dans un livre dédié au conseil de la ville de
Leipzig (**), conseillait aux magistrats de se tenir avant tout au
courant de l'aspect favorable ou menaçant des astres, et surtout de
se mettre bien tous l s sept ans sur leurs gardes, parce qu'alors on
était sous la domination de Saturne, planète maligne et malfaisante. (R.)

(*) M. Ficinus, *Traité sur la prolongation de la vie.*
(**) Pansa, *De prorogandâ vitâ, aureus libellus.*

un talisman, fait sous l'action de certaines constellations, produit par la fusion de métaux choisis, et ensuite frappé comme une médaille.

Mais on n'avait pas seulement des talismans pour détourner les maladies dépendant des planètes, on en avait aussi contre toutes les affections astrales, on en avait encore, qui, par un mélange particulier de différents métaux, et grâce aux précautions prises en les fondant ensemble, acquéraient le pouvoir étonnant de délivrer de l'influence funeste, due à l'heure de la naissance, de vous faire arriver aux honneurs, et de vous rendre des services appréciables, soit dans votre commerce, soit dans les questions de mariage. Si l'empreinte représentait Mars dans le signe du scorpion, et si le talisman avait été fondu sous cette constellation, alors, il rendait victorieux à la guerre, et invulnérable. Les images des divinités planétaires n'avaient du reste nullement l'aspect que leur donnait l'antiquité, mais bien une physionomie et un accoutrement de fantaisie. On possède encore une de ces espèces de médailles, destinée à préserver des maladies joviales, et représentant Jupiter. C'est un bonhomme barbu, enveloppé d'une large houppelande garnie de fourrures, tenant dans une main un livre ouvert, et enseignant de la main droite.

Cette superstition des siècles passés a été remise en honneur par Cagliostro et trouvé, dans les vingt-cinq dernières années du dix-huitième siècle, un certain accueil.

Cornaro et son régime. — Plus les idées sur ce sujet étaient déréglées et confuses, plus on doit d'estime à la mémoire d'un homme, qui sut alors s'en préserver, et parvint à prolonger son existence, en n'ayant recours qu'à des moyens inspirés par la nature et la tempérance. Ce fut Cornaro (1), un Italien, qui, grâce au régime le

(1) Cornaro, *De la Sobriété*, trad. par Ch. Meaux-Saint-Marc. Paris, 1891. (R.)

plus simple, mais le plus rigoureux, et par la persistance exemplaire qu'il mit à le suivre, parvint à prolonger sa vie jusqu'à un âge très avancé, et, tout en recevant lui-même la récompense de sa conduite, donna à la postérité un exemple instructif. Jusque vers sa quarantième année, il avait mené une vie dissipée, et avait souffert de coliques, de douleurs dans les membres et de fièvre, enfin, il était réduit à un tel état de santé que les médecins assuraient qu'il ne lui restait plus que deux mois à vivre. On avait renoncé à tout médicament, et le seul moyen qu'on lui conseillait encore était un régime sévère. Il suivit ce conseil, et, au bout de peu de jours, éprouva un peu d'amélioration. Un an après, non seulement il était guéri, mais même il se portait mieux qu'il ne s'était jamais porté. Il résolut alors de se réduire encore, et de ne consommer que la quantité d'aliments indispensables pour subsister. Pendant soixante années entières, il ne prit, chaque jour, que douze onces (3 gr. 72) d'aliments solides, et treize onces (4 gr. 03) de boissons. En outre, il évita de trop s'échauffer, d'avoir des émotions trop vives ; à l'aide de ce régime égal et toujours pondéré, il maintint non seulement son corps, mais aussi son esprit, dans un état d'équilibre tellement stable que rien ne put le déranger. A un âge déjà avancé, il perdit un procès important, dont la perte fit mourir de chagrin deux de ses frères, il resta lui-même sain et dispos. Une voiture, dans laquelle il se trouvait, versa, et, atteint par les chevaux, il eut un bras et un pied démis ; il fit réduire ses luxations, et sans autre traitement se rétablit en peu de temps. Mais ce qui est le plus remarquable et le plus instructif dans son histoire, c'est le fait suivant, qui prouve le danger de s'écarter, si peu que ce soit, d'une habitude contractée depuis longtemps. Cornaro, âgé de quatre-vingts ans, fut pressé par ses amis, qui croyaient qu'à son âge il avait besoin d'un régime plus fortifiant, de prendre une quantité d'aliments plus considérable. Pour lui, il était persuadé, au contraire, que le pouvoir digestif décroît en même temps que le reste des forces, et qu'en vieillissant mieux vaut diminuer qu'augmenter son régime. Pourtant il céda, et porta ses aliments solides à quatorze onces (4 gr. 34) et ses boissons à seize (5 gr.)

« A peine, dit-il, avais-je mené ce genre de vie pendant dix jours, que je commençai à perdre mon entrain et ma gaieté, et à devenir pusillanime, grincheux et insupportable pour les autres et pour moi-même. Le douzième jour, je fus atteint d'une douleur au côté, qui persista durant vingt-quatre heures, et bientôt d'une fièvre, qui dura pendant trente-cinq jours, et fut telle qu'on crut mes jours en danger. Heureusement, grâce à Dieu, et en reprenant mon premier régime, je me remis, et suis maintenant, à l'âge de quatre-vingt-trois ans, dans l'état le plus gaillard du corps et de l'esprit. Je monte à cheval sans escabeau, je gravis des pentes rapides, et, il y a peu de temps, j'ai composé un vaudeville, plein de gaieté et d'innocente malice. Quand je rentre à la maison, revenant du sénat, ou de mes affaires privées, j'y trouve onze de mes petits-enfants, dont l'éducation, les chants, les jeux sont la joie de ma vieillesse. Souvent je me mets à chanter avec eux, car ma voix est plus claire et plus nette qu'elle n'était dans ma jeunesse, et je suis tout à fait exempt des infirmités et de l'humeur maussade, qui sont si souvent le lot des vieillards. »

C'est dans cet état de béatitude qu'il atteignit jusqu'à sa centième année ; mais, hélas ! son exemple est resté sans imitateur (1).

Transfusion du sang. — Il fut un temps où, en France, on parut attacher au sang de l'homme si peu de prix que le roi Louis XIII, par exemple, dans les dix

---

(1) Je prie instamment le lecteur, avant d'adopter strictement un tel régime, de consulter son médecin. Tout le monde en effet n'est pas capable de supporter un jeûne pareil. (R.)

derniers mois de sa vie, fut saigné quarante-sept fois, sans compter qu'on lui administra 215 purgations et 210 lavements; puis, dans le même temps, guidé par des idées médicales tout opposées, on chercha, en remplissant les veines d'un sang jeune et vigoureux, à prolonger la vie des hommes, à leur rendre la jeunesse, et à les guérir de maladies reconnues incurables.

On nommait cette opération la *transfusion*, et voici comment elle se faisait :

On ouvrait deux veines du malade, et, dans l'une, à l'aide d'un petit tube, on introduisait le sang, que laissait échapper l'artère d'un animal vivant, tandis que, par la deuxième veine, s'échappait le sang ancien et vicié.

En Angleterre, on fit quelques tentatives assez réussies sur des animaux; et l'on parvint, en transfusant le sang de jeunes animaux dans les veines de moutons, de veaux ou de chevaux, sourds, ou à moitié paralysés, à leur rendre, pour quelque temps du moins, le mouvement et une certaine vivacité. On alla même jusqu'à tenter de donner du courage à des êtres craintifs, en leur injectant le sang de créatures sauvages et féroces.

Puis, poussant plus loin ces tentatives, on entreprit de faire sur l'homme de semblables essais. Les docteurs Denis et Riva furent assez heureux, à Paris, pour guérir un jeune homme, atteint d'une incurable léthargie, et auquel on avait déjà fait vingt saignées, en lui injectant dans les veines le sang d'un agneau. Ils ramenèrent également à la santé, par la transfusion du sang d'un veau, un individu atteint d'aliénation mentale. Mais comme, pour ces expériences, on s'adressait à des misérables réduits à la dernière extrémité et dans un état désespéré, il arriva que quelques-uns d'entre eux succombèrent et l'opération fut abandonnée.

Cependant on l'a essayée de nouveau, à Iéna, sur des animaux, et cela avec succès, et, en effet, elle ne doit pas être repoussée d'une manière absolue; car, bien que le sang étranger injecté doive s'assimiler rapidement au nôtre, et que, par conséquent, il n'y ait pas beaucoup à attendre de lui qu'il rajeunisse et prolonge notre vie, cependant, dans certaines maladies du système nerveux, il n'est pas impossible que l'impression soudaine et inaccoutumée, produite par un sang nouveau sur les organes les plus nobles de la vie, n'y opère une révolution puissante et salutaire (1).

Bacon. — Le grand Fr. Bacon lui-même trouva que le problème de la prolongation de la vie était digne de son attention et de ses recherches. Ses idées furent neuves et hardies. Il se représente la vie comme une flamme, qui brûle, constamment activée par l'air environnant. Tout corps, même le plus dur, finit par être désagrégé et détruit par cette combustion lente ; de là, Bacon conclut qu'en se préservant de cette consomption, et en cherchant à renouveler de temps en temps les sucs vitaux, on peut arriver à prolonger sa vie. Pour se préserver de la consomption venant de l'extérieur, il recommande surtout les bains froids, et des frictions faites après le bain, avec de l'huile et des aromates, qui étaient si en vogue chez les anciens. Pour modérer la consomption intérieure, il faut la tranquillité de l'esprit, un régime tempérant et l'usage de l'opium et des opiacés, qui modéreront l'activité trop grande des mouvements intérieurs, et diminueront l'usure qui en dépend. Pour s'opposer à la dessiccation et à la décomposition, que l'âge amène nécessairement pour les sucs vitaux, Bacon croit que le mieux est de se soumettre, tous les deux ou trois ans, à un travail de rénovation de soi-même, qui consiste à débarrasser son corps de toutes anciennes humeurs viciées,

----

(1) Le lecteur qui voudra connaître un historique plus complet de la question pourra consulter le travail de M. le docteur Ch. Marmonier (*). (R.)

(*) Marmonier, *de la Transfusion du sang*. Thèse. Montpellier, 1869.

au moyen de la diète et des évacuants, puis, par un régime réconfortant et rafraîchissant, à remplir de nouveau les vaisseaux épuisés de sucs vivants, et d'arriver ainsi, dans le sens littéral du mot, à se renouveler et à se rajeunir.

Il y a dans ces idées quelques principes de vérité qui doivent être reconnus et qui, en les modifiant quelque peu, seront toujours utilisables.

Thé de vie du comte de Saint-Germain et Elixir de vie de Cagliostro. — Par malheur, on a fait beaucoup plus de progrès dans l'art de raccourcir la vie que dans celui de la prolonger. Trop de charlatans ont surgi, et surgissent chaque jour, qui viennent promettre de changer le cours de la nature avec leurs *sels sidéraux*, leur *teinture d'or*, leurs *essences d'esprit de sel*, leurs *lits secrets* et les prodiges de leur puissance magnétique ; mais il n'a pas fallu longtemps pour découvrir que le fameux *thé de vie* du comte de Saint-Germain n'était rien qu'un mélange vulgaire de bois de santal, de feuilles de séné et de fenouil ; que l'*élixir de vie*, si vanté, de Cagliostro n'était autre qu'un stomachique très chaud, qu'en un mot, esprits de sels et teintures d'or étaient plutôt destinés à faire vivre ceux qui les inventaient que ceux qui s'en servaient.

Magnétisme et Mesmerisme. — Parmi toutes ces inventions, le magnétisme mérite surtout une mention spéciale.

Un médecin sans considération, disposé au fanatisme et guidé plutôt par des supérieurs invisibles que par des forces occultes, Mesmer (1), eut l'idée de faire des ai-

---

(1) Mesmer, né le 23 mai 1734, à Weiler, près de Stein, sur le Rhin, selon les uns, selon les autres à Itzmang (Haute-Souabe), où il mourut en 1815, fut reçu docteur à Vienne en 1776. Sa thèse avait pour titre : *De l'influence des planètes sur le corps humain*. Son objet était de rattacher à l'attraction newtonienne les lois fondamentales de la physiologie. (R.)

mants artificiels, et de s'en servir comme remède souverain d'une foule de maladies : paralysies, goutte, maux de dents, etc. Voyant que cela réussissait, il alla plus loin, disant qu'il n'avait plus besoin de ces aimants artificiels, mais que lui-même était le grand aimant, qui devait magnétiser le monde. Sa personne était tellement remplie de force magnétique que, par le simple contact, par l'allongement de ses doigts, et même par l'action de son seul regard, il pouvait communiquer aux autres cette puissance. Il menait avec lui en effet des gens, qui, par son contact, et même sous l'influence de son regard, assuraient avoir éprouvé quelque chose d'analogue à la sensation que donnent des coups appliqués avec un bâton, ou une verge de fer.

Cette force singulière fut nommée *magnétisme animal*, et sous ce titre on comprit tout ce qui tient le plus au cœur des hommes : la sagesse, la vie et la santé, qui, par son moyen, pouvaient être acquises et distribuées à volonté.

Comme on ne voulut point souffrir plus longtemps à Vienne, pareil désordre, Mesmer se transporta à Paris, et là il développa sa doctrine (1). Sa vogue fut extraordinaire ; tout le monde voulait être guéri par lui (2)

---

(1) Il arrivait avec une surprenante opportunité, à l'époque o tout le monde était occupé de physique et de chimie ; sciences don raisonnaient le plus évidemment les personnes qui en savaient l moins. Franklin était à Paris. Comus attirait une foule de specta teurs aux merveilles qu'il opérait par des aimants de la plus grand puissance. On ne parlait que des fluides, du paratonnerre, etc. E un mot, la mode était à l'électricité. (R.)

(2) C'était un bel homme, s'exprimant avec un accent germaniqu qui ajoutait de la saveur à la nouveauté de sa doctrine : sa demeur était splendide ; tableaux magnifiques, tapis somptueux, meubl et glaces d'une extrême richesse ; femmes à la mode de toutes le classes de la société, qui s'y donnaient rendez-vous ; laquais ga lonnés, cochers, voitures dorées, stationnaient en foule dans la ru à la porte.

Les femmes ont créé la fortune du mesmérisme. La délicatesse leurs organes, leur plus exquise impressionnabilité, leur avidi pour tous les phénomènes tenant du merveilleux et les soins habil

recevoir une portion de son pouvoir afin d'être capable de faire à son tour des miracles. Il fonda quelques sociétés secrètes, dont chaque néophyte devait payer cent louis d'or, et déclara, enfin, qu'il était l'homme choisi par la Providence, pour amener le renouvellement de l'espèce humaine, tombée dans une décrépitude si évidente. Comme preuve, je citerai le manifeste suivant, qu'il adressa au public par l'intermédiaire du père Hervier, son disciple :

« Voici une découverte, qui va apporter au genre humain des avantages inappréciables, et à son auteur une éternelle gloire ! Voici une révolution universelle ! Une autre espèce d'hommes va désormais habiter la terre ; ces hommes ne seront plus arrêtés dans leur carrière par aucune faiblesse, et ne connaîtront la souffrance que par ce qu'ils auront appris de nous. Les femmes souffriront bien moins des dangers de la grossesse et des douleurs de l'enfantement ; elles mettront au monde des enfants plus robustes, qui auront l'activité, l'énergie, la douceur des hommes du monde primitif. Les animaux et les plantes, également imprégnables de la force magnétique, seront aussi à l'abri des maladies ; les troupeaux pourront s'accroître plus facilement, les arbustes de nos jardins deviendront plus vigoureux, les arbres porteront de plus beaux fruits ; l'esprit humain, en possession de cette nouvelle puissance, pourra sans doute imposer à la nature des effets encore plus surprenants. Qui peut savoir où s'arrêtera son action ? »

On croirait entendre un conte des *Mille et une Nuits.* Mais toutes ces pompeuses promesses, toutes ces visées

que Mesmer mit à disposer toutes choses de manière à agir sur leur imagination et leur sensibilité : tout cela explique cette immense *furia.* L'un des principaux éléments de succès du maître guérisseur, outre ses grandes manières, son ton d'assurance, c'étaient les concerts à *l'harmonica* et au *piano-forte,* instruments alors tout nouveaux pour la masse du public, et qui charmaient la population élégante de ses salons, au-delà de toute expression. (R.)

ambitieuses, s'évanouirent lorsqu'une commission, à la tête de laquelle était Franklin, se chargea d'examiner ce qu'était le magnétisme. Le nuage fut écarté, et, de tout ce mirage trompeur, il n'est rien resté, si ce n'est l'électricité animale, et la conviction que, si celle-ci peut être excitée par certains attouchements, certaines manipulations, elle ne peut, en revanche, sans l'aide du charlatanisme, et, si elle ne s'adresse pas à des gens dont les nerfs sont malades, produire ces phénomènes admirables qu'on lui attribuait, et encore moins prolonger la vie.

Lit céleste de Graham. — Vers la même époque, se produisit un docteur Graham, et *son lit céleste.* Ce lit avait la propriété de pénétrer ceux qui s'y couchaient de nouvelles forces vitales, et, en particulier, de donner aux forces génératrices l'énergie nécessaire pour arriver au but souhaité (1). Mais cet admirable lit céleste ne vécut pas longtemps, d'impitoyables créanciers tranchèrent bientôt ses jours ; il fut démonté et vendu à l'enchère, ce qui fit découvrir que tout le secret consistait dans le concours de courants électriques, joints à des excitants aphrodisiaques, à l'odeur des parfums, à la musique d'un harmonica, etc. ; tous moyens qui, à la grande rigueur, pouvaient bien vous faire passer une nuit de volupté, mais qui, par suite, devaient encore plus épuiser les patients et abréger leur vie.

Fatigué de tous ces essais, le monde parut un moment décidé à laisser le monopole aux charlatans ; et la haute société chercha surtout à se dédommager de cette

---

(1) On laissait même entendre que l'homme assez riche pour l'acquérir, et en faire son lit ordinaire, aurait probablement vécu aussi longtemps que les anciens patriarches ; mais plusieurs millions auraient à peine suffi pour assurer la possession d'un si précieux talisman. Un assez grand nombre de gens du monde, malades physiquement, et sans doute intellectuellement, achetèrent à un prix élevé le privilège de reposer quelques heures sur ce lit miraculeux. Ce qu'elles racontèrent de leurs impressions était vraiment extraordinaire. (R.)

espérance perdue, en mesurant sa vie non par la somme
de ses jours, mais par celle de ses plaisirs. Mais comme,
en définitive, cela n'est nullement la même chose, et que
d'ailleurs la science a fait des progrès considérables en
ce qui concerne la vie et ses lois, il en résulte qu'il ne
peut qu'être utile de rapprocher les différentes découvertes modernes, pour établir sur un solide terrain la science
de la vie, et chercher les moyens de la prolonger. D'ailleurs, en introduisant dans ces matières les données
d'une science exacte, on obtiendra d'abord le résultat
précieux d'en chasser les charlatans et les sycophantes,
qui se hâtent d'évacuer le domaine qu'a pu déblayer un
examen scientifique consciencieux.

CHAPITRE II

LA DURÉE DE LA VIE

Durée absolue de la vie. — Durée relative de la vie. — Vie moyenne.
— Vie probable. — Vie ordinaire. — Vie naturelle ou normale.
— Vie extraordinaire ou anormale.

Quel est le terme propre assigné à la vie humaine ?

Peut-être aurait-on le droit de croire qu'on aurait à
présent acquis sur ce point quelque certitude ; on sera
étonné de voir quelle divergence règne là-dessus parmi
les statisticiens.

Les uns assignent à la vie de l'homme un terme très
rapproché, tandis que d'autres lui accordent une carrière plus longue.

Quelques-uns pensent qu'on n'a qu'à rechercher ce
qui se passait pour l'homme à l'état sauvage, car c'était
dans cet état de nature que le terme naturel de la vie
devait se produire. Mais ce raisonnement est faux. Cet

état de nature est la plupart du temps un état de misère, où le manque de sociabilité et de culture soumet les hommes à des souffrances et à des efforts au-dessus de leurs forces, où tout les expose à plus de privations que de confort (1). Nous ne devons pas prendre nos exemples parmi ces hommes qui vivent de la vie des animaux, il faut les chercher là où l'homme, par la civilisation, est devenu un être raisonnable, et vraiment humain ; c'est alors qu'il a atteint sa perfection physique, quand, à l'aide de sa raison, il est parvenu, en dehors de lui même, à trouver des moyens de restaurer ses forces, et d'améliorer sa position ; alors seulement nous pouvons le considérer comme un homme et interroger avec profit sa vie et sa manière d'être.

On pourrait croire encore que la mort par le marasme, par la décrépitude, est le véritable terme de la vie chez l'homme. Mais cette manière de voir nous exposerait à bien des erreurs ; car les hommes de notre temps ont trouvé le moyen de se vieillir avant l'âge, et on voit journellement des gens de 40 à 50 ans avoir l'aspect de la vieillesse, et en présenter tous les caractères, tels que roideur, dessèchement, faiblesse, cheveux blancs, ossification des côtes, toutes dégénérescences qui ne ne devraient se produire qu'entre 80 et 90 ans. Eh bien ! cela n'est qu'une vieillesse artificielle, et cette décrépitude ne peut servir de point de repère pour déterminer quel est en général le mode de terminaison de la vie.

Pour répondre à cette question, on s'est laissé aller aux hypothèses les plus singulières. Les anciens Égyptiens croyaient, par exemple, que le cœur, pendant les 50 premières années, augmentait en poids de 2 drachmes (3 gr. 50) par an, et que, pendant les 50 dernières années, il diminuait annuellement de la même quantité.

(1) Voy. Quatrefages, *Hommes fossiles et Hommes sauvages.* Paris, 1884. (R.)

Par suite de ce calcul, à 100 ans le cœur n'existait plus, et par conséquent la 100me année était forcément le terme de la vie.

Pour répondre à cette question, on doit faire la distinction suivante :

1° Combien de temps, l'homme pris en général peut-il subsister? Quelle est la durée possible de la vie dans l'espèce humaine? Chaque espèce animale a une existence dont la durée ne dépasse pas certaines limites; il doit en être de même pour l'homme;

2° Combien de temps l'homme pris en particulier, comme individu distinct, peut-il prolonger sa vie? ou bien, quelle est la durée relative de la vie parmi les hommes ?

Durée absolue de la vie. — Rien ne nous empêche de fixer le terme de la durée absolue de la vie humaine, aux limites extrêmes que l'expérience nous a montrées atteintes par quelques individus. Il nous suffit donc de savoir ce que peut la nature humaine, et de prendre tout homme, qui est arrivé à l'âge le plus élevé de tous, comme l'idéal, comme le modèle de ce que la nature humaine peut produire dans des circonstances favorables. Or, l'expérience nous apprend d'une manière évidente que l'homme peut atteindre l'âge de 150 à 160 ans, on peut donc affirmer avec vraisemblance que l'organisation humaine et la force vitale sont capables de procurer à l'homme une durée de 200 ans. Cette faculté de vivre aussi longtemps existe donc, dans la nature humaine.

Cette assertion acquiert d'autant plus de valeur qu'elle est d'accord avec la proportion existant entre le temps de la croissance et la durée de la vie. On peut admettre, en général, que la vie d'un animal dure huit fois le temps de sa croissance. Or, en dehors de toute excitation artificielle, l'homme a besoin de 25 ans pour atteindre sa croissance et sa perfection complète. La proposition que nous venons d'établir lui reconnaît donc 200 ans d'existence possible.

Qu'on n'objecte pas que cette vieillesse extrême est un état contre nature, une exception à la règle, et qu'une vie plus courte est l'état normal; la mort avant 100 ans est presque toujours contre nature, c'est-à-dire amenée par des maladies ou des accidents. Une chose certaine, c'est que la plus grande partie de l'espèce humaine est la proie d'une mort prématurée, à peine un homme sur 10.000 atteint le terme de 100 ans.

Durée relative de la vie. — La durée relative de la vie d'un homme est très variable, et diffère avec chaque individu. Elle dépend des éléments plus ou moins bons dont il est formé, de sa manière de vivre, de sa consommation plus ou moins active, et des mille accidents extérieurs ou intimes qui peuvent agir sur sa durée. Il ne faut pas croire que chaque homme en venant au monde apporte avec lui un fonds de 150 ou de 200 ans. Malheureusement, pour la génération actuelle, il arrive souvent que les vices du père ont transmis à l'embryon les germes d'une courte existence. Si nous ajoutons à cela le cortège de maladies et d'accidents innombrables qui, sourdement ou ouvertement, menacent nos jours, on voit que, maintenant plus que jamais, il devient difficile d'atteindre ce terme, que la nature nous permettrait d'espérer. Ce terme naturel, nous ne devons pas moins en tenir compte, et chercher s'il n'est pas en notre pouvoir d'écarter les obstacles qui nous empêchent d'y parvenir.

Parmi les physiologistes modernes (1), les uns fixent le terme de la vie humaine à 70 ans, d'autres à 80 ou 90 ans, d'autres enfin au delà de 100 ans. Cette divergence d'opinion nous paraît tenir à ce qu'on a presque

(1) Nous croyons devoir compléter le texte de Hufeland et donner ici le résultat d'intéressantes recherches modernes sur la durée de la vie. (R.)

toujours confondu la vie *ordinaire* avec la vie *naturelle* ou *normale*. Pour se former une idée exacte et complète de la durée de la vie, il est nécessaire de l'envisager sous différents aspects. Elle peut présenter quatre modes particuliers dont il importe de tenir compte; nous devons distinguer la *vie moyenne*, la *vie probable*, la *vie ordinaire*, la *vie naturelle* ou *normale*, la *vie anormale*.

Vie moyenne. — On entend par *vie moyenne* le nombre d'années que les hommes auraient à vivre *l'un portant l'autre*, c'est-à-dire les vies plus longues se compensant avec les plus courtes.

On obtient la vie moyenne en additionnant ensemble les années qu'ont vécu, sur les divers points d'un pays donné, et pendant une époque donnée, un grand nombre de personnes mortes à tout âge, depuis l'enfant, qui n'a respiré qu'un jour, jusqu'au vieillard, qui s'est éteint dans la décrépitude, et en divisant la somme d'années qu'a vécu cette grande quantité d'individus par leur nombre total. Elle résume, par conséquent, les effets désastreux des maladies, des accidents et de toutes les causes susceptibles d'amener la mort. Le chiffre qui l'exprime indique le nombre d'années que le nouveau-né a chance de vivre.

En raison de la grande difficulté que ce moyen présente et du temps qu'il demande, on peut, dit Laplace (1), dans une population stationnaire, où le nombre des naissances égale celui des morts, obtenir approximativement la durée moyenne de la vie, en divisant le total de cette population par le chiffre des naissances annuelles.

Au sujet de la vie moyenne, il en est de la chronologie comme de la géographie, c'est-à-dire qu'il y a eu des variations de la vie moyenne dans le temps et dans l'espace.

____

(1) Laplace, *Essai philosophique sur les probabilités*. Paris, 1814.

La vie moyenne a suivi depuis cinq ou six siècles une progression ascendante ; rien ne prouve qu'il y ait eu cette même progression depuis les temps les plus reculés. Il est vraisemblable, au contraire, qu'elle a subi de nombreuses oscillations, et que même, pendant certaines périodes, elle a offert un mouvement inverse. Malheureusement, nous manquons de faits qui puissent donner assez de poids à cette présomption.

M. Maurice Bloch (1) a soutenu que l'on ne pouvait au juste affirmer si la vie moyenne augmentait ou diminuait. « En effet, dit-il, on ne viendra pas soutenir que le mouvement de prolongation commence à la mort de Louis XIV, et finit aujourd'hui. S'il a existé auparavant du temps de Charlemagne, il devait y avoir deux morts sur un vivant, et s'il doit continuer, il y aura, dans un temps que l'on peut calculer, 1 mort sur 100, 1 sur 1.000, 1 sur 1.000.000, quelque chose comme l'immortalité. En fait, les statisticiens les plus autorisés, nous ne citons que M. Wappæns, sont d'avis que la prolongation de la vie moyenne de l'homme n'a pas encore pu être prouvée. » Mais ce n'est là qu'une boutade spirituelle, qui tendrait à prononcer l'arrêt de mort de la statistique. L'antiquité nous refuse tout renseignement précis sur la question de la vie moyenne. Tout ce que nous savons, c'est que sous Alexandre Sévère, vers le commencement du troisième siècle, Ulpien (2) a calculé la vie moyenne des Romains, d'après les dénombrements faits depuis Servius Tullius jusqu'à Justinien, c'est-à-dire pendant une période de mille ans, et qu'il l'a fixée à 30 années environ, *non compris les esclaves ;* mais il ne faut pas oublier qu'il s'agit ici des personnes qui prenaient une large part aux bienfaits de la civilisation d'alors. Il est certain que ce nombre ne saurait

____

(1) Bloch, *le Temps,* février 1869.
(2) Ulpien, *Digeste,* livre XXXV, titre 2.

représenter la vie moyenne générale, qui devait être de beaucoup inférieure. Si l'on accordait une égale valeur à ce résultat, et à ceux que L. R. Villermé (1) a donnés pour les temps modernes, on arriverait à cette conséquence, que, sous le rapport de la mortalité, la période romaine était moins différente de l'époque actuelle que celle-ci ne l'est du quatorzième siècle, et que la vie allait en décroissant pendant le moyen âge.

Les recherches de L. R. Villermé tendent à prouver que, dans la ville de Paris, la vie moyenne a été de 17 ans seulement, au quatorzième siècle, de 26 au dix-sep-tième, du 32 au dix-huitième siècle.

Duvillard, en 1806, d'après les faits recueillis en France avant la Révolution, a fixé la durée moyenne de la vie humaine à 28 ans et 9 mois.

Elle était seulement, en 1817, de 31 ans et 3 mois.

Aujourd'hui la vie humaine en France est de 39 ans et 8 mois, c'est-à-dire très peu au-dessous de deux cinquièmes de siècle, et ce chiffre, tout faible qu'il est, est notablement supérieur à tous ceux qu'on avait obtenus jusqu'ici. Quatre causes peuvent être invoquées pour expliquer ce progrès. ce sont : 1° l'extension des soins médicaux et de la vaccine ; 2° l'aisance qui s'est répandue plus généralement dans les différentes classes de la société ; 3° les progrès de l'hygiène publique et le goût de la propreté ; 4° l'instruction. Si une population qui réunit tous ces avantages vit moins longtemps qu'une autre, qui les possède au même degré, c'est qu'il existe dans la première un vice caché, qu'il importe de chercher et de faire disparaître.

En Europe, la durée moyenne de la vie est aujourd'hui de 36 à 40 ans.

Les conditions de la vie varient sur les différents points du globe ; on doit s'attendre à voir les lois de la morta-

____

(1) Villermé, *Considérations sur les Tables de mortalité* (*Ann. d'Hyg.*, 1854, tome Ier, 2e série, p. 7). (R.)

lité se modifier suivant les pays. C'est, en effet, ce qui a lieu. Christophe Bernouilli a recueilli les vies moyennes de plusieurs des peuples de l'Europe, et il a trouvé entre elles des différences notables. D'après ce mathématicien, c'est l'Angleterre qui aurait la suprématie sur les autres nations : la vie moyenne y dépasse 38 ans ; selon d'autres, elle atteindrait même 45 ans : ce qui nous paraît inadmissible. Ensuite vient la France, à laquelle il accordait 36 ans et demi de vie moyenne, puis le Hanovre (35 ans et 4 mois), et la Hollande (34 ans). A un degré inférieur, se placent le duché de Bade (32 ans et 9 mois), la Prusse (30 ans et 3 mois) ; enfin, le Wurtemberg (30 ans), et la Saxe (29 ans) occupaient le dernier rang.

Le degré de salubrité des campagnes, l'entassement, dans les villes, d'un plus ou moins grand nombre d'habitants, le bien-être relatif de la classe ouvrière, les habitudes de travail ou de mauvaise conduite, le degré d'instruction, les soins donnés à la première enfance, etc., sont autant de causes importantes ; car la mortalité sur les divers points d'un même pays présente de grandes différences.

Ainsi, les tables dressées par Quetelet, pour les provinces de Belgique, montrent que, sur 1.000 naissances, il y a, à 60 ans, 325 survivants dans la province de Namur, 242 seulement dans la Flandre occidentale ; à 80 ans, 103 dans la première et 51 dans la seconde. La même supériorité persiste en faveur de la même division territoriale pour les âges plus avancés : à 85 ans, on trouve pour les deux provinces les chiffres 46 et 21, et à 90 ans, 15 et 5.

A Genève, la vie moyenne, qui était au xvie siècle de 18 ans et demi, fut dans le xviie de 23 ans et 4 mois, et dans le xviiie de 32 ans et 3 mois.

En France, il y a des inégalités très marquées selon les départements. D'après Demonferrand, dans le Calvados et le Lot-et-Garonne, la vie moyenne est de 44 ans et 7 mois, et seulement de 28 ans et 2 mois dans le Finistère, de 28 ans et 1 mois dans les Pyrénées-Orientales. Le statisticien divise les départements en trois classes : la première, où les chances de la vie sont plus favorables que dans la France entière, comprend 28 départements ; dans la seconde, où les chances de la vie diffèrent peu des moyennes de la France entière, on compte 33 départements ; la troisième classe, où les chances de la vie sont moins favorables que dans la France entière, se compose de 25 départements.

La vie moyenne, avons-nous dit, exprime le nombre d'années que l'enfant qui vient de naître a chance de vivre ; mais cette chance n'a pas été établie seulement pour le nouveau-né ; on a calculé la vie moyenne de chaque âge, et on l'a trouvée naturellement très différente selon les âges, en raison de l'inégalité des dangers que nous courons aux diverses époques de notre existence, et du nombre des années déjà écoulées.

La vie moyenne est en France de 39 ans et 8 mois, au moment de la naissance ; mais elle augmente d'abord rapidement jusqu'à l'âge de 4 ans, où elle atteint son maximum, qui est de 49 ans et 4 mois, ensuite elle va sans cesse en diminuant.

D'après les tables de mortalité de Duvillard et de Deparcieux, les chances de la vie seraient :

DUVILLARD			DEPARCIEUX.		
A l'âge de	3 ans....	$43^{ans},40$	A l'âge de	3 ans ...	$48^{ans},27$
—	10 ans....	40 ,80	—	10 ans....	46 ,83
—	20 ans....	35	—	30 ans....	34 ,06
—	30 ans....	28 ,52	—	40 ans....	27 ,48
—	40 ans....	22 ,89	—	50 ans....	23 ,89
—	50 ans....	17 ,23	—	60 ans....	14 ,25
—	60 ans....	11 ,99	—	70 ans....	8 ,64
—	70 ans....	7 ,58	—	80 ans....	4 ,69
—	80 ans....	4 ,60	—	90 ans....	1 ,77
—	90 ans....	3 ,87			

Ces chiffres montrent qu'à mesure qu'une personne avance en âge la chance de vivre s'accroît pour elle de

3 ou 4 ans par période de dix années, jusqu'à 70 ans; et de 6 ou 7 ans pour les dernières périodes.

Vie probable. — Combien un individu a-t-il d'espoir de parvenir à un âge donné? Combien une association de personnes d'un âge donné a-t-elle de chances de subsister complète? Quelle sera la durée probable d'un mariage entre deux époux d'âge inégal? quels avantages doit-on faire à ceux qui mettent en commun une somme qui deviendra, à leur mort, la propriété de la communauté, comme dans l'établissement de ce qu'on appelle *tontines?* Ce sont là autant de problèmes fort importants pour la société, et souvent insolubles ou trop compliqués. Les loteries, les jeux et les paris de toutes sortes, quand on veut éviter les effets de la mauvaise foi ou les conventions iniques, doivent être réglés par des calculs du même genre.

Prenez dans une des tables, donnant pour chaque âge le nombre des vivants, à l'âge de la personne qui consulte l'oracle mathématique. Admettons que le nombre de ces contemporains vivants soit de 500. Cherchez alors, dans la table, au bout de combien d'années ce nombre de 500 sera réduit à 250. Il est évident qu'il y aura alors la moitié qui survivra, et la moitié qui aura cessé de vivre. Il y aura donc autant de chances pour être parmi les survivants que parmi les morts, ce qu'on exprime en disant que la vie probable est alors du nombre d'années qu'il a fallu vivre pour réduire à moitié le nombre des survivants. On trouve ces tables dans l'*Annuaire du bureau des longitudes.* On y voit, par exemple, qu'en prenant les gens âgés de 75 ans, leur nombre se réduit à moitié, au bout de six ans. Leur vie probable sera donc de 81 ans.

Observez bien que, si le nombre des personnes est très grand, cette conclusion est tout à fait rigoureuse; mais pour un nombre très restreint de contemporains, les exceptions à la loi peuvent être considérables, et en tout cas la longévité sera le partage de ceux qui auront évité les excès et vécu sagement. Ainsi la théorie mathématique s'accorde ici avec la morale, pour conseiller la modération.

Si, au lieu d'une personne isolée, nous prenons un groupe de contemporains, on peut encore facilement, avec les tables de mortalité, déterminer la durée probable du temps pendant lequel restera intact ce groupe. Mais si tous les individus qui le composent sont d'âges différents, la solution du problème devient très difficile, même pour le cas où il s'agit de la durée d'un mariage, où il n'y a que deux intéressés seulement.

On conçoit que plus il y a de monde dans un groupe, plus il y a chances pour qu'il cesse d'être complet par la mort d'un ou plusieurs de ses membres. Mais s'il n'y a que deux individus, comme dans un mariage, le calcul, sauf erreur, donne que la durée de leur association sera la même que s'ils eussent vécu séparément. C'est là, en faveur des associations par couples, un avantage auquel on ne se serait guère attendu; il y a là une bénédiction providentielle pour le mariage et l'amitié. Cette chance heureuse ne subsiste plus, même pour le cas d'un groupe de trois personnes. C'est encore pis pour un ensemble nombreux de personnes. Plus il y en a, plus il y a de chances pour qu'un d'entre eux vienne à manquer.

Vie ordinaire. — Nous entendons par *vie ordinaire* l'espace de temps que parcourent les individus échappés aux dangers de la jeunesse et de la virilité. Elle se termine à l'âge auquel parviennent, habituellement, ceux qui ne sont pas déjà morts avant le commencement de la vieillesse. C'est en quelque sorte la vie moyenne des vieillards.

On estime qu'il meurt chaque année, dans le monde, 32.333.331 d'individus de la race humaine, ce qui ferait en moyenne 91.554 par jour, 3.786 par heure, 62 par minute et 1 par seconde, en sorte que le milliard probable de la population du globe se trouve absorbé dans une moyenne de 38 ans, mais aussi il se renouvelle dans les mêmes proportions.

Le nombre de naissances surpasserait celui des décès ; il serait de 70 par minute, d'où résulterait la loi de l'accroissement général de la population.

Les tables de Vespasien indiquent pour Rome une mortalité triple de celle de Berlin maintenant.

Au commencement du siècle dernier, sous Louis XIV, la mortalité était de 1 sur 28 à Paris. — Cinquante ans plus tard, elle s'abaissait à un sur 30.

En 1836, on ne compte plus que 1 décès sur 36 habitants.

En 1862 il n'est mort que 1 habitant sur 40. Or, dans cette année la population de Paris était de 1.696.141 individus, c'est-à-dire que la mortalité a été de 42.000 en chiffres ronds. Eh bien, si nous prenons la mortalité de 1836 (1 sur 36), il aurait dû succomber 47.000 personnes en 1862. L'année 1862 a donc obtenu un gain de 5.000 habitants. Ce chiffre est saisissant, quoique de la plus rigoureuse exactitude.

Les anciens croyaient qu'en dehors de l'enfance la vie court plus de risques, dans certaines années que pendant les autres, et cette idée se rattachait chez eux à l'influence qu'ils attribuaient aux nombres. Ils appelaient *critiques* ou *climatériques* les années combinées par échelles régulières de nombres ; celles qui revenaient de 7 en 7, celles surtout qui étaient le produit du nombre 7 par un nombre impair, étaient à leurs yeux les plus dangereuses. Comme on le pense bien, la statistique n'a pas confirmé ces spéculations.

On a donné des tables destinées à indiquer la mortalité correspondant à chaque âge et le nombre successif d'individus qui disparaissent à partir de la naissance.

C'est surtout pendant les premiers âges, que la mortalité est considérable (1), quoiqu'elle paraisse avoir diminué ; tandis qu'autrefois la moitié seulement atteignait l'âge de dix ans, elle parvient à présent jusqu'à la 20e année (2).

Avant la Révolution, Duvillard ne portait qu'à 50 le nombre des jeunes gens qui, sur la même quantité de naissances, atteignaient leur 20me année.

Le tableau suivant, fait à l'aide d'observations positives, nous donnera une idée de la durée de la vie relative chez les hommes de notre époque.

Sur cent individus, il en meurt :

avant la 10e année........................	50
entre 10 et 20 ans........................	20
— 20 et 30........................	10
— 30 et 40........................	6
— 40 et 50........................	5
— 50 et 60........................	3

Il n'y en a donc que six qui dépassent 60 ans.

Voici quelques-uns des résultats obtenus par ces tableaux, et recueillis en France, qui ont joué un rôle si important dans la création des caisses de placement sur la vie et des associations mutuelles.

(1) Tous les enfants qui meurent en bas âge diminuent la somme des forces humaines, au lieu de l'accroître. Ce sont des capitaux, accumulés pendant plus ou moins longtemps, qui se perdent sans se reproduire. Les enfants devenus hommes, au contraire, remboursent à la société les avances qu'elle a faites pour les nourrir. Avec l'instruction, l'aisance, la propreté et les nombreux avantages que procure une civilisation perfectionnée, la vie moyenne s'accroît : moins d'enfants, peut-être, viennent au monde, mais, étant mieux soignés, ils vivent plus longtemps, et concourent aux travaux sociaux ; les économistes ne doivent plus être inquiets de leur sort. Ce ne sont pas les hommes valides, laborieux et robustes qui arrêtent les progrès d'une nation ; ce sont les malades, les mendiants, et ceux qui ne travaillent pas. (R.)

(2) Voyez *Discussion sur la mortalité des nourrissons* (*Bulletin de l'Académie de médecine*. Paris, 1868-1870, t. XXXI, XXXII, XXXIV et XXXV). (R.)

		Sur 1,000 naissances.	
A 10 ans, il ne reste plus que...		534	578,6
20	—	485	527
30	— —	424	463
40	— —	370,7	398
50	— —	307,5	332
60	— —	229.9	255
70	— — —	133,6	251,7
80	— —	44,7	53
100	— —	1,2	2,4

D'après De Montferrand, il n'y aurait plus sur 100 naissances que 7 survivants à 80 ans, 2 à 85, et 1 à 89. Si faibles que puissent paraître ces chiffres, ils n'indiquent probablement pas une mortalité trop rapide, car au lieu de 640 nonagénaires que compte le même auteur sur un million de naissances, Mathieu n'en admet plus que 491, parmi lesquels 9 seulement sont âgés de 97 ans, et 4 ont atteint leur quatre-vingt-dix-neuvième année.

Mais Bienaymé, ayant soumis à un examen sévère les listes de recrutement, dressées pour toute la France, a montré que le rapport des conscrits aux naissances correspondantes est au moins de 60 sur 100.

En France, un sixième des enfants meurt dans la première année, un cinquième pendant la seconde. Sur 100 naissances, il n'y aurait plus que 80 survivants au bout de deux ans, un quart meurt avant la quatrième année. Un tiers a déjà succombé à l'âge de 14 ans ; il en reste la moitié à 42, le quart à 69, le cinquième à 72, et le sixième à 75.

Quant aux centenaires, il y en aurait deux pour dix mille habitants, selon Duvillard, et un seul d'après De Montferrand ; selon d'autres auteurs, il n'y en aurait qu'un pour 100.000 individus. Dans les tables récentes, on a cru pouvoir, sans inconvénient, n'en tenir aucun compte. C'est à peine si, dans Paris, il en meurt un chaque année.

Un million d'individus ne donne en général que 207 centenaires, 16 individus âgés de 105 ans, et o de 110 ans.

Si l'on compare les tables de mortalité, dressées dans différents pays, depuis le commencement du dix-neuvième siècle, on remarquera des inégalités assez frappantes à tous les âges, mais principalement de 60 à 90 ans.

Benoiston de Châteauneuf (1) a calculé le cours de la vie, pour une période de 16 années, en se basant sur le nombre de 15.000.000 d'individus décédés, à tout âge, dans cette partie du continent européen, qui s'étend des bords de la Méditerranée à ceux de la mer Glaciale ; il a vu qu'un peu plus de 46 individus, sur 100, sont parvenus à 30 ans. Dans l'intervalle qui sépare cet âge de 60 ans, la perte a été d'un peu plus de la moitié ; à 70 ans les survivants de 30 ans se sont trouvés réduits au tiers, et à 80 ans au dixième ; à 90 ans, il n'en restait plus qu'un soixante-treizième.

Benoiston de Châteauneuf a constaté que le nombre des individus de 30 ans, qui parviennent à 60 ans, est plus considérable en France, en Angleterre, en Belgique, en Danemark et en Islande, que dans la Savoie et surtout dans le Piémont, la province de Gênes, la Suède et la Prusse. Si l'on étend cette comparaison aux âges plus avancés, les résultats restent les mêmes. Lorsqu'au lieu de l'âge de 30 ans on prend pour point de départ l'époque de la naissance, il n'y a de changement qu'en faveur de la Suède, qui passe alors dans la première catégorie.

Casper a présenté les choses sous un aspect moins défavorable, et nous a montré en même temps que la

---

(1) Benoiston de Châteauneuf, *De la durée de la vie humaine dans plusieurs des principaux États de l'Europe, et du plus ou moins de longévité de leurs habitants* (*Ann. d'Hyg.*, 1846, tome XXXVI, p. 241). (R.)

croyance aux années critiques et à leur influence funeste est fausse.

La durée ordinaire de la vie est à peu près 75 ans.

Vie naturelle ou normale. — Durée que Dieu a accordée à l'espèce en la créant (1). Elle se termine par

(1) Si l'accroissement en hauteur s'achève à la vingtième année, l'accroissement en grosseur se prolonge jusqu'à environ quarante ans. Au delà de quarante ans, le corps peut augmenter de volume; mais, comme le remarque très bien Buffon, cette extension n'est pas une continuation du développement de chacun des organes; c'est une addition de matière surabondante, une simple accumulation de graisse, qui surcharge le corps d'un poids inutile. Après ce développement en longueur et en grosseur, Flourens (*) établit qu'il s'opère encore dans la profondeur de nos tissus et de nos organes un travail intérieur, lequel « rendant, dit-il, toutes ces parties plus achevées, plus fermes, rend aussi toutes les fonctions plus assurées, et l'organisme entier plus complet ». Ce dernier travail, que Flourens nomme *travail d'invigoration*, a lieu de quarante à cinquante-cinq ans, et il se maintiendrait encore jusqu'à soixante-cinq ou soixante-dix. C'est seulement à cette époque que Flourens fait commencer la vieillesse, la *première*, la *verte* vieillesse, car pour la dernière il ne la place qu'à quatre-vingt-cinq ans.

Peut-être le savant académicien donne-t-il ici une extension un peu trop grande à l'âge viril, en faisant au contraire une part trop petite au dernier âge, à celui qu'il appelle l'*âge saint* de la vie. Sans doute il est difficile de fixer rigoureusement le terme de chacun d'eux, car ce terme varie presque pour chaque homme; pourtant il est une mesure commune à laquelle nous nous arrêterons avec d'autant plus de confiance qu'elle est généralement adoptée, et qu'elle a pour elle la sanction du temps.

On considère habituellement l'âge viril comme se terminant vers soixante ans, et à cette époque commence l'âge de retour, ou si l'on veut la première période décroissante. Buffon, s'adressant aux jeunes gens, disait à l'âge de soixante-dix ans : « N'ai-je pas la jouissance de ce jour aussi présente, aussi plénière que la vôtre? » Et il appelait la vieillesse un préjugé résultant de notre arithmétique. Comment oser dire, après cela, que Buffon était déjà vieux à soixante ans, lui qui se trouvait encore jeune à soixante-dix?

Mais si quelques hommes privilégiés conservent après soixante ans les avantages attachés à l'âge viril, on conviendra que ce n'est pas là la règle. En général, à cette époque de la vie, plusieurs signes se manifestent qui indiquent le commencement de la décroissance. La vue s'affaiblit, la mémoire devient lente, et le cerveau en quelque sorte plus dur; *memoria incipit difficilius reddi, ut duritiem cerebri non possis non agnoscere*, dit Haller. La femme n'a plus le

(*) Flourens, *Théorie expérimentale de la formation des os.* Paris, 1847.

l'effet de la vieillesse seule, et les limites entre lequelles
ce terme est marqué traduisent la loi même de la durée
de la vie ; mais comme ces limites seront atteintes par
ceux-là seulement qui pourront entièrement se soustraire
à l'influence contraire des diverses causes antivitales, la

pouvoir d'être mère, l'homme perd également une partie de ses
facultés viriles. Alors aussi commence la diminution des forces en
réserve ou des forces radicales, comme les appelle Barthez, par
opposition aux forces agissantes. C'est là, d'après Flourens lui-
même, le caractère physiologique de la vieillesse. Ce caractère se
prononce de plus en plus, à mesure que les années augmentent,
mais il est déjà très sensible après soixante ans.

Nous croyons donc devoir faire subir une légère modification à
la classification des âges, telle que Flourens l'a proposée.

En dehors de la vie fœtale, il existe cinq âges principaux. —
Le premier s'étend de la naissance à vingt ans. Il correspond à
l'accroissement en hauteur et se compose de l'enfance et de l'adolescence. — Le second commence à vingt ans et finit vers quarante.
Il répond au développement en grosseur, et comprend la première
et la seconde jeunesse. — Le troisième âge est renfermé entre la
quarantième et la soixantième année. C'est l'âge viril. Il est caractérisé par ce travail d'invigoration que Flourens a si bien apprécié.
— Avec le quatrième âge commence la décroissance, c'est-à-dire
l'affaiblissement des organes et l'accomplissement moins entier des
diverses fonctions physiologiques. C'est la première vieillesse, dont
le signe principal consiste dans la diminution des forces en réserve.
Elle s'étend d'ordinaire jusqu'à quatre-vingts ans. — A partir de
cette époque, l'homme entre dans la seconde et dernière vieillesse,
dans cet âge au bout duquel il peut être assuré de n'en pas recommencer d'autre. Nous ne saurions distinguer au moyen d'un signe
précis cette seconde période décroissante de la première vieillesse.
Burdach l'a dit avec beaucoup de raison : plus la vie avance, plus
elle se diversifie chez les individus, et plus il devient difficile d'arriver par voie d'abstraction à établir le caractère essentiel et normal
de ses périodes. Tous les traits qui marquent l'âge précédent sont
seulement, ici, plus fortement accusés ; toutes les facultés sont
amoindries ; la décroissance s'étend à toutes les parties de l'organisme, jusqu'à ce qu'enfin le vieillard éprouve ce complet épuisement, cette difficulté d'être dont parle Fontenelle, cette défaillance
universelle, comme dit Bacon, qui précède toujours la mort naturelle.

La vie se compose ainsi de cinq périodes : deux d'accroissement.
une de repos et deux de décroissance. Ces périodes sont égales
entre elles d'une manière générale, à l'exception de la dernière.
dont la fin est ordinairement hâtée, ou qui peut, dans quelques cas,
se prolonger davantage. L'étendue de ces divers âges s'accorde
bien avec celle que leur donnait Pythagore, seulement le nombre 4
étant le plus parfait aux yeux de ce philosophe, il n'y avait pour

loi ne s'accomplira qu'imparfaitement. Il pourra même arriver que ce qui est certainement la règle naturelle semblera ne plus être par le fait que l'exception.

La durée naturelle de la vie n'est guère moindre qu'un siècle.

Vie extraordinaire ou anormale. — C'est une déviation de la loi, agissant en sens inverse de la déviation produite par les morts prématurées, c'est une limite extrême et exceptionnelle, au delà de laquelle il n'y a plus que l'impossible.

La durée anormale est au moins un siècle et demi.

CHAPITRE III

CAUSES ET SIGNES DE LA DURÉE DE LA VIE CHEZ CHAQUE INDIVIDU

Prédispositions principales à une longue vie. — Bon estomac et bon appareil digestif; bonnes dents. — Poitrine bien conformée. — Cœur pas trop excitable. — Degré suffisant et bonne répartition de la force vitale. — Bon tempérament. — Nature prompte à guérir et à se réparer.— Constitution régulière et exempte de difformités. — Structure du corps de force moyenne. — Tissus de consistance moyenne. — Organisation parfaite de l'appareil de la génération. — Portrait d'un homme destiné à vivre longtemps.

Prédispositions principales à la longue vie. — Certaines causes particulières donnent à l'individu, pris à part, la possibilité d'atteindre à une grande vieil-

lui que quatre âges, et il terminait impitoyablement la vie à quatre-vingts ans. Au delà de cet âge il ne comptait plus personne au nombre des vivants. En cela, César fut pythagoricien; César, dit Montaigne, à un soldat de sa garde recreu et cassé, qui vint en la rue lui demander congé de se faire mourir, regardant son maintien décrépit, répondit plaisamment : « Tu penses donc être en vie? »
Ce n'est pas ici le lieu de décider si, au delà de quatre-vingts ans, on a tort ou raison d'exister; il nous suffit de constater que le cinquième âge est dans l'ordre naturel des choses. (R.)

lesse. Mon intention est d'énumérer les qualités et les dispositions que, d'après l'expérience, un homme doit posséder, s'il veut compter de nombreuses années. Cette description peut servir, en même temps, à indiquer rapidement la physionomie d'une vie très longue. Les qualités qu'on peut nommer les bases de la longévité, chez l'homme, sont les suivantes :

Bon estomac, bon appareil digestif, bonnes dents. — Avant tout, l'estomac et l'appareil digestif doivent être bien conformés. Il est incroyable combien ce tout-puissant seigneur de l'organisme a d'influence sous ce rapport ; et on peut à bon droit assurer que, sans un bon estomac, il est impossible de devenir vieux. Sous deux rapports distincts, l'estomac doit être considéré comme la base d'une longue vie : d'abord parce qu'il est le premier et le plus important agent de notre restauration, la porte par laquelle doit passer ce qui va s'incorporer à nous, le premier organe, dont l'état plus ou moins bon règle non seulement la quantité, mais aussi la qualité de ce qui sert à nous réparer ; ensuite, parce que la manière dont il fonctionne peut modifier l'action qu'exercent sur nous les passions, les causes de maladie et autres influences morbifiques. « Il a un bon estomac, » dit-on, d'après le proverbe, quand on parle d'un homme sur lequel le chagrin et les ennuis passent sans laisser de traces ; et le proverbe a raison. Ces diverses passions affectent surtout l'estomac, c'est sur lui qu'elles agissent d'abord, pour réagir sur notre corps et le détériorer. Un bon et robuste estomac s'inquiète peu de cela ; au contraire, un estomac débile et impressionnable est sans cesse interrompu dans l'exercice de sa fonction, et par suite le travail de la réparation est sans cesse entravé et se fait mal.

En outre, la plupart des maladies réagissent sur l'estomac, c'est sur lui qu'elles frappent d'abord, et les accidents du côté de la digestion sont, d'habitude, les premiers symptômes des maladies. C'est là qu'elles s'attaquent d'abord, pour agir ensuite sur toute l'économie. L'estomac est en outre l'organe dont dépend surtout l'équilibre de l'innervation, et principalement l'effort vers la surface. Est-il vigoureux et en bon état, les influences morbides ne peuvent aussi facilement se fixer, elles sont expulsées et éliminées par la peau avant d'avoir troublé la marche de l'ensemble, c'est-à-dire avant d'avoir produit la maladie.

On reconnaîtra un bon estomac à deux signes : il ne faut pas avoir seulement un bon appétit, car celui-ci peut être dû à des causes artificielles, il faut avoir une digestion facile et légère. Quiconque sent qu'il a un estomac n'en a déjà plus un bon. Il faut ne pas s'apercevoir qu'on vient de faire un bon repas; après dîner, n'être ni endormi, ni mal à l'aise, ni maussade, n'être pas sujet le matin à des pituites, et être bien réglé dans ses autres fonctions.

L'expérience a encore montré que ceux qui sont arrivés à une très grande vieillesse avaient un bon appétit et le conservèrent jusqu'à la fin.

Pour bien digérer, il faut avoir de bonnes dents, et par conséquent on doit les regarder comme des instruments très utiles pour parvenir à la vieillesse. Leur influence est double : d'abord de belles et bonnes dents sont toujours le signe infaillible d'un corps sain et robuste. Celui qui perd de bonne heure ses dents passe déjà, pour une portion de son individu, dans l'autre monde. Ensuite les dents sont d'une aide excellente pour rendre la digestion parfaite, et contribuent ainsi à la bonté de la réparation.

Poitrine et organes respiratoires bien conformés. — On reconnaît cette qualité à la largeur et à la voussure de la poitrine; à la possibilité de retenir longtemps son haleine, à la force de la voix, à la rareté de la toux. La respiration est une des opérations les plus incessantes et les plus nécessaires de la vie ; les poumons sont les organes les plus indispensables à la restauration intellectuelle, et ils servent en même temps à purifier le sang d'une masse d'éléments impurs. Celui-là donc, qui possède de bons poumons, a une grande chance de devenir vieux, car il ferme ainsi une des issues principales par laquelle les causes destructives et la mort pourraient l'envahir. La poitrine est un des principaux vestibules de la mort.

Cœur pas trop excitable. — Nous savons qu'une des causes principales de notre consommation intérieure est dans le cours non interrompu du sang. Celui qui a 100 pulsations à la minute doit par conséquent consommer deux fois plus que celui qui n'en a que 50. Par suite, les hommes qui ont un pouls sans cesse excité, chez lesquels la moindre émotion, la plus légère goutte de vin, accélère les battements du cœur, sont des candidats malheureux à la longévité, car leur vie est une fièvre continue, et, chez eux, il y a deux causes qui s'opposent à la prolongation de la vie : d'abord l'usure très rapide ; ensuite l'obstacle mis au travail de restauration; qui n'est jamais aussi entravé que par le cours trop accéléré du sang. Il faut nécessairement un peu de tranquillité pour permettre aux particules nutritives de s'assimiler aux corps. Il suit de là aussi que les individus à cœur trop excitable ne deviennent jamais gras.

Ainsi donc un pouls lent et régulier est un moyen et un signe excellent de longévité.

Degré suffisant et bonne répartition de la force vitale, bon tempérament. — La tranquillité, l'ordre et l'harmonie dans les diverses opérations et mouvements vitaux sont très importants pour conserver et prolonger la vie. Celle-ci repose principalement sur un état convenable de l'excitabilité et de la sensibilité du corps; il ne faut donc pas que ces dernières soient ni trop fortes ni trop faibles, ni qu'elles aillent s'accumuler dans certaines parties, au détriment de certaines autres. Un certain degré d'insensibilité est une disposition précieuse au point de vue de la prolongation de la vie. Elle diminue les pertes causées par l'usure vitale, rend la réparation plus facile, et contribue puissamment à la longévité.

A ce même point de vue, un bon tempérament est presque indispensable. Le meilleur est celui qui est à la fois sanguin et légèrement lymphatique. Il dispose à l'égalité d'humeur, à la modération dans les passions, à la gaieté, qui sont les meilleures dispositions morales pour parvenir à une grande vieillesse. Cette disposition de l'esprit indique, généralement, une grande abondance de force vitale; et, comme Kant a prouvé que ce tempérament ainsi mélangé était le meilleur pour arriver à la perfection morale, il en résulte que celui qui le possède doit s'en féliciter comme d'un vrai présent du ciel.

Puissance de restauration et de réparation. — C'est la propriété grâce à laquelle nous réparons nos pertes de chaque jour; elle a pour principes une bonne digestion et une circulation régulière. Elle exige en outre que l'activité des vaisseaux absorbants (système lymphatique), soit permanente, et que l'appareil sécrétoire fonctionne régulièrement. De ces deux conditions, la première permet aux substances nutritives d'arriver facilement au lieu de leur destination, la seconde les débarrasse de tous les aliments étrangers et nuisibles, et ne les laisse nous pénétrer que dans un grand état de pureté. Or c'est là ce qui constitue la réparation parfaite.

Il est incroyable combien cette disposition contribue à l'entretien de la vie. L'homme qui la possède peut suffire à une consommation énorme, sans éprouver de grandes pertes, parce qu'il se peut réparer avec une grande facilité. C'est ainsi qu'on voit des hommes parvenir, malgré leurs débauches et leurs fatigues, à un âge très avancé. Tels furent le duc de Richelieu et le roi Louis XV.

A cette faculté de réparation des pertes normales est liée aussi une tendance naturelle à la guérison, c'est-à-dire le pouvoir de triompher facilement, par le secours de la nature, des désordres et des troubles morbides, de résister aux maladies, de s'en préserver, de faire disparaître les lésions. Notre nature possède sous ce rapport des ressources étonnantes, comme nous le prouve l'exemple des hommes vivant à l'état sauvage, qui sont peu sujets à la maladie, et chez lesquels les plus formidables blessures guérissent sans traitement.

Constitution régulière et exempte de difformité. — Lorsque la constitution est difforme, il est impossible d'obtenir l'uniformité des forces et l'harmonie des mouvements intimes, conditions indispensables pour parvenir à la vieillesse. En outre, ces difformités donnent facilement naissance à des maladies locales, qui peuvent devenir mortelles; aussi ne voit-on pas souvent les individus, ainsi disgraciés de la nature, arriver à un âge très considérable (1).

(1) On se trompe quand on croit que les gens robustes en apparence ont le plus de chances de vivre longtemps. Il n'en est rien : de gros os, de gros membres, beaucoup de chair, beaucoup de sang, un tempérament athlétique ne préjugent rien sous ce rapport. Loin de là, le plus grand nombre des individus, doués d'une longévité remarquable, étaient d'une constitution assez délicate; pareils au roseau, ils fléchissent au moindre souffle de la maladie, mais se relèvent facilement. Voltaire en fut un exemple (*).

« On s'accorde, écrit John Sinclair (**), à dire que les personnes d'une taille ramassée et d'une grandeur médiocre sont celles qui vivent le plus longtemps. C'est souvent au détriment de quelqu'une des parties du corps que l'on devient fort grand, et cette disproportion tend à produire la faiblesse ou les maladies. L'on voit aussi les personnes de haute taille plus portées à se courber ; nécessairement la respiration en est gênée, et la poitrine en souffre. Celles au contraire qui sont petites ne trouvent guère de difficultés à se tenir droites, et ont naturellement plus d'activité, avantages qui donnent aux fonctions animales un plus grand degré de perfection. Je ne connais qu'un désavantage attaché à une petite taille, celui de trop engraisser, et la corpulence est très contraire à une longue vie. »

(*) Réveillé-Parise, *Traité de la Vieillesse*. Paris, 1853, p. 465.
(**) John Sinclair, *Essai sur la longévité*. Paris, 1802, p. 8.

Structure du corps de force moyenne. — Aucune partie de l'individu, aucun viscère ne doit être trop faible ; sans cela, cette partie sera prédisposée à contracter des germes de maladie, à devenir le point de départ de troubles morbifiques. Dans des organisations d'ailleurs parfaites, cette faiblesse localisée peut devenir un ennemi caché, qui sera le point de départ de la destruction du tout (1).

Tissus de consistance moyenne. — Les tissus des organes doivent être d'une consistance moyenne ; solides et durables, mais ni trop secs ni trop rigides.

Dans toute la série animale, des tissus trop secs et trop denses nuisent à la durée de la vie. Il en est ainsi, à plus forte raison, chez l'homme, parce que son organisation, en vertu du but qui lui est assigné, est la plus délicate de toutes, et la plus facile à désorganiser. Cette densité trop grande nuit donc de deux manières : d'abord en hâtant l'apparition de la vieillesse, cet ennemi déclaré de la vie ; ensuite, en détériorant plus tôt les organes les plus délicats qui servent à la restauration. La ténacité, dans notre organisation, pour contribuer à la longévité, ne doit pas être dans la partie mécanique, elle doit être dans la partie sentante ; ce ne doit pas être une propriété des grossiers tissus, mais bien un attribut des forces vitales. Le rôle, joué par les solides, ne doit être que juste ce qui est nécessaire pour donner du ton et de

---

En général, la longueur de la vie est proportionnée à la durée de l'accroissement du corps, à la dose de vitalité que l'individu a reçue et à celle qu'il dépense.

La déviation de la colonne vertébrale ne paraît pas faire obstacle à la longévité. Le maréchal de Luxembourg, Pope, La Reveillère-Lepeaux, Oberkampf ont tous vécu longtemps, quoique affligés de gibbosité. (R.)

(1) Il y a une affinité évidente et nécessaire, dit John Sinclair (*), entre une bonne santé et la longévité : il est impossible d'avoir l'une sans qu'elle ne contribue à conduire à l'autre. (R.)

(*) John Sinclair, p. 4.

la résistance ; mais il ne faut pas qu'il soit ni trop considérable, car il entraîne l'inertie, ni trop minime, car il en résulte un excès de mobilité ; et ces deux excès sont contraires à la prolongation de la vie.

Organisation parfaite de l'appareil de la génération. — C'est là une des causes qui contribuent puissamment à la longévité.

Je crois que c'est bien à tort qu'on regarde cette fonction comme un simple agent de consommation, et ses produits comme des excrétions sans valeur. Pour moi, je suis convaincu qu'elle est un des agents les plus utiles de notre conservation et de notre régénération.

Voici d'ailleurs mes preuves :

1° Les organes générateurs ont la propriété de séparer des matières nutritives les plus fins et les plus exquis de leurs éléments, mais en même temps ils sont organisés de telle façon que les sucs qu'ils ont reçus, après avoir été travaillés et perfectionnés par eux, peuvent être résorbés et retourner dans la masse du sang. Ils appartiennent donc, comme le cerveau, à la classe des organes qui sont destinés au perfectionnement et à l'ennoblissement de notre personnalité. Les aliments vulgaires nous seraient de peu de secours, si nous n'avions certains organes qui en extraient les parties les plus exquises, travaillent ces matières, pour nous les rendre après les avoir ainsi transformées et préparées, afin que nous les assimilions. Ce n'est pas la quantité des aliments, mais la quantité et la perfection des organes destinés à les utiliser, qui augmentent notre capacité vitale ; et, parmi ces derniers, les organes générateurs occupent un des premiers rangs.

2° Ce qui peut donner la vie doit aussi pouvoir la conserver. Dans les sucs générateurs, la force vitale est tellement concentrée que leur moindre molécule peut produire un être doué de la vie. Peut-on imaginer un moyen plus puissant pour entretenir et réparer notre force vitale ?

3° L'expérience nous enseigne que le corps n'acquiert pas sa résistance et sa vigueur complètes avant que ces organes soient arrivés à leur dernier degré de perfectionnement, qu'ils ne soient en état de sécréter leurs nouveaux produits et de déterminer ainsi le développement de nouvelles forces. Il y a là une preuve évidente qu'ils ne sont pas seulement destinés à la génération, mais qu'ils travaillent surtout, et avant tout, pour nous-mêmes; du reste, ils exercent sur nous une influence si considérable que, sous leur influence, toute chose nous apparaît sous un aspect nouveau et jusque-là inconnu. Lorsque la puberté se produit, l'homme reçoit une nouvelle impulsion à croître, et son développement est parfois incroyable à cette époque; ses formes se précisent ainsi que son caractère; ses muscles, ses os deviennent plus consistants; sa voix gagne en force et en plénitude; sa barbe pousse, son esprit devient plus ferme et plus résolu, en un mot, il revêt les derniers, les plus marqués caractères de la virilité.

Chez certains animaux, apparaissent à cette époque des organes nouveaux : des cornes, des ramures, qui n'existent pas chez les castrats. On voit d'après cela quelle action, quelle stimulation doivent exercer les nouveaux produits, les nouvelles forces issues de ces organes.

4° Toutes les améliorations, tous les avantages que nous venons d'énumérer font défaut chez ceux qui sont privés des organes générateurs; preuve évidente que c'est bien là le résultat de leur action et de leurs sécrétions.

5° Aucune perte d'autres sucs, ou d'autres forces, n'affaiblit la force vitale aussi vite, et aussi puissamment que ne le fait le gaspillage des forces génératrices. Rien ne contribue à donner le goût de la vie, à en faire sentir le charme comme de posséder ces forces en abondance; rien ne donne le dégoût, la lassitude de vivre comme leur épuisement.

6° Je ne connais aucun cas de castrat qui soit arrivé à une extrême vieillesse. Ils restent toujours des demi-hommes.

7° Tous ceux qui sont parvenus aux derniers degrés de la vie humaine étaient richement pourvus de force génératrice, et elle leur resta fidèle jusqu'au dernier moment. Il en est qui se marièrent dans leur 100° année, d'autres dans la 112°, et même plus tard encore, et ce ne fut pas *pro formâ*.

8° Mais le fait sur lequel je ne saurais trop insister, c'est que ces centenaires ne furent pas des prodigues de cette force génératrice ; ce furent des hommes menant une vie tranquille et régulière. Étant jeunes, ils s'étaient ménagés ; tous étaient mariés, et c'est là le meilleur moyen d'éviter les excès sous ce rapport.

Portrait d'un homme destiné à vivre longtemps. —Sa stature est convenable, bien proportionnée, pas trop élevée ; ni trop gros ni trop mince, il est légèrement trapu. Son teint n'est pas trop coloré ; un teint trop rouge, surtout dans la jeunesse, annonce rarement une longue vie. Ses cheveux sont plus près du blond que du brun ; la peau est ferme, mais non rugueuse. Sa tête n'est pas trop volumineuse, ses veines font saillie à l'extérieur, ses épaules sont plutôt voûtées qu'ailées, le cou n'est pas trop long, le ventre non proéminent, les mains grandes, mais point fourchues ; il a le pied plutôt large que long, les mollets ronds ; la poitrine est large et bien cintrée, la voix forte ; il a le pouvoir de retenir longtemps sa respiration (1), et enfin une parfaite harmonie règne

(1) Voici un curieux moyen de se rendre compte de l'aptitude à la longévité d'une personne par l'inspection du larynx, plus sûre, paraît-il. que celle de la *ligne de vie !*

Un chirurgien anglais, M. Gib. Duncan, a fait cette singulière remarque que l'épiglotte, ce cartilage mobile situé dans l'arrière-gorge, occupe la position verticale chez les personnes au-dessus de soixante-dix ans, et que l'affaissement de ce cartilage peut être

entre toutes les parties du corps. Les sens de cet homme sont bons, mais pas trop sensibles ; sont pouls, lent, est régulier.

Estomac excellent, bon appétit, digestion facile. Il apprécie les plaisirs de la table, son caractère est porté à la gaieté, son âme à prendre part aux jouissances. Il ne mange pas seulement pour manger, mais l'heure du repas est, pour lui, chaque jour, une heure de fête, une espèce de plaisir qui a le pas sur toutes les autres, et qui, loin de l'appauvrir, l'enrichit au contraire. Il mange avec lenteur et sans beaucoup boire. Une soif exagérée est toujours un signe d'une consommation intime trop active.

Il est toujours gai, causeur, sensible à la joie, à l'amour et à l'espérance, mais inaccessible aux sentiments de haine, de colère et d'envie. Ses passions ne deviennent jamais ni violentes ni dévastatrices(1). Si par hasard

Considéré comme le signe que l'individu ne parviendra pas à un âge avancé.

L'observateur anglais assure avoir examiné cinq mille personnes bien portantes. Toutes les personnes qu'il a examinées et dont l'âge était aussi entre soixante-dix et quatre-vingt-quinze ans, avaient l'épiglotte verticale. Il cite en exemple plusieurs hommes d'Etat bien connus, lord Palmerston, lord Lynddhurst, lord Campbell et lord Brougham.

Il cite aussi quelques vieilles dames, encore vivantes, dont l'âge est de soixante-douze et quatre-vingt-dix ans. et dont l'épiglotte est verticale. L'exemple le plus remarquable est celui d'un homme de cent deux ans, qui vit encore, chez qui ce cartilage occupe toujours la même position. Il résulte de là qu'on ne peut atteindre la longévité au delà de soixante-dix ans, si on a l'épiglotte pendante.

M. Gib. Duncan résume ses idées dans les conclusions suivantes :

1º C'est une règle que personne ne peut dépasser soixante-dix ans avec une épiglotte pendante ; si quelques personnes y arrivent, c'est un fait exceptionnel ;

2º L'affaissement de l'épiglotte amène la fin de la vie vers l'âge de soixante-dix ans ; c'est là la limite naturelle de la vieillesse ;

3º Au contraire, une épiglotte verticale donne les meilleures chances pour atteindre une extrême limite de longévité. (R.)

(1) Il faut que dans la vieillesse tout soit simple. noble, digne d'être imité. On connaît le mot de Caton à un vieillard vicieux : « Mon ami, la vieillesse a assez de laideur par elle-même, n'y ajoute pas celle du vice. » (R.)

il lui arrive de se fâcher et de se mettre en colère, ça n'est pour lui qu'un réchauffement utile, une fièvre artificielle et bienfaisante sans épanchement de bile. Cet homme aime à s'occuper, il est porté aux méditations tranquilles, aux rêveries agréables ; ses tendances sont optimistes ; ami de la nature et de la félicité domestique, il écarte de lui les tentations de la fortune et des honneurs et renvoie les soucis au lendemain.

CHAPITRE IV

MÉTHODES DIVERSES DESTINÉES A PROLONGER LA VIE

Augmentation de la force vitale. — Méthodes par les élixirs de vie les teintures d'or, les essences merveilleuses, etc., etc. — Renforcement des organes et endurcissement organique. — Ralentissement de la consommation vitale et accélération de la restauration de l'activité vitale. — Eviter les causes externes de maladie. — Augmentation de l'intensité de la vie.

Il existe un grand nombre de méthodes et de préceptes qui ont pour but la prolongation de la vie. En dehors de celles qui avaient pour source l'astrologie et la superstition (1), il est certaines méthodes nouvelles qui paraissent reposer sur des notions plus exactes de la vie et de la longévité.

La prolongation de la vie n'est possible que par les cinq procédés suivants :

1° L'augmentation de la force vitale elle-même ;

2° Le renforcement des organes et l'endurcissement organique ;

3° Le ralentissement de la consommation vitale et l'accélération de la restauration ;

(1) Voy. p. 25.

4° Le soin à éviter les causes externes des maladies;
5° L'augmentation de l'intensité de la vie.

En prenant chacune de ces idées pour base, on a construit des plans et inventé des méthodes qui sont en partie plausibles, et ont rendu de grands services, mais qui la plupart du temps ont cela de défectueux, qu'elles ne tiennent compte que d'une partie du sujet et négligent les autres.

Procédons à l'examen de ces théories.

Augmentation de la force vitale. — Cette idée a servi, et sert encore de base aux théories de tous ceux qui inventent ou consomment les *teintures d'or*, les *sels sidéraux*, les *pierres philosophales*, les *élixirs de vie*.

L'électricité elle-même et le *magnétisme animal* appartiennent, en partie, à cette classe.

Tous les adeptes, les Rose-croix et autres mystiques, ainsi qu'un grand nombre de gens, d'ailleurs parfaitement raisonnables, sont intimement convaincus que leur prétendue matière première peut tout aussi bien convertir les métaux en or que fournir à la flamme vitale un aliment permanent d'entretien.

D'après eux il suffirait de prendre chaque jour de petites doses de ces teintures, pour compenser la perte quotidienne des forces vitales, et, d'après cette théorie, un homme pourrait arriver à n'être jamais complètement privé de ces forces.

Malheureusement les prôneurs de ces divers moyens se trompent. L'usage de ces remèdes, qui sont tous très excitants et très échauffants, augmente naturellement le sentiment de la vie, et on prend cela pour une augmentation effective de la force vitale, sans comprendre que l'augmentation de la sensation vitale, produite par les excitants, est le moyen le plus sûr de raccourcir la vie.

D'abord tous ces philtres, composés en partie de spiritueux, agissent comme des excitants violents ; ils augmentent les mouvements internes, la vie extensive, la consommation intime, et usent plus rapidement l'individu.

Il en est ainsi non seulement des moyens de cette espèce les plus grossiers, mais encore des plus raffinés. L'*électricité*, le *magnétisme* et même l'*inhalation de l'oxygène*, qu'on aurait pu regarder, *à priori*, comme le moyen le plus inoffensif de prolonger la vie, accélèrent énormement la consommation vitale. C'est ce qu'on a pu observer surtout sur les phtisiques, auxquels on faisait respirer ce gaz. Leur sensation de la vie était exceptionnellement augmentée, mais ils mouraient plus vite.

Ensuite ces moyens, en rendant la sensation vitale plus grande, exagèrent en même temps les tendances aux manifestations des sens, rendent plus enclin à user de ses forces, à se livrer aux plaisirs et aux jouissances, propriété qui peut leur servir de recommandation auprès de bien des gens, mais qui accélèrent la consommation intime.

Enfin ils exercent une action desséchante et rétractive, qui met les organes, bien plus tôt, hors de service, et produisent, ce qu'ils devaient empêcher, l'apparition précoce de la vieillesse.

En supposant qu'une certaine exaltation du sentiment vital soit utile, ce n'est ni aux alambics ni aux creusets qu'il faut la demander. La nature nous a préparé dans ce but le meilleur de tous les élixirs, le *vin*. S'il est, dans l'univers, quelque chose qui contienne sous une forme matérielle l'esprit de la terre, c'est bien le vin, cette production splendide ; et, cependant, son abus entraîne une consommation vitale trop rapide, hâte la vieillesse, et raccourcit évidemment la vie (1).

(1) Voy. Bergeret, *l'Alcoolisme*. Paris, 1889 (R.)

Enfin c'est une vraie folie de chercher à faire pénétrer sous une forme concentrée la vie dans le corps humain, et de croire qu'alors on a beaucoup fait. Manquons-nous d'occasions pour agir ainsi? Tout ce qui nous entoure regorge de moyens destinés à ce but. Tout aliment que nous mangeons, chaque gorgée d'air que nous aspirons, ne sert pas à autre chose. L'important, c'est de mettre nos organes en état de recevoir ces ressources et de se les assimiler. Qu'on gorge un cadavre d'autant d'élixir vital que l'on voudra, il ne recommencera pas pour cela à vivre, car il ne possède plus des organes capables d'assimiler. Ce n'est point le défaut d'échange vital, c'est le manque de réceptivité, qui finit par rendre l'homme incapable de vivre plus longtemps; et c'est là une fonction que la nature seule est chargée de régir, et sur laquelle toutes les gouttes d'élixir sont sans action.

Renforcement des organes et endurcissement organique. — Sur cette idée a été aussi construit un système très en vogue. On a cru que, plus on rendait les organes résistants, plus ils devenaient en état d'éviter les pertes dues au travail de consommation, et de retarder leur destruction.

Le caractère essentiel de la vie consiste dans une activité libre, et sans obstacles, de tous les organes, et dans la circulation des humeurs; or, quoi de plus nuisible à cette activité, et par suite à la durée de la vie, qu'un endurcissement et une rigidité trop grande des organes?

Cette méthode, qui consiste à prendre de fréquents bains froids, à s'exposer à l'air, le corps à peine couvert, à chercher par de violents exercices à rendre son corps plus dur et plus sensible, cette méthode n'a d'autre résultat que de rendre nos organes plus roides, moins flexibles, plus secs et par conséquent de les rendre plus tôt impropres au service; au lieu donc de prolonger notre vie, ils causent une vieillesse prématurée, et amènent notre destruction hâtive.

Cependant, au fond de cette méthode se trouve quelque chose de vrai. On s'est seulement trompé en y ajoutant certaines conceptions erronées, et en les poussant à l'extrême. Ce n'est pas autant l'endurcissement des fibres que celui de la faculté de sentir, qui contribue à prolonger la vie. Si donc on n'emploie la méthode de l'endurcissement que dans une mesure suffisante pour rendre les fibres solides, mais non dures et rigides, si on se borne à modérer une disposition trop considérable à l'excitabilité, cause principale d'usure vitale, et si, par suite, on parvient à rendre le corps moins sensible aux influences nuisibles venant de l'extérieur, on agit évidemment par cette méthode d'une manière favorable à la longévité.

Ralentissement de la consommation vitale et interruption de l'activité vitale. — Cette idée est attrayante, et a surtout eu des partisans parmi ceux qui sont portés à l'indolence, mais elle n'a pas été appliquée avec à propos. Soumettre leur corps aux épreuves du travail et de l'exercice était déjà pour eux une obligation désagréable, ils se réjouissaient donc de voir que, non-seulement c'était une charge, mais encore une chose nuisible, et plaçaient le secret de la longévité dans l'oisiveté.

Il est même des gens qui sont encore allés plus loin dans cette voie. Maupertuis, par exemple, qui a émis l'idée que, peut-être, il serait possible, par une complète interruption de l'activité vitale, par une sorte de mort apparente, d'empêcher la consommation intime, et à l'aide de cette espèce de pause, de prolonger la vie durant des siècles. Il appuyait son opinion sur la vie du poussin dans l'œuf, de l'insecte dans la chrysalide, qui, par l'action du froid et par d'autres procédés encore, peut en effet être prolongée. D'après cette théorie, on ne manquerait, pour pouvoir prolonger sa vie, que de savoir se tuer à moitié.

Cependant cette idée plut à Benjamin Franklin. Il

reçut du vin de Madère, qui, envoyé en Amérique, fut
mis en bouteilles en Virginie, et dans lequel on trouva
quelques mouches mortes. Il exposa ces mouches aux
rayons brûlants du soleil de juillet, et au bout de trois
heures, ces insectes, qui paraissaient morts, revinrent à
une vie interrompue depuis si longtemps. D'abord les
mouches éprouvèrent quelques secousses convulsives,
puis se remirent en pied, se frottèrent les yeux avec leurs
pattes de devant, lissèrent leurs ailes avec leurs pattes
de derrière, et bientôt après s'envolèrent. Le philosophe
perspicace adresse alors cette question : Si, par une
semblable interruption de toute consommation extérieure
et intérieure, un pareil arrêt de la vie est possible sans
que le principe vital essentiel soit atteint, les choses ne
pourraient-elles pas se passer aussi chez l'homme de la
même manière ? S'il en était ainsi, ajoute Franklin en
bon patriote, je n'aurais pas de plus grand plaisir que
de me laisser, en compagnie de quelques amis, noyer
dans le vin de Madère, et de renaître au bout de 5o ans
sous l'influence du bienfaisant soleil de ma patrie et de
voir ce qu'est devenue la semence jetée par moi, d'étudier les changements amenés par le temps (1).

(1) On a trouvé, dans les nécropoles de l'ancienne Egypte, des
momies de deux sortes : les unes sont incomplètes, c'est-à-dire
privées de leurs organes indispensables à l'existence; les autres, au
contraire, sont tout à fait au complet, il ne leur manque rien.
  Ce qu'ayant observé, un Suédois, le docteur Grusselbach, professeur à l'Université d'Upsal, a tiré cette conclusion :
  Que les momies égyptiennes ne sont pas toutes, comme on l'a dit
et cru, des trépassés embaumés par un procédé conservateur quelconque, mais que ce sont des individus chez lesquels la vie a été
suspendue momentanément à l'effet de pouvoir être réveillés ou res-
suscités dans un temps ultérieur. Seulement le procédé résurrection-
nel a été perdu, et il est peu probable que ce secret soit jamais
retrouvé.
  En attendant, le professeur Grusselbach apporte quelques preuves
à l'appui de son dire, entre autres, une expérience qui, depuis dix
ans, a toujours réussi, selon lui. Il prend un serpent, et, par un procédé à lui, l'engourdit, l'endort, et le rend rigide et glacé comme
un serpent de marbre. On le laisserait tomber qu'il se casserait en

Mais tous ces projets retournent dans leur néant aussitôt que nous pensons à l'essence et au but véritable de la vie humaine. Qu'est-ce donc que la vie de l'homme ? Vraiment, ce n'est pas seulement boire, manger et dormir. La vie de l'homme a un plus noble but ; il lui faut agir, produire, jouir ; il ne doit pas se contenter d'exister, mais il doit encore user sa vie pour développer, en lui-même, les germes divins, qui y ont été déposés, pour les perfectionner, pour chercher le bonheur pour lui et pour les autres. Ce n'est pas seulement un vide dans la création qu'il est chargé de remplir, il doit encore en être à la fois le maître et le bienfaiteur. Peut-on dire avec raison d'un homme qu'il vit, quand il n'arrive à prolonger sa vie qu'à l'aide du sommeil, du désœuvrement, et d'une espèce de mort apparente ? Au surplus, nous trouvons encore ici une nouvelle preuve de l'inséparabilité du but et de la destination morale de l'homme d'avec son organisation physique, et de l'influence que le perfectionnement de l'une exerce sur le perfectionnement de l'autre. Enfin, un genre de vie aussi contre nature, car on peut le nommer ainsi, ne serait pas une prolongation, mais bien un raccourcissement de la vie, qui se produirait d'abord parce que la machine humaine est composée d'organes tellement fins et délicats, que l'inactivité et l'arrêt de mouvement la détraquent facilement. L'exercice et l'activité sont seuls

morceaux. Il laisse alors le serpent dans cet état pendant une ou plusieurs années, puis, au moyen d'une aspersion stimulante, dont la composition est son secret, il le rend aussi vif, aussi frétillant qu'avant l'expérience. Ce reptile aurait mené cette existence mêlée de morts et de résurrections successives, pendant 15 ans sans paraître s'en porter plus mal.

Le chimiste suédois s'est adressé à son gouvernement, le priant de lui prêter un condamné à mort pour lui faire jouer le rôle du serpent dans ses expériences, — s'engageant à le restituer vivant au bout de deux ans. Bien entendu, le patient, une fois rappelé à la vie, serait gracié. (R.)

capables de la maintenir en bon état. Le chômage et l'inaction sont pour elle un poison.

Ensuite, ce n'est pas seulement la diminution de la consommation, mais encore une augmentation convenable de la restauration, qui est nécessaire à la conservation et au prolongement de la vie. Mais, pour que ce travail s'opère, il faut d'abord que l'assimilation des choses nécessaires soit parfaite, et qu'il en soit de même de l'excrétion des choses nuisibles. Eh bien! que résulterait-il de cette prolongation de la vie, grâce à un état de torpeur? L'homme consommerait peu, et continuerait néanmoins de se réparer. De là doit nécessairement résulter, à un certain moment, un état de plénitude exagéré, car la dépense est bien au-dessous de la recette. En outre, et c'est le pire, une décomposition putride est inévitable, avec ses conséquences ; car l'excrétion des impuretés n'a plus lieu. Naturellement un corps dans de semblables conditions ne peut tarder à être détruit et c'est ce qui arrive en effet.

Quant à la prolongation de la vie, obtenue à l'aide de l'interruption effective de l'activité vitale, par une mort temporaire apparente, il est vrai qu'on cite en sa faveur l'exemple des insectes, des crapauds, et d'autres animaux qui se sont maintenus vivants pendant 100 ans et plus, c'est-à-dire bien au delà du terme habituel de leur existence, grâce à cet état de mort apparente.

Mais en raisonnant ainsi, on ne réfléchit pas que ces exemples ont pour sujet des animaux très imparfaits, dont la vie, à moitié développée, n'est pas beaucoup distante de cet état d'intermission vitale, et ne peut être comparée à la vie de l'homme, qui représente le plus haut degré de perfection en ce genre ; enfin, on oublie la différence tranchée qu'introduit ici l'appareil de la respiration. Tous ces animaux ont, naturellement, des besoins de respiration bien plus limités ; la quantité de chaleur qui leur est nécessaire est bien moindre que celle qu'exige l'homme. Celui-ci, au contraire, a besoin d'emprunter continuellement à l'air ambiant de la chaleur et des forces réparatrices, en un mot, de la matière vitale. Une pareille interruption de la respiration deviendrait par la cessation seule de la calorification, une cause de mort. Enfin, l'excitation intellectuelle est si intimement liée à la vie humaine qu'elle ne pourrait cesser pendant un temps aussi long, sans causer l'anéantissement et la destruction des organes délicats qui lui sont nécessaires.

Soin à éviter les causes externes de maladie. — Quelques personnes ont cherché à obtenir la prolongation de la vie, en s'efforçant d'éviter toutes les causes de maladie, ou de détruire celles-ci dans leurs germes, par exemple : les refroidissements, les échauffements, les excès, etc.

Mais cette méthode a cela de défectueux, que nous ne sommes pas en état de nous préserver de toutes ces causes de maladies, et que cela nous rend encore plus impressionnables, pour celles qui parviennent à nous atteindre.

On pourrait, il est vrai, chercher à se préserver ainsi de la trop grande consommation de cause externe. Ainsi, dans les climats chauds, où un air brûlant tient les pores de la peau continuellement ouverts, et cause une évaporation continue des éléments de notre corps, on obvie à cet inconvénient en se frottant avec de l'huile et des corps gras, ce qui empêche la volatilisation des liquides du corps. On se procure ainsi une véritable sensation de reconfort, et ce moyen paraît, sous ces climats, être nécessaire pour s'opposer à la rapide consommation qu'entraîne une évaporation exagérée ; mais il ne faudrait recourir à ces moyens que dans ces pays très chauds : dans notre climat, où l'air ferme les pores, il nous faut chercher à exciter, plutôt qu'à modérer l'évaporation.

Augmentation de l'intensité de la vie. — C'est une tentative toute moderne de prolonger la vie, que d'augmenter son intensité. D'après ce système, la durée de la vie ne serait pas mesurée par le nombre des jours, mais par la somme des jouissances, et on regarderait comme une vie d'une durée double celle dont le temps aurait été doublement rempli par les actions et les plaisirs.

Bien que j'aie beaucoup de respect pour une pareille méthode, lorsqu'elle est suivie par un esprit supérieur et actif, bien que j'avoue que, vu l'incertitude de notre vie, cette idée a quelque chose d'attrayant, cependant je crois qu'on est loin d'atteindre ainsi le but qu'on se propose, et je tiens ce calcul pour faux. Mais cette manière de voir a trouvé tant de partisans que je crois bon de dire les raisons qui m'empêchent de l'admettre.

Les actes de la nature n'ont pas seulement besoin d'énergie, de force, mais il leur faut encore l'étendue et le temps. On peut donner à un fruit deux fois plus de chaleur et d'engrais qu'il n'en reçoit dans l'état de nature, il mûrira, alors, d'une manière apparente, en un temps deux fois plus court, mais il n'atteindra point le degré de perfection et de fini qu'il aurait obtenu seul, et sans intervention artificielle, en y mettant le double de temps.

Il en est de même pour la vie humaine. Nous pouvons la regarder comme un tout connexe, comme un grand travail de maturation, dont le but serait d'amener la nature humaine à son degré le plus complet de développement et de perfection, en un mot à l'accomplissement complet de sa destinée. Mais la maturité, la perfection ne peuvent être produites que par le temps, par l'expérience, et il est par conséquent impossible qu'un homme, qui n'a vécu que 30 ans, alors même que pendant ce temps il aurait doublement travaillé et produit, ait pu acquérir la même maturité, le même degré de perfectionnement que lui auraient donné soixante ans d'existence. En outre, peut être ce même homme était-il destiné à devenir, en vivant de sa vie naturelle, utile à deux ou trois générations d'hommes; et son ardeur exagérée l'enlève après la première de ces générations. Il ne remplit donc, ni vis-à-vis de lui-même ni vis-à-vis des autres, le devoir assigné à sa vie, il interrompt le cours de ses jours, et commet en définitive un véritable suicide.

C'est bien pis, si on envisage la conduite de ceux qui cherchent la prolongation de la vie dans l'accumulation et la répétition des jouissances sensuelles. Ils ne tardent pas à user leur organisme, et, qui pis est, souvent ils sont punis ; car ils sont condamnés à vivre en étant une charge, et pour eux-mêmes et pour les autres, ils existent encore, alors qu'ils ne vivent plus.

CHAPITRE V

NOTRE MÉTHODE DESTINÉE A PROLONGER LA VIE

Augmentation de la force vitale. — Augmentation de la résistance et de l'endurcissement du corps et des organes. — Diminution de la consommation vitale. — Réparation des forces employées et restauration des éléments matériels. — Modifications apportées à la méthode suivant les constitutions, les tempéraments, les âges, les climats.

L'art véritable de prolonger la vie humaine consiste à en faire un usage convenable, à se servir concurremment des quatre principes, ou, comme disent les médecins, des cinq indications que nous avons précédemment indiquées (1), de manière à ce qu'aucune d'elles n'empiète sur les autres, et en n'oubliant jamais qu'il s'agit ici de la vie humaine, dont le but n'est pas seulement d'exister, mais qui doit encore être consacrée à l'action et à la sensation, si elle veut se rendre digne du nom qu'elle porte.

(1) **Voy. p. 65.**

Augmentation de la force vitale. — D'abord il faut posséder un fonds, une quantité suffisante de force vitale, et l'entretenir convenablement, non pas pourtant à ce point que son développement s'exagère, mais dans une proportion suffisante pour que le travail vital interne et externe s'accomplisse facilement, et qu'il en résulte un degré de vigueur et de durée convenable, pour qu'enfin les molécules et les humeurs puissent revêtir les caractères de la matière organisée, devenir aptes à la destination qui leur est assignée, et résister aux causes de décomposition chimique.

Les moyens les plus sûrs d'atteindre ce but sont les suivants :

1° Une *saine et robuste origine ;*

2° Une *nourriture* simple, des aliments frais et d'une digestion facile, des milieux purs, une atmosphère saine;

3° Un *bon état des organes* qui nous mettent en rapport avec l'extérieur, où ils puisent la vie. Les principaux organes vitaux sont les poumons, l'estomac, le cœur, la peau ; c'est sur leur plus ou moins bon état que repose avant tout l'entretien de la vie ;

4° Une *répartition uniforme de la force* dans les diverses parties du corps. Chaque organe, chaque viscère doit déployer la somme de forces nécessaires à l'accomplissement de sa fonction, sans cela l'harmonie, qui sert de base fondamentale à une vie bien portante, est rompue. Cette répartition régulière s'obtient surtout par l'usage bien réglé de chaque partie, de chaque organe du corps, par l'exercice des muscles et la gymnastique, les bains tièdes et les frictions.

Augmentation de la résistance et de l'endurcissement du corps et des organes. — La deuxième condition, c'est de donner aux organes et à la matière du corps un certain degré de résistance et d'endurcissement, sans cependant aller jusqu'à la rigidité, qui deviendrait plus nuisible qu'utile au progrès vital.

Cet endurcissement est de deux espèces. Il regarde non seulement la rigidité physique des fibres, mais il s'applique aussi à la résistance de la sensibilité aux influences nuisibles morbifiques.

La force de résistance et de cohésion des fibres est appelée par les médecins *ton, force de tension*. Elle exerce sur la durée de la vie plusieurs sortes d'influences.

D'abord en augmentant la force des liens qui unissent entre elles les molécules du corps, elle fait que le mouvement vital les use et les détruit moins vite ; elle ralentit le renouvellement de ces molécules, en rend le remplacement moins fréquent, et produit une vie moins intensive, ce qui est tout profit pour sa durée.

Pour être plus clair, je rappellerai ce qui a lieu pour la vie de l'homme et pour celle de l'enfant. Chez celui-ci la force physique de cohésion, la résistance des fibres est bien plus faible que chez l'homme, et par conséquent le lien qui unit les molécules est plus lâche et moins fort; l'enfant s'use donc bien plus vite, l'échange de ses particules constituantes est bien plus rapide, il est obligé de manger plus souvent et plus abondamment, de dormir plus souvent et plus longtemps afin de combler ses pertes ; la circulation est chez lui plus rapide; en un mot, la vie intensive, la consommation intime est plus considérable que chez l'homme, dont les fibres sont plus résistantes.

La deuxième influence exercée par la tonicité des fibres, c'est que sur elle repose la véritable énergie des organes. La force vitale ne donne pas par elle-même l'énergie, il faut qu'à elle se joigne un certain degré de cohésion, pour qu'il en résulte ce que nous nommons *énergie des organes et de l'organisme*. Cette nécessité se prouve encore par la comparaison de l'homme avec l'enfant. L'enfant est beaucoup plus riche que l'homme en force vitale, en excitabilité, en forces plastiques et reproductives, et cependant ce corps, si plein de vie, a moins d'énergie que celui de l'homme, uniquement parce que la cohésion des fibres chez l'enfant est encore lâche et molle.

Enfin, le dernier mode d'action de la tonicité, c'est la cohésion, celle-ci sert à régulariser l'excitabilité nerveuse et désordonnée, l'impressionnabilité et l'irritabilité des fibres, et à les maintenir dans des bornes et des directions convenables. C'est ainsi qu'elle modère l'excitation et la consommation vitales trop fortes, qu'elle augmente, par suite, l'étendue de la vie, et a pour heureux résultat d'amortir l'action nuisible de certaines influences du dehors.

On peut obtenir cet accroissement de résistance et de cohésion des fibres par les procédés suivants :

1' Par l'*exercice des forces musculaires*, soit volontaires, à l'aide de la gymnastique, soit involontaires, comme celles de l'estomac et de l'intestin, à l'aide d'excitants convenables, tels que des aliments solides et un peu résistants ; en activant l'énergie des vaisseaux sanguins, au moyen d'un régime légèrement stimulant. A chaque mouvement que fait une fibre, elle se contracte et, si cette contraction se répète de temps en temps, la cohésion ou tonicité de cette fibre augmente. Seulement il faut se garder de laisser l'excitation devenir trop forte, car elle augmenterait trop la consommation, et dès lors deviendrait nuisible.

2° Par l'*usage d'aliments nourrissants* et riches en matière alibile, tels que la viande.

3° Par une *incitation modérée à l'évaporation*, au moyen de l'exercice, des frictions, etc., etc.

4° Par la *température fraîche de l'air*, et en se tenant généralement au frais. Ceci est très important. Quoique le froid ne soit pas positivement un moyen de renforcement pour la force vitale, cependant il augmente et fortifie la cohésion passive, ou force de tension, et diminue ainsi la dépense de puissance vitale, ce qui amène en fait, mais indirectement, un puissant moyen de renforcement. Au contraire, la chaleur affaiblit, en engourdissant la cohésion, et en épuisant la force vitale.

Maintenant, je le répète, il ne faut pas abuser de ces moyens, tels que le froid, une nourriture substantielle, l'exercice, etc., car, au lieu de rendre les fibres plus robustes, on les rendrait raides et dures.

L'endurcissement de l'impressionnabilité aux causes de maladies s'obtient surtout par l'habitude de s'exposer à leurs influences et à leurs variations rapides.

Diminution de la consommation vitale. — Le troisième précepte, c'est de modérer ou de diminuer la consommation vitale, afin que les forces et les organes ne s'usent pas trop rapidement.

La vie est toute action ; c'est la manifestation de la force vitale, et, par conséquent, elle entraîne la consommation et l'usure de cette force. C'est ce qui a lieu, en effet, non seulement pour les actes volontaires, mais aussi pour ceux qui sont indépendants de la volonté ; non seulement pour le travail vital interne, mais encore pour celui qui se lie à l'extérieur, car tous ces actes sont entretenus par une incitation et par une réaction constantes. Il ne faut donc pas exagérer la tension, si nous voulons modérer la consommation.

Parmi les excitations et les manifestations qu'il faut éviter nous rangeons :

1° Les *efforts portant sur le cœur* et le système circulatoire, et tout ce qui accélère immodérément la circulation, par exemple : les aliments trop échauffants, les passions, les maladies fébriles. Ceux qui ont l'habitude de boire de l'eau-de-vie et des vins capiteux, les hommes aux passions violentes ont un pouls très rapide, et sont continuellement dans un état de fièvre artificielle, qui les épuise autant qu'une fièvre véritable.

2° Un *travail de pensée* trop grand et trop soutenu ; cet excès non seulement épuise la force vitale, mais en-

core il l'use aux dépens des forces nécessaires à la digestion, et devient ainsi un obstacle aux fonctions les plus
utiles de la réparation.

3° Les *plaisirs de l'amour* trop fréquents, comme
agents d'une consommation vitale exagérée; ils sont aussi
nuisibles que les excès de travail intellectuel.

4° Des *exercices musculaires* trop prolongés et trop
violents ; pour devenir nuisibles, il faut qu'ils soient
exagérés.

5° Toutes les *excrétions abondantes* et trop prolongées : la sueur, la diarrhée, les catarrhes, les flux sanguins, etc. Non seulement ils épuisent la force, mais
encore la substance, qu'ils corrompent.

6° Tous les *excitants* qui agissent sur nous d'une
manière trop vive et trop permanente. Plus la vie est
excitée par les plaisirs, plus elle s'écoule rapide. C'est
l'effet que produisent les excitations trop vives ou trop
continues de nos sens et de nos sentiments, de nos passions, l'abus du vin, de l'alcool, des épices et des mets
de haut-goût. De trop fréquentes surcharges imposées
à l'estomac ont aussi le même effet, d'autant plus
qu'elles forcent à prendre des purgatifs ou des vomitifs,
qui, en débilitant, exercent une action nuisible.

7° Toutes les *maladies*, qui s'accompagnent d'une
excitation considérable, surtout les maladies fébriles.

8° La *chaleur*, surtout si elle est trop vive et trop
permanente; trop d'ardeur, dans la jeunesse, est aussi
une des causes qui hâtent le plus la consommation, et
raccourcissent le plus sûrement la vie.

9° Enfin un trop haut degré de *sensibilité* et d'*irritabilité des fibres*. Plus cette disposition est marquée,
plus il est facile, à la moindre cause d'excitation, de produire de violentes irritations, des réactions considérables, et par suite plus d'épuisement. Un homme qui est
ainsi constitué perçoit une masse d'impressions, qui
sont sans influence sur le commun des hommes, et est

en outre doublement affecté par les causes excitantes ordinaires; il doit donc faire une consommation double de force vitale.

Nous conclurons que tout ce qui contribue à augmenter, au moral comme au physique, l'excitabilité, contribue aussi à accélérer la consommation vitale.

Réparation des forces employées et restauration des éléments matériels. — La quatrième et dernière condition que nous regardons comme indispensable, c'est que le travail de réparation des forces employées et des éléments matériels se fasse convenablement et facilement. Pour cela :

1º Les *organes* par lesquels pénètrent les matières réparatrices doivent être sains, perméables et actifs, car les uns doivent être continuellement en action, comme les poumons; les autres le sont périodiquement, comme l'estomac. Les poumons, la peau, l'estomac, l'intestin doivent toujours être en bon état, perméables et actifs, pour qu'ait lieu une réparation satisfaisante; leur importance est donc considérable au point de vue de la vie.

2º Les *vaisseaux* qui servent à l'assimilation des éléments réparateurs introduits dans l'organisme, qui les préparent, et les identifient à notre corps, doivent également être sains, perméables et actifs. Ce travail est dévolu principalement aux vaisseaux absorbants lymphatiques, et à leurs nombreuses glandes, ainsi qu'à l'appareil circulatoire sanguin, où les éléments réparateurs atteignent leur dernier degré de perfection organique. Le système des vaisseaux absorbants est donc pour moi un des principaux organes de la réparation. Il faudra donc, surtout pour l'enfance, surveiller cette fonction, car son bon ou mauvais état dépend surtout d'une bonne alimentation et d'un bon régime dans les premières années de la vie. Souvent il souffre, dès le principe, par suite de la nourriture insuffisante et de la mauvaise qualité qu'on fait prendre à l'enfant, par l'état de malpropreté où on le laisse; cela suffit pour disposer à une courte vie.

3° Les *aliments* et tout ce qui sert à nous nourrir doivent être salubres. Nos vivres et nos boissons ne doivent contenir aucune impureté, ils doivent être munis d'une quantité suffisante de principes nutritifs, posséder une certaine puissance excitante, car cette excitation est nécessaire à la digestion et au travail vital, et, de plus, il faut qu'ils contiennent une certaine quantité d'eau ou d'humidité. C'est là une condition importante et qu'on néglige trop souvent. L'eau, si elle n'est pas à proprement parler une nourriture, est néanmoins indispensable à l'œuvre de la réparation et de la nutrition; d'abord parce qu'elle sert de véhicule aux matières nutritives proprement dites et rend possible leur transport du canal intestinal dans toutes les parties du corps; ensuite, parce qu'elle joue le même rôle par rapport aux rebuts, qui doivent être excrétés et évacués, et qu'elle est par conséquent indispensable à la purification de l'organisme.

4° *L'air* au milieu duquel et aux dépens duquel nous vivons doit être sain et pur. L'air est notre élément, et par son action il contribue doublement au travail de réparation de la vie; d'abord en nous apportant continuellement un élément indispensable à l'existence, l'oxygène; ensuite parce qu'il est le véhicule le plus actif, qui serve à nous débarrasser des matières corrompues, qu'il emporte avec lui. C'est lui qui est le meilleur intermédiaire de cette transformation continuelle des éléments les plus délicats. La portion la plus considérable et la plus importante de nos excrétions et de nos évacuations est gazeuse ; c'est-à-dire que la matière doit être transformée en vapeur pour être évacuée. C'est ce qui a lieu pour la surface de la peau et pour les poumons. Cette évaporation ne dépend pas seulement de l'énergie et de la perméabilité des vaisseaux, elle dépend aussi de la composition de l'air. Plus celui-ci est chargé, moins il peut admettre d'éléments nouveaux ; c'est pour cela que l'air humide empêche l'évaporation. De cela nous conclurons que bien que l'air au milieu duquel nous vivons contienne toujours la même quantité d'oxygène, cependant il peut aussi renfermer des éléments étrangers (1); mais il faut qu'il en contienne le moins possible, qu'il ne soit pas humide et que des matières végétales ou animales ne l'aient pas rendu impur. Sa température ne doit être ni trop chaude ni trop froide ; trop chaude elle fatigue et assoupit la force vitale, trop froide elle engourdit et paralyse les fibres; enfin, ni sa température, ni sa composition, ni sa pression ne doivent être sujettes à des variations trop brusques, car s'il est un principe généralement admis, c'est celui qui enseigne que l'uniformité de l'atmosphère et du climat favorise singulièrement la prolongation de nos jours.

5° Les *organes destinés aux excrétions et évacuations* des matières devenues impropres à l'organisme doivent fonctionner librement et activement. Notre vie n'est qu'un continuel échange d'éléments constituants. Si ceux qui sont détériorés et inutiles ne sont pas sans cesse excrétés et évacués, il deviendra impossible que nous nous en assimilions de nouveaux en quantité suffisante, et, ce qui est pis encore, ceux que nous introduirons se trouveront contaminés, par le mélange avec ce résidu impur, et se corrompront eux-mêmes. De là, résulte ce qu'on a nommé l'*âcreté du sang*, l'*état muqueux*, la décomposition des humeurs, ou plutôt de toute la matière organique. La réparation sera donc doublement empêchée par les excrétions défectueuses; elle le sera dans sa quantité et dans sa qualité.

Les organes sur lesquels cette excrétion, cette épuration du corps repose principalement, sont la peau, qui

(1) Voyez Grehant, *les Poisons de l'air*. Paris, 1890.

est le plus important, car on a calculé que les deux tiers des matières hors de service étaient évacuées à travers la peau par une évaporation imperceptible, puis, viennent les reins, le canal intestinal, les poumons.

6° Les *jouissances sensuelles* doivent être agréables et modérées, un des privilèges de l'organisation humaine, dans son état de perfection, c'est d'être sensible aux impressions intellectuelles, qui exercent, sur l'état physique de la vie de l'homme, une influence incomparablement plus grande que sur celle des autres animaux. Il en résulte pour l'homme une source nouvelle de réparation, qui manque aux autres êtres vivants, et qui provient des jouissances qu'il trouve dans l'usage sagement réglé de ses sens.

7° Il faut que la *disposition de l'esprit* soit *plaisante*, les passions modérées et gaies, que les idées, qui se succèdent, soient divertissantes, faciles et claires. Toutes ces joies, particulières à l'homme, peuvent être considérées comme des moyens de prolonger la vie. L'espérance, l'amour, la joie sont des sentiments qui portent avec eux le bonheur, et il n'est certes aucun moyen plus sûr, et d'une influence plus générale pour conserver la vie, que la gaieté et la bonne humeur. Cette disposition de l'esprit maintient la force vitale à un degré d'excitabilité convenable, active la digestion et la circulation, et influe spécialement sur l'activité de l'évaporation latente. Ils sont donc bien heureux, même au physique, ceux à qui le ciel a fait don d'un esprit gai et toujours satisfait, ou qui, par la culture de leur moral, sont parvenus à l'acquérir. Ils possèdent en eux-mêmes le meilleur et le plus pur de tous les baumes de vie.

Modifications apportées à la méthode, suivant les constitutions, les tempéraments, les âges, les climats. — Les principes que nous venons d'exposer renferment le plan général et les règles principales qui doivent inspirer toute méthode rationnelle de prolonger la vie. Mais ici se passe ce qui se passe toujours à propos de toutes les généralisations médicales ou hygiéniques ; dans l'application, on doit tenir compte du cas particulier, et s'y conformer, en modifiant ces règles au besoin.

Les circonstances suivantes sont celles qui, dans la pratique, méritent d'être prises en considération :

1º La *constitution* variable des individus, au point de vue de sa structure organique. Plus la constitution du corps est sèche, dense et dure, moins il faut recourir à l'endurcissement méthodique ; plus, au contraire, elle tend au relâchement, plus il faut en faire usage.

2º Les divers *tempéraments* natifs, et, sous ce titre, je comprends également les degrés de l'excitabilité, et les rapports de celle-ci avec la force intellectuelle.

Plus l'individu est d'un tempérament flegmatique, plus il est permis de recourir aux excitants. Un degré d'irritation, qui produirait, chez un sujet sanguin, un effet trop puissant et de l'épuisement, n'exerce ici qu'une action bienfaisante ; l'action, alors, n'est que suffisante pour l'accomplissement de l'opération vitale ; elle devient un moyen de réparation.

De même le tempérament mélancolique a besoin aussi d'être excité, mais doucement, d'une manière intermittente et jamais trop violente.

Plus le tempérament sanguin domine, plus les excitants physiques ou moraux doivent être employés avec prudence.

Quand le tempérament devient tout à fait colérique, il faut redoubler d'attention, car la moindre excitation peut produire un gaspillage insensé de la force vitale et l'épuisement.

3º Les *époques de la vie*. L'enfant, l'adolescent possèdent bien plus de force vitale, d'excitabilité que l'homme fait, leur structure est plus souple, le mouvement d'échange de leurs éléments organiques est plus rapide. Ici il faut ménager l'excitation, car, même faible, elle provoque une énergique réaction ; le mieux est d'insister plutôt sur la réparation et sur la corroboration.

Dans un âge avancé, on peut, au contraire, recourir largement aux excitants. L'excitation, qui userait l'enfant, devient réparatrice pour le vieillard. Le lait est le vin de l'enfance, le vin est le lait des vieillards. En outre la vieillesse, produisant un grand desséchement des organes, s'oppose à ce qu'on l'augmente, en mettant en usage le deuxième principe de notre méthode, mais elle réclame surtout l'emploi des moyens propres à diminuer cette tendance, tels que les bouillons, les bonnes soupes, les bains tièdes, etc.

4° Enfin, les *climats*. Plus le climat est méridional, plus l'excitabilité est grande, plus l'état d'excitation habituelle est intense, plus le cours de la vie est rapide, et plus il se termine vite. Il faut donc, dans les pays méridionaux, bien prendre garde de ne pas hâter par des moyens d'excitation trop vive cet épuisement des forces. Au contraire, dans les pays du Nord, où une fraîche température soutient et concentre les forces, pareil danger n'est pas à craindre.

Ce qu'il faut éviter, ce qu'il faut faire. — Notre vie s'écoule, sans cesse entourée d'amis et d'ennemis; si elle reste avec ses amis, elle se prolonge, mais si elle préfère ses ennemis, elle raccourcit sa durée.

Il serait naturel que chaque individu préférât la première ligne de conduite à la deuxième ; mais, par malheur, ces ennemis de la vie ne sont pas tous connus, et ne se montrent pas tous à découvert ; au contraire, ils se cachent et se dissimulent; ils deviennent alors très difficiles à distinguer, d'autant plus qu'un certain nombre d'entre eux résident en nous-mêmes.

Le but suprême de l'art de la longévité doit donc être, avant tout, de distinguer ce qui peut nuire, ou ce qui peut être favorable à celle-ci, afin d'éviter l'un et de re-

chercher l'autre; ou, en d'autres termes, l'art de prolonger la vie peut donner lieu à deux études distinctes :
l'une qui a pour but de connaître tout ce qui peut nuire
à la vie et entraver son cours ; l'autre qui recherche tout
ce qui contribue à augmenter sa durée (1).

(1) « Nous nous sommes fait une vie courte ; nous ne l'avons pas
reçue telle. » (Senèque.)
« Tout le secret de l'art de prolonger la vie, c'est de ne pas l'a-
bréger. » (Feuchtersleben) (*).
(*) Feuchtersleben, *Hyg. de l'âme*, 3ᵉ édition. Paris, 1870, p. 241. (R.)

DEUXIÈME PARTIE

CAUSES QUI ABRÈGENT LA VIE

La vie peut être abrégée par tout ce qui : 1° diminue la somme de la force vitale, 2° enlève aux organes vitaux leur durée et leur efficacité, 3° exagère le travail de consommation vitale, 4° enfin s'oppose à la réparation.

C'est dans ces quatre catégories, que rentrent toutes les causes de raccourcissement de la vie.

Quelques-unes agissent lentement, successivement, souvent d'une manière latente; d'autres, au contraire, sont violentes et brusques, de sorte qu'on pourrait les nommer des *causes destructives de la vie :* telles sont certaines maladies et les causes de mort violente.

En général on redoute bien plus les dernières, parce qu'elles sont plus apparentes et effrayantes ; mais au fond elles sont bien moins nuisibles que ces causes qui agissent à la sourdine. En effet, se manifestant à découvert, on peut mieux se mettre en garde contre elles que contre celles dont l'influence destructive se glisse inaperçue, et qui chaque jour nous dérobent un peu de notre vie : vol dont nous ne nous apercevons pas, mais dont la somme peut à la fin devenir effroyablement grande.

Je dois aussi faire d'avance ici la triste remarque que, dans ces derniers temps, les ennemis de notre existence ont terriblement augmenté en nombre, et que l'exagération de notre luxe, de notre raffinement, que nos habitudes trop conventionnelles, en exaltant notre vie intensive, ont diminué nos chances de longévité. Bien des choses qu'on croit être des progrès et des perfectionnements exercent, sans qu'on s'en doute, une action funeste sur la vie ; il est donc nécessaire de redoubler de prudence et de précautions pour se mettre à l'abri du danger.

CHAPITRE PREMIER

AIR VICIÉ

Air impur. — Agglomération trop dense des habitants dans les villes.

Air impur. — Une des plus puissantes causes qui contribuent à raccourcir la vie est l'agglomération des hommes dans les grandes villes.

Il est effrayant de voir, dans les tables de mortalité, combien, dans ces conditions, les cas de décès sont plus fréquents. A Vienne, Paris, Londres, Amsterdam, il meurt un homme sur 20 ou sur 23, tandis que, dans les campagnes environnantes, il n'en succombe qu'un sur 30 ou 40 (1). J.-J. Rousseau a bien raison de dire :

(1) La mortalité a beaucoup diminué, en ces derniers temps, dans les campagnes et dans les villes, mais c'est dans celles-ci que la diminution a été le plus sensible, parce que, là, les ordonnances sanitaires les soins de propreté, l'amélioration des habitations sont mieux mises en œuvre que dans les campagnes, où l'indifférence, le manque de soin et de secours médicaux continuent à exister.

Par contre, il est certains quartiers, dans les grandes villes, qui sont particulièrement insalubres. La mortalité, d'après Sussmilch. est de 1 sur 40 dans les villages, 1 sur 32 dans les petites villes, 1 sur 28 dans les grandes villes et 1 sur 24 dans les très grandes villes.

En Angleterre, on a trouvé que la mortalité des districts ruraux était à celle des villes comme 100 à 144, et la vie moyenne de ces deux ordres de localités serait comme 55 à 38, ce qui donne en faveur des campagnes une différence de 17 ans.

En général, on admet que la mortalité est maintenant dans les grandes villes de 1 sur 38, et de 1 sur 57 dans la campagne.

Mais, en dehors d'autres influences qu'elles peuvent exercer, les

« L'homme est de tous les animaux celui qui est le moins fait pour vivre en société. Son haleine est mortelle pour ses frères. » C'est là une vérité non seulement au propre, mais encore au figuré.

L'humidité, ou, comme on le dit vulgairement, l'épaisseur de l'air, n'est pas la seule chose qui le rend nuisible, mais c'est surtout l'acide carbonique (1) expiré, c'est son mélange avec une foule de matières animales, qui proviennent de l'agglomération d'un si grand nombre d'hommes. L'air inspiré peut tout au plus servir quatre fois, et l'homme convertit alors cet admirable instrument de conservation en un poison mortel.

Maintenant qu'on pense ce que doit être l'atmosphère d'une de ces immenses cités : il est impossible qu'un de ceux qui habitent dans leurs parties centrales y res-

grandes villes se distinguent par leur plus grande productivité, qualité qui nuit tant à la longévité dans une population. Dans les villes, il y a une naissance sur 26 habitants, et dans les campagnes, une sur 36 ou 40. (S.)

On dit que les paysans vivent plus longtemps que les citadins. Au premier abord cette opinion paraît fondée, mais, en l'examinant de plus près, on ne tarde pas à se détromper ; du reste les relevés comparatifs prouvent qu'il n'y a aucune différence. Le citadin a, il est vrai, contre lui des influences pernicieuses à la conservation et à la prolongation de la vie, mais le peuple des campagnes les compense par d'autres non moins pernicieuses : il néglige les préceptes de l'hygiène, qu'il ne connaît souvent pas, il s'excède de travail par nécessité ou avarice, il habite des maisons obscures, humides, pleines d'exhalaisons malsaines, il fait succéder dans ses poumons à l'air pur et vif de la journée, l'air vicié de la nuit. Voyez un curieux travail de M. Starck (*) sur le même sujet et un autre de M. le D. G. Lagneau (**). (R.)

(1) Des savants ont analysé comparativement l'air de Paris et de Montmorency, et trouvé à Paris quelques millièmes d'acide carbonique de plus. Mais en Auvergne, dans le Vivarais, ainsi qu'aux environs de Carlsbad, l'acide carbonique s'échappe d'une foule de fissures du sol, et l'air de ces contrées est aussi vivifiant, les habitants sont aussi robustes que dans la Suisse ou dans le Jura. (R.)

(*) Stark, *De la mortalité dans les villes et les campagnes*, trad. par J. B. Fontsagrives (*Ann. d'Hyg.*, 1870, tome XXXIV).
(**) Lagneau. *Paris. Remarques démographiques sur l'habitat urbain.* (*Ann. d'Hyg.*, 1893, t. XXX, p. 485.)

pire une gorgée d'air qui n'ait pas déjà pénétré dans les poumons d'un de ses semblables. De là résulte une intoxication progressive et latente, qui doit nécessairement contribuer, d'une manière générale, à raccourcir la vie (1).

Ajoutez à cela une vie luxurieuse, des mœurs dissolues, le renversement des habitudes naturelles : la nuit devenue le jour, et le jour la nuit, les deux extrêmes réunis ; l'opulence et la misère la plus profonde : voilà ce qu'on découvre dans les villes, et ce qui fait qu'on ne trouvera pas exagérée l'expression dont nous nous sommes servis, et qu'on comprendra comment, avec l'augmentation et l'accumulation de la foule, la mortalité augmente aussi énormément.

Agglomération trop dense des habitants dans les villes. — En examinant quelle est la mortalité dans les principales villes de l'Europe, on voit qu'il est possible d'établir certaines différences entre elles, et que la mortalité, cela prouve la grande influence de l'air, y est d'autant plus grande que la surface réservée à chaque individu est plus petite, et que l'espace, où chacun doit puiser son air respirable, est plus étroit. Ainsi donc la mortalité ne croît pas en raison de directe de l'accroissement de la population, mais en raison de cet accroissement et de la diminution de l'espace, qui est réservé à celle-ci. C'est pourquoi une ville peu peuplée peut présenter une mortalité plus considérable que celle d'une autre ville, où les habitants sont plus nombreux, si la superficie de la première est moins grande, par rapport au nombre d'habitants qui l'occupent, que celle de la seconde.

Que celui qui le peut évite donc d'aller habiter les grandes villes à population trop dense ; ce sont des tombes toutes grandes ouvertes devant l'humanité, et cela

(1) Voy. Du Mesnil, *l'Habitation du Pauvre*. Paris, 1890. (R.)

non seulement au physique, mais encore au moral.

Qu'on s'écarte donc des cités où les hommes se pressent accumulés sur des espaces resserrés (1), et habitent plutôt les uns sur les autres qu'à côté les uns des autres où les rues sont étroites, les places publiques rares, les culs-de-sacs nombreux, les maisons hautes (2), et où la police ne veille pas au bon état des rues.

(1) Les rues larges, aérées, dirigées du nord au sud, sont préférables à toutes les autres. Les façades des maisons sont éclairées et réchauffées par les rayons du soleil, qui a le temps de sécher complètement le pavé ; les vents secs du nord balayent librement la rue dans toute sa longueur ; voilà pour l'hiver ; en été, les appartements ne s'échauffent pas toute la journée, les maisons, du côté droit, quand on regarde le midi, reçoivent les rayons du soleil levant ; celles du côté gauche, ceux du soleil couchant ; les vents frais du nord rafraîchissent l'atmosphère de la rue ; or, ce sont eux qui règnent par les beaux temps continus de l'été. En recommandant les rues orientées dans le sens du méridien, nous ne prétendons pas condamner toutes celles qui sont dirigées de l'est à l'ouest : dans le climat froid et pluvieux de Paris, le côté tourné vers le midi a de grands avantages principalement pendant l'hiver, mais en été les appartements bas et trop peu spacieux s'échauffent trop pendant le jour. Une des meilleures dispositions est celle où plusieurs pièces sont exposées au midi, et une ou deux tournées vers le nord. (R.)

(2) La grandeur d'un appartement est un point essentiel à considérer. N'était la difficulté d'y entretenir une température convenable, nous conseillerions sans hésiter ces vastes salles, dont se composaient les appartements de nos pères, et qu'on retrouve encore dans toutes les grandes habitations de l'Italie

A Paris, il s'est opéré sous ce point de vue deux changements qui tendent à s'annuler réciproquement. Ainsi, tandis qu'on élargit les rues, on rétrécit sans cesse les appartements qui, dans toutes les maisons nouvellement construites, sont réduits à leurs limites les plus étroites. Evidemment chacune des pièces ne contient pas le volume d'oxygène nécessaire au nombre de personnes qui l'habitent. L'air n'y circule pas ; on y respire une chaleur étouffante dès qu'on les chauffe et que plusieurs personnes s'y trouvent réunies, ou bien on y ressent ce sentiment de froid que l'on éprouve toujours dans les lieux où le soleil ne pénètre pas. En général, une pièce où l'on couche, ou bien où l'on séjourne habituellement, doit avoir 5 mètres de longueur et de largeur sur 3 à 4 mètres de hauteur. Les fenêtres auront 2 mètres de haut sur 1 mètre 20 c. de large.

L'espèce des matériaux dont les habitations sont construites a une grande importance au point de vue hygiénique. Dans les pays chauds, on préfère les édifices en pierre ; mais dans le Nord, et même en France, le bois serait préférable. Il a le grand avantage d'être mauvais conducteur de la chaleur. En hiver, une maison de bois

Dans les villes moyennes, où souvent les rues sont étroites, il vaut mieux chercher une demeure dans les quartiers excentriques, et, d'ailleurs, il sera toujours nécessaire de se soustraire tous les jours, pendant une demi-heure ou une heure, à l'atmosphère de la ville, afin de pouvoir, pendant ce temps, respirer un air pur.

Nous nous occuperons encore de ce sujet à propos des empoisonnements (1).

CHAPITRE II

ÉDUCATION TROP DÉLICATE

Excès de soin. — Excès d'excitation. — Amollissement physique et moral.

Excès de soin. — Il n'est aucun moyen plus sûr de

chauffée intérieurement conserve sa chaleur, et ne laisse pas pénétrer le froid extérieur. En été, la chaleur du dehors se transmet difficilement à l'intérieur, et, en empêchant le soleil d'entrer dans les appartements, on y conserve toujours une agréable fraîcheur.

La pierre, la chaux et le plâtre ont plusieurs inconvénients hygiéniques, dont voici les principaux. Bonne conductrice de la chaleur, la pierre laisse pénétrer le froid extérieur, à moins qu'elle n'ait une grande épaisseur, et elle s'échauffe fortement aux dépens de la chaleur des foyers; c'est autant d'enlevé à l'air dont vous voulez élever la température. En hiver, lorsque l'air est humide et que le temps s'adoucit brusquement, la pierre refroidissant les couches d'air, qui sont en contact avec elle, se couvre d'une rosée humide, qui persiste tant que l'air ne redevient pas sec. La chaux et le plâtre ont une partie de ces inconvénients; en outre, comme ils ont été appliqués à l'état de pâte humide, ils sont très longs à sécher.

On craint, en général, « d'essuyer les plâtres d'un appartement, » et cette crainte n'est pas puérile : coucher dans une chambre, dont les murs ne sont pas complètement secs, c'est s'exposer, d'une manière presque inévitable, à contracter des douleurs rhumatismales qui souvent persistent en reparaissant, de temps en temps, pendant toute la vie.

Jadis les planchers des appartements étaient dallés en briques, partout maintenant on leur substitue le bois; c'est un progrès. Les carreaux refroidissent les pieds, et contribuent ainsi, d'une manière indirecte, à porter le sang vers la tête. (R.)

(1) Voy. *Troisième partie.*

préparer à un individu une courte vie, que de lui donner
une éducation trop délicate et trop efféminée, alors
qu'au commencement de sa carrière il est encore dans
cette période de développement qu'on peut considérer
comme la continuation de sa génération (1). Ainsi, on
le préserve de l'air, pour peu que celui-ci soit un peu
vif ; on l'enterre, pendant une année entière, sous
l'édredon et à côté des bouteilles d'eau chaude ; on le
couvre comme un petit poussin ; en même temps, on ne
perd pas une occasion de le bourrer de nourriture, et de
surexciter son activité vitale, à l'aide du café, du chocolat, du vin, des épices et autres aliments, qui, pour un
enfant, ne sont pas autre chose que du poison.

Excès d'excitation. — Par une pareille conduite, la
consommation vitale est tellement accélérée dès le principe, la vie intensive tellement exaltée prématurément,
les organes sont rendus si faibles, si délicats, si impressionnables, qu'on peut assurer qu'au bout de deux ans
d'un pareil traitement un nouveau né, destiné à vivre
60 ans, verrait sa capacité vitale réduite de moitié, et
même, de plus encore; sans compter les accidents et les
maladies, qui viennent aussi augmenter les chances de
mort. Le développement de nos organes et de nos forces
n'est hâté par rien, plus que par un tel mode d'éducation. Une maturité rapide amène toujours une rapide
destruction (2). Là doit être la cause de l'effrayante
mortalité des enfants.

Mais les hommes, en général, n'admettent jamais
les causes qui sont à leur portée, et vont plutôt cher-

---

(1) Voyez Donné, *Conseils aux mères sur la manière d'élever les
enfants*. 8ᵉ édition. Paris, 1894. — Bouchut, *Hygiène de la première
enfance*. 8ᵉ édition. Paris, 1885.

(2) Un des exemples les plus remarquables de cette précocité de
la nature est celui de Louis II, roi de Hongrie. Ce prince vint au
monde avant terme. Il fut couronné à l'âge de 2 ans ; à 14 ans, il
avait de la barbe, à 15, il se maria; à 18. il avait les cheveux gris ;
il fut tué dans sa vingtième année, à Mohacz. (H.)

cher celles qui sont les plus mystérieuses et les plus contre nature; car ils trouvent ainsi un moyen de se tranquilliser et de ne point agir.

En résumé, le manque d'air pur, la malpropreté, et l'excès d'irritation, dû à un régime trop échauffant et à une nourriture trop lourde et trop excitante, sont non seulement une cause de mort actuelle pour les enfants, mais encore contribuent à rendre plus précaires leurs chances de longévité. Ce n'est pas ordinairement par le défaut, c'est par le trop, que, la plupart du temps, on nuit à l'enfance; rarement les enfants uniques, idolâtrés, et sursoignés deviennent très vieux; au contraire, la gêne, une éducation simple et dure sont des conditions excellentes pour jeter, pendant l'enfance, les bases d'une vie durable, et c'est là où elles ont été supportées qu'on trouve des faits d'extrême longévité.

Amollissement physique et moral. — Il y a, dans notre mode d'éducation, un autre vice qui agit d'une façon très nuisible sur la durée de notre vie, c'est la *mollesse* au moral et au physique. Sous ce nom, je comprends le soin qu'on prend d'écarter tout ce qui peut fatiguer, heurter, blesser, tout ce qui rend nécessaire de faire effort, afin de surmonter un obstacle ou d'échapper à un désagrément. On crée ainsi des natures mollasses; car, sans exercice, il n'y a point de vigueur. Du reste, je m'occuperai de ce sujet avec plus de détails, quand je traiterai de l'instruction nécessaire pour prolonger une existence rationnelle (1).

____

(1) Voy. *Troisième partie.*

CHAPITRE III

EXCÈS DANS LE BOIRE ET LE MANGER

Intempérance. — Cuisine trop recherchée. — Boissons spiritueuses.

Intempérance. — La première des erreurs de régime propres à abréger la vie, c'est l'intempérance. Trop manger et trop boire est triplement nuisible : on surmène ainsi les forces digestives et on les fatigue; on empêche la digestion de se faire convenablement, parce qu'en surchargeant l'estomac de trop de choses, celles-ci ne peuvent pas subir une élaboration suffisante, ce qui donne lieu à la production dans l'intestin de crudités et de sucs mal préparés; on augmente aussi, par l'intempérance, la quantité du sang, et par suite on accélère la circulation et le mouvement vital; en outre, on s'expose à de fréquentes indigestions, qui obligent à recourir souvent aux purgatifs, agents toujours débilitants.

Trop manger, c'est manger jusqu'à ce qu'on n'en puisse plus, on éprouve alors les symptômes suivants : l'estomac, gonflé, paraît lourd, il y a des bâillements, des éructations, de la tendance au sommeil, la tête est pesante. L'ancien précepte reste donc toujours vrai : quitter la table en ayant encore de l'appétit.

Cuisine trop recherchée. — Une cuisine trop recherchée a des effets analogues à l'intempérance. Je regrette d'être obligé de classer cette amie de notre bouche parmi les ennemis les plus déterminés de notre vie, et parmi les inventions les plus propres à l'abréger. Voici comment :

1º Le comble de l'art culinaire consiste à rendre chaque aliment attrayant et agréable au goût. Pour atteindre ce but, nos mets sont accommodés avec force substances échauffantes et excitantes, et l'alimentation, au

lieu de tendre à nourrir et à restaurer, n'a pour résultat
que d'augmenter la consommation intime, bien loin de
servir à la réparation. Après de semblables repas, on a
toujours une espèce de fièvre, et ceux qui s'y livrent
pourraient dire avec raison : *consumendo consumi-
mur*, en consommant, nous nous consommons.

2° Le pis est que, grâce à cette recherche culinaire,
on est entraîné à trop manger. Cet art perfide sait se
mettre en si bons termes avec notre gosier que les ob-
jections de l'estomac restent inutiles, et, pour que le
premier soit plus copieusement flatté par de nouvelles
friandises, on inflige à l'estomac une besogne double ou
triple de celle qu'il devrait faire. C'est en effet une faute
habituelle de ne pas distinguer l'appétit du gosier d'a-
vec celui de l'estomac, et de prendre, pour ce dernier,
ce qui n'est qu'un désir du gosier ; or cette erreur est
surtout favorisée par les raffinements culinaires, et c'est
ainsi qu'on finit par perdre la meilleure sauvegarde de
la santé : l'habitude de savoir quand on a assez mangé.

3° Une maxime fondamentale de cet art consiste à in-
venter de nouvelles créations et de nouveaux régals, en
accumulant les assaisonnements les moins naturels,
d'où il suit que certaines choses, fort innocentes par
elles-mêmes, acquièrent, par les combinaisons où on les
fait entrer, des propriétés nuisibles. Par exemple le doux
et le sur, pris séparément, sont inoffensifs ; réunis dans
le même mets, ils peuvent devenir malfaisants. Les
œufs, le lait, le beurre, pris à part, sont faciles à digérer ; mais mêlez-les ensemble, et faites-en une galette
bien grasse et bien épaisse, et vous obtiendrez un produit qui sera des plus difficiles à digérer.

On peut adopter pour principe : Plus un mets est
complexe, plus il est difficile à digérer, et, ce qui est
pire, plus les sucs que l'organisme en retirera seront
de mauvaise qualité.

4° Une grande victoire dont se vante l'art culinaire,

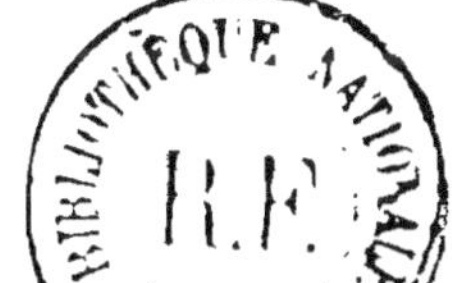

c'est de savoir préparer les sucs alimentaires, de manière à ce qu'ils soient absorbés sous leur forme la plus concentrée. C'est ainsi qu'il a ses consommés, ses jus, ses coulis. On est parvenu par la cuisson et la pression à concentrer la quintessence de plusieurs livres de viande de bœuf, de volailles et d'os à moelle, afin d'obtenir une soupe, ou une gelée, et on croirait alors avoir beaucoup fait, parce qu'on est ainsi arrivé à faire pénétrer rapidement dans le sang, tel extrait de viande, sans avoir donné aux dents la peine de mâcher, et à l'estomac la peine de travailler. Voilà, se dit-on, la vraie manière de se restaurer à grande vitesse; mais en cela l'erreur est profonde, et ce système est bien plutôt propre à se détruire, à grande vitesse.

On ne peut, sans dommage, enfreindre les lois de la nature. Ce n'est pas sans raison qu'elle a décidé que l'estomac ne doit recevoir qu'une certaine quantité d'aliments; plus, serait trop, eu égard aux besoins de l'organisme entier. Chaque individu ne peut admettre qu'une quantité déterminée de nourriture, et cette capacité est toujours proportionnée à la capacité de l'estomac. On cherche alors à tromper la nature; on tourne, pour ainsi dire, la difficulté, et on introduit dans le corps, comme par contrebande, trois ou quatre fois plus de nourriture qu'il ne peut en contenir. Comme conséquence, il se produit une pléthore constante de tous les vaisseaux, l'équilibre général est rompu, la santé altérée et la vie compromise.

Ce n'est pas non plus sans motif que la nature a décidé que les mets devaient être consommés dans un état de préparation fort simple. L'utilité de cette règle, c'est qu'ils doivent alors être triturés et arrosés de salive dans la bouche, puis, rester plus longtemps dans l'estomac, et par leurs qualités excitantes augmenter l'activité de cet organe, ce qui rend leur assimilation plus complète; c'est de là, en effet, que dépend notre vraie réparation ; car un aliment ne peut s'incorporer à nous et nous devenir véritablement utile que quand, grâce à la puissance de l'estomac, il est devenu plus homogène, plus semblable à notre substance. En négligeant cette règle, on introduit donc dans le corps des sucs qui, pour n'avoir pas été assez longtemps soumis au travail d'assimilation, ne peuvent produire une restauration efficace, mais agissent plutôt comme des éléments étrangers, comme des excitants, et produisent plutôt la consomption que la réparation.

Je crois donc qu'il est évident qu'un art, qui s'oppose à la réparation véritable, qui nous gorge de sucs âcres et indigestes, et augmente la consommation interne, loin de pouvoir être considéré comme un ami de la vie, doit être rangé parmi ses ennemis les plus déterminés. On pourrait croire qu'il a été inventé, pour extraire des plus beaux présents de la Divinité un poison subtil.

Boissons spiritueuses. — A la même catégorie d'agents propres à abréger la vie appartiennent les boissons spiritueuses, qui toutes agissent sur notre existence d'une manière funeste (1). C'est du feu liquide, qu'elles font boire à l'homme ; elles précipitent la consommation vitale d'une manière terrible, et transforment la vie en une sorte d'incendie. En outre, elles produisent l'âcreté du sang, les maladies de la peau, une vieillesse anticipée, la toux, les affections du poumon, l'hydropisie, le délire des ivrognes ou délirium tremens et, ce qui est pis encore, un effroyable abrutissement au physique et au moral, qui empêche les ivrognes fieffés de percevoir toute excitation de n'importe quelle espèce.

Il résulte de là que, quand ces malheureux deviennent malades, il est rare qu'ils puissent se sauver, parce que leur organisme, habitué aux excitants violents, n'est plus sensible à rien.

(1) Voy. Bergeret, *l'Alcoolisme.* Paris, 1889. (R.)

Il en est de même au moral ; leur âme est indifférente à l'honneur ou à la honte, à tout ce qui est grand, beau et bon ; elle ne s'intéresse qu'à l'eau-de-vie.

Je ne connais rien qui puisse développer chez l'homme le caractère plus complet d'une sombre brutalité et le dégrader plus profondément que l'abus habituel de l'alcool. D'autres vices permettent d'espérer encore une conversion, mais celui-ci corrompt d'outre en outre, précisément à cause de la disparition de la sensibilité, et ne laisse aucun espoir de salut.

Je voudrais croire que ces considérations attireront l'attention de l'autorité, et qu'elle cherchera à restreindre chez le peuple le goût toujours croissant des boissons alcooliques, au lieu de le favoriser, en tolérant, comme elle ne le fait que trop, la multiplication des cabarets et des distilleries. Un Etat où ce vice se généralise marche à sa perte ; car l'application, la vertu, l'humanité, la modération, le sens moral, qualités sans lesquelles aucun Etat ne peut prospérer, sont détruites par l'ivrognerie. L'histoire nous enseigne que, du moment où l'usage de l'eau-de-vie fut introduit parmi les peuplades sauvages, date le commencement de leur décadence et de leur ruine, et que ce funeste cadeau a plus contribué à les réduire sous le joug des Européens que la poudre et les canons (1).

(1) La meilleure preuve de ce que nous avançons nous est fournie par un discours adressé par le chef de tribus sauvages nord-américaines, au président des Etats-Unis : « Nous venons te demander des charrues et des outils, et un forgeron pour les raccommoder. Mais, Père, tout cela nous sera inutile, si le grand conseil des 16 feux (des 16 Etats-Unis) n'ordonne pas qu'aucun citoyen ne vendra à ses frères rouges ni eau-de-vie ni autre liqueur alcoolique. Père, l'importation de cette liqueur est interdite dans nos campagnes, mais elle ne l'est pas dans nos villes, où un grand nombre de nos chasseurs vont échanger contre ces boissons non seulement des fourrures, mais même leurs fusils et leurs tentes, après quoi, ils retournent complètement dépouillés dans leurs familles Père, tes enfants ne manquent pas d'activité, mais l'importation de ce détestable poison les rend pauvres et misérables. Tes enfants n'ont pas autant d'empire sur eux-mêmes que vous, vous en avez. Lorsque nos frères blancs

Il ne faut pas croire qu'on échappe au danger, en ne buvant que des liqueurs douces et faibles, ou en n'en prenant, chaque jour, que de petites quantités. Ces liqueurs, si flatteuses au goût, s'adressent surtout à la langue; dans l'estomac elles perdent la quantité de sucre qui voilait leur vrai caractère, et laissent paraître leurs propriétés incendiaires. Le peu qu'on en boit chaque jour produit cependant un certain effet, et ce qui est pire encore, on n'en reste pas là, et peu à peu on augmente la dose.

D'un autre côté, celui qui a contracté de semblables habitudes ne doit pas y renoncer brusquement ; mais lorsqu'on cherche à s'en déshabituer peu à peu, combien n'est-il pas facile de retourner aux anciennes doses! A ceux qui auraient cette tendance, voici ce que je recommande ; faire couler chaque jour 5, 8 ou 10 gouttes de cire à cacheter au fonds du verre dans lequel ils boivent l'eau-de-vie; de cette manière la quantité de liqueur diminue d'autant de gouttes chaque jour, et peu à peu, sans s'en apercevoir, ils arrivent au moment où le verre est plein de cire à cacheter, et où leur portion d'alcool est réduite à zéro.

CHAPITRE IV

TENSION EXAGÉRÉE DES FORCES INTELLECTUELLES

Les excès de la pensée ont des suites non moins graves que ceux du corps; les efforts intellectuels exagérés

pénétrèrent pour la première fois dans notre pays, nos ancêtres étaient heureux et nombreux, mais depuis que nous sommes entrés en relation avec le peuple à peau blanche, et depuis l'importation de ce poison malfaisant, notre nombre a diminué ainsi que notre bonheur. » (H.)

et la dissipation des forces vitales qu'ils nécessitent produisent sur la santé et la longévité les mêmes effets que la prodigalité des forces génératrices, par exemple : les troubles digestifs, la maussaderie, l'abattement, la faiblesse nerveuse, la consomption, une mort prématurée. Du reste, ici encore, tout dépend des qualités naturelles et des dispositions innées ; nécessairement celui qui est doué d'un esprit et d'une pensée plus puissants doit moins souffrir de ces efforts que celui dont la vigueur intellectuelle est moindre. Aussi ceux-là souffriront surtout, qui, n'ayant qu'une intelligence moyenne, lui assignent un but supérieur à ses forces ; en outre, le travail qui nous est imposé contre notre volonté et notre goût est aussi celui qui est le plus fatigant pour notre esprit, soumis alors à une tension forcée.

Mais, qu'est-ce qu'un *excès intellectuel ?* Cela est aussi difficile à préciser d'une manière générale que l'excès dans le boire et dans le manger, car cela dépend de l'étendue et des dispositions de l'intelligence ; or, celles-ci sont aussi variables que celles des forces digestives. Ainsi ce qui devient un véritable effort pour un individu peut n'en être pas un pour un autre individu mieux doué. Les circonstances qui accompagnent ces actes amènent aussi d'importantes différences (1).

Il y a excès :

1° Lorsqu'on néglige trop d'exercer son corps. Tout exercice inégal de nos forces est nuisible ; et, si celui qui s'adonne sans cesse au travail de la pensée, et néglige tout exercice corporel s'affaiblit beaucoup, celui qui, tout en se livrant aux mêmes occupations intellectuelles, prend de temps en temps un exercice corporel suffisant, est capable d'une somme de travail plus considérable, sans que sa santé en souffre (2).

(1) Voyez Réveillé-Parise, *Hygiène de l'esprit, Physiologie et Hygiène des hommes livrés aux travaux intellectuels.* Paris, 1880.
(2) Esope fut trouvé un jour au milieu des enfants et jouant avec

2º Lorsque l'attention se concentre pendant trop long-temps sur le même sujet. Nous trouvons ici la même règle qu'à propos des mouvements musculaires. Si l'on fait aller son bras toujours dans la même direction, au bout d'un quart d'heure il est plus lassé que si on l'avait employé pendant deux heures consécutives à des travaux variés. La même chose se passe pour l'intelligence. Rien ne la fatigue plus qu'une direction constamment uni-forme, et Boerhaave raconte qu'après avoir passé plu-sieurs jours et plusieurs nuits, l'esprit tendu vers le même sujet, il tomba dans un tel état d'affaissement et d'accablement qu'il resta quelque temps sans connais-sance, et comme à demi mort (1). Changer à propos ses sujets d'étude, telle est donc la première règle, pour pouvoir travailler de tête, sans nuire à sa santé, et même pour obtenir de son travail un résultat, en somme, plus considérable. Je connais plusieurs philosophes, et des mathématiciens, qui, bien qu'ayant atteint un âge avancé, vivent gaiement et agréablement ; mais ces hommes se sont depuis longtemps imposé pour loi ces alternatives d'études, et ont partagé leur temps entre leurs méditations abstraites, et la lecture de poètes aima-bles, de récits de voyage, de descriptions historiques ou concernant la nature.

eux ; un de ses amis le reconnut, et, plus soucieux que lui de l'opi-nion publique, lui adressa quelques reproches. Le grand fabuliste lui répondit en lui présentant un arc tendu : « Voyez, si on le tend davantage. la corde se brise... Eh bien, il en est ainsi des facultés de l'intelligence qui se brisent, comme la corde de cet arc, si, de temps en temps, on ne leur accorde quelque délassement. » (R.)

(1) Boerhaave consacrait ordinairement les matinées et les soirées à l'étude et aux méditations ; après avoir donné le reste de la jour-née aux occupations de sa profession et à la société de quelques amis, il cherchait à se délasser l'esprit par les plaisirs de la mu-sique, dont il était amateur passionné. « Quand il ne pouvait sortir, dit Fontenelle (*), il jouait de la guitare. » (R.)

(*) Fontenelle, *Eloge de Boerhaave* in *Œuvres complètes*. Paris. 1765, tome VI.

Enfin, il est bon de mêler les occupations d'une vie pratique aux spéculations de la pensée (1).

3° Quand on s'occupe de sujets trop abstraits et trop difficiles, par exemple de problèmes de mathématiques transcendantes et de métaphysique. Dans ce cas, l'objet des recherches amène des résultats différents. Plus cet objet est abstrait, plus il oblige l'homme à se séparer du monde physique, à isoler pour ainsi dire son esprit de son corps, ce qui est un des états le plus contre nature qu'on puisse imaginer, plus alors l'action débilitante et l'effort sont grands. Une demi-heure d'une abstraction semblable épuise bien plus qu'un jour entier consacré à un travail de traduction.

Du reste, ici, tout est encore relatif. Certains hommes sont doués dans ce sens, ils sont pourvus des forces et de la direction d'esprit que réclame ce genre de labeur,

1) Milton se délassait de ses travaux en faisant des armes.

J.-J. Rousseau s'occupait de botanique, et rendait ses longues promenades, en herborisant, aussi utiles qu'agréables.

Fontenelle réglait d'avance sa vie de chaque jour; il s'écartait rarement du plan tracé : les heures de ses repas, de son travail, de son sommeil, de ses récréations, de ses lectures, étaient arrêtées avec précision. Tour à tour mondain et solitaire, toujours maître de lui, toujours tranquille dans le tourbillon du monde, il avait imprimé aux phénomènes de son organisation un mouvement égal, tellement uniforme et régulier qu'il se perpétuait, sans varier, de jour en jour, d'année en année. Aussi sa mort survint-elle sans douleur, sans effort; le pendule avait cesser d'osciller.

Voltaire, qui naquit avec une santé frêle et un tempérament nerveux, s'étonnait d'exister, assurant qu'il avait passé sa vie à mourir; pendant sa longue existence, il se traça un régime hygiénique et y resta fidèle; selon son expression, il faisait son corps tous les matins, et il le faisait capable de résister aux fatigues d'un travail quelquefois opiniâtre. C'est pour s'en être écarté un seul jour d'hiver, où il avait été rendre visite à son ami d'Argental, que la mort le surprit à 80 ans.

Newton, Franklin, Saint-Pierre, Ducis, Buffon comptent au nombre des octogénaires, grâce aux soins scrupuleux qu'ils prenaient d'eux mêmes.

Kant, qui vécut près d'un siècle, suivait avec une rigoureuse exactitude le régime qu'il s'était tracé, et chaque soir, en se couchant, il se demandait avec satisfaction : « Y a-t-il un homme qui se porte mieux que moi? » (R.)

tandis que d'autres en sont privés, et ne peuvent y suppléer que par des efforts.

Il m'a toujours semblé singulier de voir que, lorsqu'on veut soulever un fardeau, on interroge d'abord ses forces, et l'on examine s'il n'est pas trop pesant pour elles, et qu'au contraire, quand il s'agit de l'esprit, on ne consulte pas sa puissance, avant d'entreprendre sa tâche, et qu'on la suppose toujours suffisante. Combien de gens ai-je vus malheureux, parce qu'ils avaient cru pouvoir sonder les profondeurs de la philosophie, alors que leur esprit était dépourvu de tout sens philosophique? Selon moi, il faut dans ces études une certaine disposition spéciale de l'organisation, et c'est à ces intelligences choisies, qu'il faut laisser le soin d'approfondir ces problèmes abstraits et de les développer ; quant à nous autres, contentons-nous d'agir, et de vivre en philosophes (1).

4° Il y a encore une sorte d'excès lorsque la forme de votre travail fait que vous produisez sans cesse, et ne recevez jamais. On peut diviser tous les travaux de l'esprit en deux classes : ceux qui créent, qui tirent d'eux-mêmes et produisent des idées nouvelles ; ceux qui perçoivent, ou sont passifs, qui reçoivent les idées des

____

(1) L'excès du travail intellectuel porte à la manie.

Swammerdam, par l'effet d'une application extrême à l'étude, devint taciturne, tomba ensuite dans une mélancolie si profonde qu'il brûla une grande partie de ses manuscrits.

Pétrarque devint épileptique par l'effet des travaux excessifs de l'esprit, et mourut de cette maladie.

Fracastor, La Bruyère, le poète Gesner, Daubenton, Spallanzani, Cabanis, Delille furent frappés d'apoplexie.

J.-J. Rousseau mourut d'une attaque d'apoplexie séreuse, due à une attention trop soutenue apportée dans ses longues méditations (*).

Augustin Thierry a perdu la vue à déchiffrer de vieux manuscrits et la paralysie, qui avait perclu ses membres, n'était due qu'à l'excès de travail dans les bibliothèques de Paris, pendant les saisons les plus rigoureuses. (R.)

(*) Il est vrai que ce n'est pas là un fait bien prouvé. Voy. F. Dubois (d'Amiens), *Recherches sur le genre de mort de J.-J. Rousseau* (*Bull. de l'Acad. de méd.* 1865-66, t. XXI, p. 594).

autres et en tirent le fruit ; comme par exemple lorsqu'on lit un livre ou qu'on écoute un professeur. Le premier de ces travaux est incomparablement plus fatigant et plus absorbant que l'autre, et l'on devrait toujours les faire alterner (1).

5° Quand on soumet de trop bonne heure l'esprit à des efforts intellectuels. Dans ce cas, un effort même léger devient nuisible. Avant la septième année, tout travail de tête est un état contre nature, et exerce une influence aussi nuisible que l'onanisme (2).

(1) Les exemples ne manquent pas : tout le monde connaît l'histoire de Pic de la Mirandole.

Voici un fait moins connu :

Malkin, enfant précoce, naquit en Angleterre. A l'âge de 6 ans et demi, il possédait sa langue et l'écrivait ; il expliquait tous les ouvrages de Cicéron et savait assez de géographie pour faire de mémoire et à la main des cartes remarquables par leur netteté et leur précision ; il dessinait avec goût ; il a même écrit un petit roman politique ayant pour objet la description d'une contrée imaginaire, à laquelle il a donné un gouvernement et des lois. Malkin est mort en 1802, à Hackney, âgé de 7 ans. Sa tête a été ouverte après sa mort et on a trouvé son cerveau beaucoup plus volumineux que celui des autres enfants de son âge.

« La nature, dit J.-J. Rousseau (*), veut que les enfants soient enfants avant que d'être hommes ; si nous pervertissons cet ordre, nous produirons des fruits précoces qui n'auront ni maturité, ni saveur et ne tarderont pas à se corrompre ; nous aurons de jeunes docteurs et de vieux enfants. L'enfance a des manières de voir, de penser, de sentir qui lui sont propres ; rien n'est moins sensé que de vouloir y substituer les nôtres ; et j'aimerais autant exiger qu'un enfant eût cinq pieds de haut à cinq ans, que du jugement à dix. »

Cependant on cite des exemples d'hommes qui ont montré les dispositions les plus précoces du côté de l'esprit et qui, néanmoins, ont vécu longtemps, malgré l'activité excessive du cerveau qu'un pareil développement des facultés intellectuelles exige.

Le Tasse, à 17 ans, avait composé le poème de *Renaud*, à 22 ans, la *Jérusalem délivrée*, et parvint à l'âge de 50 ans.

Claude Saumaise avait traduit Pindare à 10 ans et vécut jusqu'à 65 ans (**).

L'abbé de Rancé avait traduit Anacréon à 13 ans et vécut jusqu'à 74 ans.

La Grange-Chancel composa des vers à 8 ans, publia *Jugurtha*, une tragédie, à 14, et il mourut dans sa 82ᵉ année. (R.)

(*) J.-J. Rousseau, *Nouvelle Héloïse*, partie V, lettre 3.
(**) Gui Patin, *Lettres*. Nouv. édit., par Réveillé-Parise. Paris, t. I, p. 19.

6° Lorsqu'on étudie, *invita Minerva*, c'est-à-dire en traitant un sujet qui vous déplaît, et qui est sans charmes. Plus le travail auquel se livre l'esprit est agréable, moins l'effort auquel il est contraint est nuisible[1]. Aussi faut-il choisir le sujet de son étude avec tout le soin possible, et malheur à celui qui néglige cette précaution;

7° Lorsqu'on excite l'énergie intellectuelle à l'aide d'irritants artificiels, ou lorsqu'on l'exagère et prolonge son action. D'habitude on a recours au vin(2), au café ou au tabac, et, quoique l'emploi de ces agents soit loin d'être innocent, parce qu'il provoque un épuisement plus considérable, cependant, il faut avouer qu'à notre époque, où l'esprit doit travailler, non pas quand il en a envie, mais à un moment ou à des heures fixes, il est difficile de s'en passer complètement; on pourra donc, à l'occasion, prendre une tasse de café, ou fumer une pipe. Mais qu'on se mette en garde contre l'abus, car il exagérerait le dommage causé par l'effort intellectuel.

8° Lorsque, pendant le temps de la digestion, on se livre au travail de tête. Dans ce cas, le dommage est double, on se fatigue plus, car à ce moment le travail de la pensée est plus pénible, et on trouble en même temps l'importante opération de la digestion.

9° Quand on consacre à ces travaux le temps qui ap-

(1) Boerhaave (*) dit avoir vu des personnes qu'on avait forcées à s'adonner à des études qui leur déplaisaient, pour ainsi dire revivre aussitôt qu'elles pouvaient les laisser pour en cultiver d'autres, qui étaient de leur goût.

Zimmermann raconte avoir éprouvé lui-même toute la fatigue d'un travail d'esprit, fait avec dégoût, quand on voulut lui faire embrasser le barreau; une sueur froide lui coulait alors sur tous les membres. (R.)

(2) Démosthènes, Locke, Haller ont vécu de longues années sans faire habituellement usage du vin.

Newton n'en prenait que pour se fortifier, lorsqu'il se sentait épuisé par l'effet des travaux excessifs du cabinet, et quelquefois pour relever son courage abattu. (R.)

(*) Boerhaave, *Prælect. ad. Instit.* § 1056.

partient au sommeil. C'est là une des habitudes les plus pernicieuses à la vie, nous en reparlerons plus au long à propos du sommeil (1).

10° Lorsqu'on étudie dans des conditions physiques nuisibles; et de ces conditions il en est deux principales, qui contribuent plus aux suites fâcheuses des travaux de la pensée que la création de la pensée elle-même; ce sont l'attitude assise et courbée, puis l'atmosphère renfermée de la chambre d'étude (2).

On doit donc s'accoutumer à méditer en étant couché, en se tenant debout ou en marchant, ou en chevauchant sur un banc de bois; en outre, il faut ne pas rester toujours enfermé dans son cabinet, mais travailler à l'air libre, et on sera moins exposé aux maux dont souffrent ordinairement les savants.

Les anciens philosophes faisaient des efforts de pensée au moins aussi grands que les savants contemporains, et cependant ils n'étaient atteints ni d'hémorrhoïdes, ni d'hypochondrie. La cause, c'est qu'ils se livraient à leurs méditations pendant la promenade, ou bien couchés en plein air; c'est aussi qu'ils ne recouraient ni au café ni

---

(1) Leibnitz, Young, Byron et tant d'autres ont sacrifié trop souvent leurs nuits aux feux de l'inspiration, aux rêves de l'enthousiasme. Une santé délabrée est venue les avertir trop tard. (R.)

(2) Les hommes de lettres, qui travaillent de préférence la nuit, surtout lorsque la saison est humide, doivent renouveler l'air de leurs cabinets et les réchauffer. On tâchera d'habiter les quartiers les plus élevés et les plus propres de la ville. J.-J. Rousseau appelait Paris « une ville de boue et de fumée ».

Cervantès ne se livrait jamais au sommeil sans avoir été le soir faire une petite promenade; il espérait, par cet exercice salutaire, éclaircir ses idées, débarrasser son esprit des préoccupations d'une longue veille. Quand il y manquait, il était obsédé de rêves affreux, et il disait en plaisantant à ses amis intimes : « Maintenant que j'ai pris cette habitude, je ne rêve que dans la journée aux aventures de mon héros. »

Voltaire ne se couchait jamais sans avoir eu soin de renouveler l'air de sa chambre, et sans s'être garanti des courants atmosphériques. Il avait soin surtout de bien couvrir ses membres inférieurs, afin d'éviter les influences du froid humide de la nuit. (R.)

au tabac, et enfin qu'ils ne négligeaient pas la culture
ni l'exercice de leur corps.

CHAPITRE V

AFFECTIONS ET PASSIONS

Humeur chagrine. — Peur. — Peur de la mort. — Activité excessive. — Oisiveté. — Paresse de l'esprit. — Ennui.

Certaines dispositions de l'esprit, certaines habitudes
peuvent être rangées au premier rang des causes qui
contribuent à raccourcir la vie; elles sont pour celles-ci
de véritables ennemis et parmi elles on doit citer la *tristesse*, la *chagrin*, l'*humeur noire*, la *crainte*, l'*inquiétude*, la *pusillanimité* et surtout l'*envie* et la
jalousie.

Ces passions épuisent les forces vitales les plus délicates, troublent surtout la digestion et l'assimilation, affaiblissent l'énergie du cœur, et mettent ainsi obstacle au
travail de la réparation. Les premières d'entre elles, les
passions tristes, n'agissent, il est vrai, que d'une manière
négative. Au contraire, l'envie et la jalousie exercent une
action effectivement mortelle; non seulement elles ravis-
sent au corps ses forces vitales, mais encore, en irritant
sans cesse la bile, elles préparent ainsi un poison qui va
sans cesse s'insinuant partout, en exagérant les pertes
subies par l'individu; aussi est-ce à bon droit qu'on a
dit que l'envie se dévorait elle-même.

Humeur chagrine. — A côté de ces affections fâcheuses de l'âme, on doit placer aussi cette triste maladie
de l'esprit, à laquelle on a donné le nom d'*humeur chagrine*. Rien n'est plus propre qu'elle à flétrir la vie dans
sa fleur, à bannir toute jouissance et tout plaisir et à

convertir le cours charmant de la vie en un marais stagnant. Je conseille, à quiconque attache quelque prix à l'existence, de fuir cette humeur chagrine et de la combattre comme un poison mortel (1).

Peur. — La peur est une fâcheuse habitude prise par l'âme, car on peut, à volonté, la contracter ou s'en défaire.

Un Anglais, Walter, qui avait fait le tour du monde avec Adanson, s'entretenait un jour avec le jeune Berkenhout, et comme celui-ci prononçait le mot *peur*, Walter se récria avec violence, en disant : « Fi, fi donc, c'est une passion indigne et au-dessous de la dignité de l'homme. »

En effet, c'est une des plus basses passions, qui dégradent et ravalent autant l'homme que la passion contraire, le courage, l'exalte et le relève au-dessus de la nature humaine. La peur nous ravit la force, le jugement, l'intelligence, la décision, en un mot toutes les qualités de l'esprit, et un des premiers principes de l'éducation devrait être d'apprendre aux hommes à bannir toute peur. Or, par malheur, c'est d'habitude le contraire qui a lieu. Ainsi nous pouvons citer pour exemple la peur des orages et celle des revenants. Quiconque y est sujet peut bien renoncer au repos de la vie. La nuit, que la nature a rendue si sagement obscure, en la destinant au repos, de-

(1) Les personnes qui se laissent aller au découragement succombent sous le poids des traverses de cette vie, et ne doivent pas espérer d'avoir une longue existence (*).

Un auteur anglais cite un individu naturellement très gai, et chez lequel le moindre chagrin donnait à l'urine une odeur de violette très prononcée.

Les plaies, chez les personnes tristes et préoccupées, prennent un mauvais caractère, et les maladies une marche insidieuse.

Un chagrin violent peut même occasionner la mort. Ainsi, Vésale mourut de regret d'avoir ouvert un homme dont le cœur battait encore; Fernel, d'avoir perdu sa femme; Saint-Amand, Racine et Louvois, d'avoir encouru la disgrâce de Louis XIV. (R.)

(*) John Sinclair, p. 9.

vient pour ces peureux le signal des inquiétudes les plus pénibles. Tandis que chacun jouit d'un tranquille sommeil, ils tremblent et pâlissent au moindre bruit, couverts des sueurs de l'angoisse, ils sont déjà fatigués avant de se mettre au lit. Le temps si agréable du sommeil est pour eux une période d'anxiété et de crainte, et chaque beau jour leur donne l'appréhension d'un prochain orage, et devient par suite pour eux une occasion d'alarme.

Il est facile de conclure combien un état aussi continuel d'anxiété doit être pernicieux pour la durée de la vie. La peur est une lutte continuelle ; elle a pour effet de faire rétracter tous les petits vaisseaux ; la peau se refroidit, pâlit, et l'évaporation se suspend. Tout le sang afflue dans les gros vaisseaux, les battements du pouls s'arrêtent, le cœur se remplit outre mesure et ses mouvements s'embarrassent. De là, une perturbation considérable dans le travail de la circulation. La digestion est elle-même troublée, et il survient de la diarrhée. Les muscles se paralysent ; le poltron veut courir, il ne peut pas. Un tremblement général s'empare de son corps ; l'haleine est courte et suffocante, en un mot on voit paraître tous les phénomènes que produit d'habitude un poison insidieux et mortel, et les conséquences qui en résultent sont, au point de vue du raccourcissement de la vie, également fâcheuses (1).

Peur de la mort. — De toutes les peurs, aucune ne rend plus misérable que celle de la mort. Elle a pour cause quelque chose d'inévitable, et de constamment menaçant. Elle mêle à toutes les joies le tremblement

---

(1) Une émotion trop vive peut donner lieu à de graves lésions.

Van Swieten a observé une femme chez laquelle une vive frayeur occasionna une tumeur au sein, à laquelle elle succomba.

Van der Wiel a vu la même cause déterminer un écartement des os du crâne, chez la femme d'un jardinier du duc de Nassau.

La commotion morale peut même, lorsqu'elle est très violente, arrêter le jeu de fonctions animales. (R.)

et l'angoisse; à toutes choses elle met obstacle, parce que tout peut devenir une cause de mort; et, dans cette perpétuelle appréhension de perdre la vie, la vie se perd effectivement. Aucun de ceux qui ont peur de la mort n'atteint un âge avancé (1).

Aime la vie, et ne crains pas la mort ! Voilà la loi et les prophètes, la seule disposition mentale qui soit propre à vous faire vivre vieux et heureux. Celui, en effet, qui craint la mort peut renoncer à tout le bonheur de la vie. Aucune de ses jouissances n'est sans nuages, à toutes se mêle l'idée de la mort ; un homme est alors dans la position de celui qui se croit poursuivi, et sent sans cesse son ennemi derrière ses talons. Combien, malgré cela, sont pourtant nombreux les hommes qui ne peuvent se débarrasser de cette maladie mentale. C'est pour eux, que j'indiquerai ici quelques règles de conduite. Ces règles, je les recommande, parce que je les regarde comme des moyens pratiques et commodes contre la peur de la mort, et que l'expérience m'a prouvé leur efficacité.

D'abord, il faut se familiariser avec l'idée de la mort. A mes yeux, celui-là seul est heureux qui a contemplé assez souvent, sans pâlir, cet ennemi inévitable, pour qu'il lui soit devenu indifférent, par suite de cette longue habitude. Quelle erreur de croire qu'en écartant l'idée de la mort, on a trouvé le moyen de ne point la craindre! Au moment où on y est le moins préparé, au milieu de la joie la plus franche, l'idée de la mort viendra vous surprendre et vous effrayer, d'autant plus qu'elle vous est moins familière. A mon avis, celui-là seul est heureux qui peut, au milieu des plaisirs, songer à la mort sans

(1) La fermeté de l'âme et la sévérité de l'esprit prolongent au contraire l'existence en fortifiant le principe vital.

Les stoïciens, qui niaient que la douleur fût un mal, et qui professaient le mépris de la mort, passaient pour vivre longtemps. Zénon, chef de la secte, vécut presque cent ans. Cléanthe, Posidonius, Athénodore de Tarse, Caton, etc., moururent dans une extrême vieillesse. (R.)

être troublé. Rapportez-vous-en à ma propre expérience : le commerce habituel avec cet idée, et l'image adoucie qu'on finit par s'en faire, vous donnent pour elle une salutaire indifférence.

Voyez, par exemple, les soldats, les matelots et les mineurs. Où trouve-t-on des gens plus heureux et plus gais, plus disposés à jouir des plaisirs de la vie ? Pourquoi cela ? Parce que, sans cesse menacés par la mort, ils ont appris à la mépriser.

Quiconque n'a plus peur de la mort est libre, il est affranchi de tout ce qui pouvait l'enchaîner, le rendre inquiet ou malheureux. Son cœur s'emplit d'un grand et inébranlable courage, qui communique une énergie nouvelle aux forces vitales, et devient ainsi un obstacle puissant contre la mort.

> Celui qui peut contempler la mort face à face,
> Celui-là seul est un homme libre (1).

Cette habitude a en outre un autre avantage, elle est un excellent moyen pratique pour rester droit et vertueux. Dans les circonstances douteuses de la vie, alors que surgit la question où est le juste, où est l'injuste ? il n'y a qu'à penser au dernier moment de la vie et à se dire : Dans le cas où j'agirai de cette manière ou de cette autre, le regretterai-je au moment de quitter la vie ? Une jouissance, un plaisir, qui vous permet, en le goûtant, de penser tranquillement à la mort est toujours innocent. Est-on furieux ou mal disposé contre quelqu'un, ressent-on le désir de venger une injure, il suffit de penser à cette heure suprême et à ce qu'elle doit amener pour que toute idée de haine et de vengeance disparaisse. C'est que le point de vue auquel on se place alors fait rentrer dans l'ombre toutes ces considérations égoïstes et mesquines, qui, d'habitude, nous

(1) Schiller.

font agir ; chaque chose reprend son véritable aspect, ses proportions réelles ; le mirage cesse, et la vérité seule apparaît.

Bien des gens craignent bien moins d'être morts que de mourir (1). A ce propos, on se forge les idées les plus bizarres sur les angoisses du dernier moment, sur la séparation violente de l'âme et du corps, etc. Mais tout cela est sans fondements. Il est vrai qu'aucun homme vivant n'a éprouvé ce que c'est que la mort, et nous sortons de la vie sans en avoir conscience, de même que nous y entrons. Principe et fin se confondent ici de nouveau. La preuve de mon assertion c'est que, d'abord, l'homme ne peut percevoir aucune impression de la mort, car mourir n'est autre chose que perdre la force vitale, et celle-ci est l'intermédiaire, à l'aide duquel l'âme perçoit le corps. Par conséquent, à mesure que la force vitale disparaît, disparaît aussi la perceptibilité et la faculté de sentir, et nous ne pouvons pas per-

(1) « Je crois, à la vérité, que ce sont ces mines et appareils effroyables de quoi nous entourons la mort, qui nous font plus de peur qu'elle ; une toute autre forme de vivre ; les cris des femmes et des enfants ; la visitation de personnes estonnées et transies, l'assistance d'un nombre de valets pâles et esplorés, une chambre sans jour, des cierges allumez, notre chevet assiégé de médecins et de prêcheurs ; somme, tout horreur et tout effroy autour de nous ; nous voylà déjà ensepvelis et enterrés (*). »

Si la mort nous apparaît sous des traits effrayants, c'est surtout parce que nos préjugés et nos usages ont perverti à cet égard notre sensibilité. C'est en revêtant la mort d'un appareil lugubre que la civilisation en a fait un spectre hideux, et qu'elle a corrompu pour nous jusqu'au bienfait de mourir tranquille.

Ce qui prouve que la laideur de la mort est en grande partie factice, c'est qu'elle s'évanouit à mesure que nous approchons du fantôme et que nous nous familiarisons avec lui. Nous ressemblons aux enfants qui craignent leurs amis lorsqu'ils les voient masqués, mais qui les accueillent avec joie quand ils ont eu le courage de soulever l'appareil d'emprunt qui leur donnait une physionomie effrayante.

Ne suffit-il pas que la mort se présente parée d'oripeaux étincelants, à la face du ciel et au bruit de la musique, pour que le soldat non seulement ne la redoute plus, mais se précipite au-devant d'elle sur le champ de bataille ? (R.)

(*) Montaigne, *Essais*. Livre I, chap. XIX.

dre la vie sans, en même temps, ou même plus vite encore, perdre le sentiment de la vie. C'est du reste ce que l'expérience nous enseigne (1).

Tous ceux qui ont approché de la mort, et sont cependant revenus à la vie, affirment qu'ils n'ont pas senti la mort, mais qu'ils étaient plongés dans l'anéantissement et avaient perdu connaissance (2). Il ne faut pas se laisser tromper par les convulsions, le râle, l'apparente angoisse qu'on remarque chez beaucoup de mourants. Ces phénomènes sont pénibles pour le spectateur seul et non pour le moribond, qui ne sent plus rien. Il en est de cela comme des violentes convulsions d'un épileptique, qui n'indiquent nullement ce que ce malheureux éprouve à l'intérieur ; celui-ci ne se doute même pas de ce qui nous plonge dans une anxiété si grande (3).

(1) « Nous sommes tous morts, disait Joseph de Maistre; seulement le jour de nos funérailles n'est pas encore fixé. » Mille causes de dépérissement agissent, en effet, continuellement sur notre être matériel, et le conduisent peu à peu à sa dissolution. « La vie, disait Buffon, commence à s'éteindre longtemps avant qu'elle s'éteigne entièrement. »

Pourquoi donc tant redouter l'instant suprême, puisqu'il est préparé par une infinité d'autres instants du même ordre? La mort n'est-elle pas aussi naturelle que la vie? (R.)

(2) Un individu qui s'était pendu et qui fut rappelé à la vie racontait que, dès que l'anse de la corde se fut serrée, il était tombé dans un état d'inconscience qui ne lui laissait plus rien sentir. Il se rappelait seulement confusément qu'il avait vu des éclairs et entendu le son des cloches. — Voyez A. Tardieu, *Étude médico-légale sur la pendaison*. Paris, 1870.

(3) Le moment suprême est souvent accompagné d'une sensation de plaisir et de bien-être. Le principe de la vie goûte alors avec une certaine douceur « le repos qui le délivre des efforts qu'il devait faire pour continuer des sensations, devenues trop actives. »

Lucain disait que la vie serait insupportable à l'homme, si les dieux ne lui avaient caché le bonheur qu'on éprouve en mourant.

Sénèque rapporte que Tullius Marcellinus, sur le point d'expirer, éprouvait ce sentiment de volupté que produit la dissolution du corps vivant, lorsqu'elle se fait sans violence.

François Suarez disait, quelques minutes avant de rendre l'âme : « *Non putabam tam dulce, tam suave esse mori*. Je ne pensais pas qu'il fût si doux, si agréable de mourir. »

Le philosophe La Mettrie, qui à plusieurs reprises avait échappé

Il faut toujours se représenter la vie telle qu'elle est, c'est-à-dire comme un état intermédiaire, qui, par lui-même, n'est pas un but, mais est un moyen d'arriver au but. C'est ce que démontrent les innombrables imperfections dont elle est pleine, preuves évidentes que la vie doit être considérée comme une période de développement et de préparation, comme une phase de notre existence, qu'il nous faut traverser pour arriver à d'autres périodes de perfectionnement. Doit-elle donc nous effrayer beaucoup cette idée, qui nous montre dans la mort un passage de notre état de vie intermédiaire, de cette existence énigmatique, précaire, et jamais tout à fait satisfaisante, à un autre état ? Nous pouvons, tranquilles et sans peur, nous confier à l'Être supérieur qui, sans notre concours, nous a appelés sur ce théâtre, et attendre de lui l'accomplissement de notre destinée ultérieure. Celui qui s'endort sur le sein de son père ne doit pas s'inquiéter du moment du réveil (1).

Le souvenir de ceux qui nous ont précédés doit aussi rendre plus douce l'idée de la mort ; le souvenir des êtres chéris, qui vivaient et vivent encore dans notre cœur, et qui, de ces régions mystérieuses, nous envoient un salut amical.

Activité excessive. — Une disposition spéciale à

aux causes les plus imminentes de mort, analysait ainsi les sensations qu'il avait éprouvées dans ces moments suprêmes : « Il semble que la mort ne fasse que passer au cou des mourants un nœud coulant, qui, au lieu de serrer, agit plutôt par une espèce de puissance narcotique. La vie s'en va, peu à peu, avec une certaine nonchalance, et non sans quelque volupté. » (R.)

(1) Nous avons chaque jour, dans le sommeil, un avant-goût de la mort. Le sommeil et la mort sont jumeaux, disaient les poètes de l'antiquité.

Diogène, s'étant assoupi quelque temps avant de mourir, le médecin lui demanda s'il se trouvait plus mal. « Non, répondit-il, c'est le frère qui vient au-devant de la sœur. »

Pourquoi redouter la mort, quand chaque jour nous invoquons son frère comme un ami, une consolation ? Ne goûtons-nous pas avec délices, en nous laissant aller au sommeil, le moment où l'âme va se dégager pour quelques heures des liens de la réalité ? (R.)

notre temps nous dérobe certainement une bonne portion de nos jours ; il s'agit de cette malheureuse suractivité, qui s'est maintenant emparée d'une grande partie de l'humanité, de cet incessant désir, de ces incessants efforts vers de nouvelles entreprises, de nouveaux travaux, de nouveaux plans. L'esprit du temps est tel que la philosophie, les spéculations, les efforts pour réformer les hommes sont plus en honneur que jamais, et exercent une action de plus en plus puissante et étendue.

A cela s'ajoute le luxe, qui, par ses exigences multiples, rend sans cesse nécessaires de nouveaux efforts, de nouvelles entreprises.

Tout cela fait naître un état d'excitation incessante, qui finit par détruire tous les goûts de repos et de paix de l'esprit, ne laisse jamais l'homme arriver au degré de calme et de détachement nécessaire, pour qu'il puisse se refaire, et accélère ainsi, d'une manière effrayante, le travail de consommation vitale.

Oisiveté. — D'un autre côté, il faut avouer que la conduite opposée, c'est-à-dire, le repos constant de nos forces, peut nuire à la durée de la vie en engendrant l'inutilité des organes et une réparation imparfaite. La destinée incommutable de l'homme est de gagner son pain à la sueur de son front. L'expérience confirme également pour le physique cet aphorisme, qui dit que l'homme qui mange sans travailler ne s'en trouve pas bien. Lorsqu'un équilibre convenable n'existe pas entre la réparation et la consommation, il devient impossible que la santé persiste et qu'une longue vie puisse être atteinte.

Consultons l'expérience, et nous verrons qu'aucun être oisif n'est parvenu à un âge avancé, mais qu'au contraire les vieillards les plus fameux ont toujours mené une existence des plus actives (1).

(1) Quelques anciens philosophes proscrivaient toute activité physique, tout exercice corporel dans le but de prolonger l'exis-

Paresse de l'esprit. — Ce n'est pas seulement la paresse du corps, qui est nuisible, mais c'est encore celle de l'esprit.

Ennui. — Ceci me mène à parler d'une cause qui peut abréger la vie, et dont on ne soupçonnait peut-être pas l'action, car elle nous fait paraître le temps cruellement long, il s'agit de l'ennui (1). Si nous examinons attentivement les effets physiques de cet état de l'âme, nous voyons que cette disposition malheureuse n'est nullement indifférente à la santé de notre corps, mais exerce sur elle une action très importante.

Que remarquons-nous chez un homme en proie à l'ennui ? Il commence par bâiller, ce qui annonce un obstacle au passage du sang dans les poumons. Par suite l'énergie du cœur et des vaisseaux souffre et se ralentit. Dans le cas où le mal se prolonge, il en résulte des congestions et des stases du sang. Les organes de la digestion s'affaiblissent et deviennent paresseux, il se manifeste de l'affaissement, de la tristesse, des flatuosités et une disposition à l'hypochondrie. Et un mot, toutes les fonctions sont atteintes et troublées; aussi je crois être en droit d'affirmer qu'un état qui dérange les plus importantes fonctions du corps, et mine ses forces les plus importantes, est nuisible à la durée de la vie.

Au point de vue du physique, comme à celui du moral, l'ennui est un dangereux ennemi.

tence. A les entendre, l'exercice accroît la transpiration; la transpiration abrège la vie; pour vivre longtemps, il n'y a donc qu'à ne pas bouger. Flourens s'est moqué très agréablement de ces philosophes, de Cardan, qui voulait nous réduire à l'immobilité des plantes; de Bacon, qui conseillait les frictions huileuses pour empêcher la transpiration, et de Maupertuis, qui voulait qu'on se couvrît le corps de poix. (R.)

(1) Les vieillards, a dit un auteur, meurent plus souvent d'ennui que de maladie. On ne saurait croire combien l'oisiveté et l'ennui, qui est son fidèle compagnon, tuent de personnes âgées. Ces vers rongeurs font d'autant plus de ravage dans l'organisation que la vie a été jusqu'alors plus active et plus occupée. (R.)

Weicart nous a rapporté l'histoire d'un enfant, dont les parents, fort pauvres, étaient obligés de gagner leur pain par leur travail de chaque jour. A partir pour ainsi dire du jour de sa naissance, cet enfant fut voué à l'ennui. D'abord ses parents le laissaient seul, couché dans son berceau, où son temps se passait à contempler ses pieds et ses mains. Devenu plus grand, il restait constamment enfermé dans un poulailler, éclairé seulement par un trou, qui ne laissait pénétrer qu'une faible lumière. Qu'en résulta-t-il? c'est que cet enfant, devenu homme, resta dans un état voisin de l'idiotie; il était dépourvu d'intelligence et pouvait à peine s'exprimer.

Les effets de l'ennui sont même parfois plus terribles; lorsqu'il se joint à un tempérament mélancolique, il peut conduire au suicide. Un écrivain anglais, qui avait publié un livre sur le suicide, rencontra un jour un de ses compatriotes, qui présentait tous les signes extérieurs d'une profonde mélancolie. Où allez-vous, mon ami? demanda l'auteur. — A la Tamise pour me noyer. — Oh! je vous en prie, reprit l'autre, retournez cette fois-ci encore à la maison, et lisez-y mon ouvrage sur le suicide. — Dieu m'en préserve! je l'ai lu, et l'ennui qu'il m'a causé m'a confirmé dans ma résolution d'aller me noyer.

Maintenant y a-t-il au monde un moyen de chasser l'ennui? Telle est la question qu'on va me faire, l'ennui nous accompagne au bal, au théâtre, au café, à la promenade; nulle part, en un mot, on ne peut l'éviter. Cela est vrai, et toutes ces distractions ne peuvent vous en préserver. Il n'y a contre lui qu'un seul moyen, et j'avoue que ce n'est pas toujours le plus agréable, c'est d'exercer un état qui nous occupe régulièrement.

CHAPITRE VI

IMAGINATION

Exaltation de l'imagination. — Maladies imaginaires. —
Excessive sensibilité.

Exaltation de l'imagination. — L'imagination (1)
nous a été donnée pour augmenter la saveur de la vie,
mais, de même que les condiments ne peuvent remplacer nos aliments journaliers, de même la vie intellectuelle ne doit pas abuser de cette épice de l'esprit. Il est vrai que, grâce à elle, on augmente le sentiment de la vie, mais aussi on en accélère l'intensité, on
en augmente la déperdition, et, ainsi que le prouve l'état
de maigreur des gens à imagination incandescente, on
entrave le travail de réparation. En outre, le corps
est prédisposé à des ébranlements subits et violents,
qui peuvent mettre la vie en danger, car, lorsque l'i-
magination est trop tendue, la moindre étincelle peut
amener une formidable explosion. Quiconque désire vivre longtemps devra veiller à ce que cette faculté de
l'esprit ne prenne jamais par trop, chez lui, la haute
main, et n'y produise un état d'exaltation permanente ;
au lieu d'en abuser, qu'il l'utilise pour donner un nouvel éclat aux aspects charmants de la vie, pour rendre
plus piquants ceux qui sont fades et insipides, enfin
pour égayer ceux qui sont tristes.

L'imagination peut surtout devenir nuisible à la vie (2),

(1) L'imagination, cette folle du logis, comme l'appelait sainte
Thérèse, ce nœud, suivant l'expression de Herder, qui unit l'esprit
et le corps, domine le système nerveux, qui tient lui-même sous
sa dépense l'économie tout entière. (R.)

(2) En 1750, à Copenhague, quelques médecins, voulant éprouver
les effets de l'imagination sur le corps, obtinrent qu'un criminel,

quand elle prend certaines directions qui, par leurs effets secondaires, peuvent nuire doublement, comme par exemple, quand elle tombe dans ces errements si dangereux de la maladie imaginaire et de la sensiblerie.

Maladies imaginaires. — Les maladies imaginaires sont surtout le privilège des hypochondriaques et peuvent se produire chez des personnes qui ne sont pas médecins, alors qu'elles s'adonnent avec excès à la lecture de livres de médecine, d'où elles tirent des conséquences qu'elles appliquent, non pas à l'art médical, comme les médecins, mais au traitement de leur propre personne : conduite imprudente, vu leur science insuffisante, et qui suffirait pour faire proscrire ce genre de lectures. J'ai observé de remarquables exemples de cette sorte de travers. J'ai vu non seulement des gens qui, ayant un nez parfaitement droit, s'imaginaient l'avoir tordu ; dont le ventre était tout à fait plat et sain, et qui cependant étaient persuadés qu'ils étaient atteints d'hydropisie. J'ai connu une dame qui, si on l'interrogeait avec quelque persistance sur une souffrance locale quelconque, la ressentait immédiatement ; je lui demandais si elle avait la migraine, et aussitôt la migraine arrivait, si elle avait des crampes dans le

condamné à mourir par le supplice de la roue, périrait par un moyen plus doux, tel que l'hémorrhagie. On banda les yeux au condamné, et on le piqua aux bras et aux jambes, en simulant le bruit d'un écoulement de liquide. Bientôt le condamné fut pris de syncopes, de convulsions, et il mourut au bout de deux heures et demie. Il n'y avait pas eu de saignée ; de simples piqûres sans hémorrhagie avaient été faites aux membres, et de l'eau s'écoulant de quatre robinets simulait le bruit du sang tombant dans un vase. (H.)

Helwig raconte un fait où l'imagination, sans avoir exercé une action aussi funeste que dans le cas précédent, prouve du moins quel degré d'influence elle peut avoir sur certains viscères, notamment sur l'intestin. Un médecin ayant donné à un paysan une ordonnance par écrit pour le purger en lui disant : « Vous prendrez cela » ; le bonhomme rentré chez lui se mit au lit, avala le papier, fut purgé fortement, et revint, quelque temps après, dire au médecin que son remède l'avait guéri. (R.)

bras ou du hoquet, et aussitôt crampes et hoquet se produisaient (1).

Tulpius raconte l'histoire d'un homme, que la lecture d'une masse de livres de médecine et de chirurgie rendit fou.

Monro avait connu un individu, qui étudiait la médecine sous Boerhaave, et qui était devenu hypochondriaque. Toutes les fois qu'il avait assisté à une leçon de Boerhaave, il se figurait être atteint de la maladie décrite par le professeur (2). Il était ainsi devenu le commentaire vivant de la description pathologique, et, avant d'être arrivé à la moitié de ce cours de médecine si con-

(1) Un malade à qui on avait caché qu'il avait la petite vérole, parce qu'il redoutait beaucoup cette maladie, mourut sur-le-champ lorsqu'on lui annonça qu'il en était guéri.

On cite des cas nombreux d'individus qui sont devenus épileptiques à la suite d'un rêve effrayant.

Une lésion matérielle peut même s'opérer sous l'influence de l'imagination, dont la force motrice, disait Kant, est bien plus intime et bien plus pénétrante que toute force physique.

Burdach dit qu'on a vu une tache bleue sur le corps d'un homme qui avait reçu un coup en rêve.

Le docteur Marmisse, de Bordeaux, rapporte (*) qu'une dame ayant eu besoin d'être saignée, sa femme de chambre, qui lui était très attachée et qui la soignait assidûment, assista à cette petite opération. Elle en ressentit une émotion si profonde qu'au moment où le praticien enfonçait la lancette dans le bras de sa maîtresse elle éprouva au pli du coude le sentiment d'une piqûre, et vit peu de temps après apparaître une petite plaie en cet endroit.

Voici encore un fait analogue (**). Il s'agit également d'une domestique qui, voyant un chirurgien ouvrir un abcès du bras de sa maîtresse, ressentit elle-même une vive douleur dans cette partie du corps, qui, plus tard, devint rouge.

Ne serait-ce pas sous l'influence d'une méditation profonde et d'une foi ardente que se seraient produits chez certains personnages mystiques, saint François d'Assise, sainte Catherine de Sienne, etc., ces phénomènes étranges connus sous le nom de *stigmates*, qui représentaient, par exemple, les plaies de Notre-Seigneur crucifié ? (R.)

(2) Tous les états morbides décrits par le maître se manifestaient successivement : les fièvres et les inflammations pendant le semestre d'hiver, les névroses pendant le semestre d'été. (R.)

(*) Marmisse, *Union médicale.*
(**) *Ephemerides naturæ curiosorum.*

tagieux, il était tellement épuisé qu'il dut renoncer à
ce genre d'études.

On a aussi l'exemple d'un homme qui, un beau jour,
se figura qu'il était mort; dans cette idée, il se serait en
effet laissé mourir de faim, si un de ses amis, après
l'avoir assuré que lui-même aussi était mort, n'était parvenu à lui persuader que, dans l'autre monde, on avait
l'habitude de faire, chaque jour, un copieux repas.

Les inconvénients de cette tendance, à s'imaginer
qu'on est malade, ne sont pas seulement bornés à la
peur, à l'anxiété constante qu'elle fait naître; mais,
sans compter que bien souvent il en résulte de vraies
maladies, ces tendances hypochondriaques ont encore
pour conséquence de vous donner l'habitude de recourir continuellement à des médications inutiles et absur-
des, plus nuisibles à la santé du corps qu'une véritable
maladie.

Excessive sensibilité. — Non moins fâcheuse que
la maladie imaginaire est la perversion de l'imagination,
à laquelle nous avons donné le nom de *sensiblerie*,
d'*esprit romanesque*, de *fanatisme triste*. Éprouver
des malheurs réels, ou, grâce aux romans et à une sensiblerie exagérée, se figurer qu'on les a éprouvés, est
presque la même chose, car la dépression produite est la
même dans les deux cas. On pourrait même soutenir
que l'effet de ces malheurs imaginaires est encore le plus
nuisible, car l'imagination cause une impression qui
dépasse souvent en intensité celle due à la réalité.

Nous avons déjà vu combien la tristesse est contraire
aux mouvements et aux forces vitales; on comprendra
donc, facilement, quelle influence destructrice doit exercer une pareille disposition d'esprit, qui donne la mélancolie comme compagne constante à la vie, et ne
laisse goûter les joies les plus pures, que les larmes aux
yeux, et le cœur brisé. C'est la mort de toute gaieté, de
toute énergie. Une couple d'années passées avec de pa-

reils serrements de cœur doit diminuer certainement le temps que nous avons à vivre.

CHAPITRE VII

EXCÈS VÉNÉRIENS

Gaspillage des forces génératrices. — Onanisme physique. — Onanisme intellectuel.

Gaspillage des forces génératrices. — De toutes les causes propres à raccourcir la vie, je n'en connais aucune dont l'action soit plus destructive que les excès vénériens; on peut les considérer comme la quintessence de tout ce qui peut abréger la vie.

La première manière de rendre la vie moins longue, c'est de diminuer la force vitale. Mais qui peut produire plus énergiquement cette diminution que la déperdition exagérée d'une matière, contenant cette force à son état de plus grande concentration, renfermant l'étincelle première, source de la vie d'un nouvel être, et dans laquelle notre propre sang trouve une ressource si précieuse ?

La deuxième manière de raccourcir la vie, c'est de diminuer la solidité et l'élasticité normales des fibres et des organes. Or rien ne les rend aussi flasques, mous et chétifs que l'habitude des excès vénériens.

La troisième manière, c'est la consommation vitale trop rapide; eh bien ! celle-ci ne peut être accélérée par rien, autant que par un acte qui est le plus haut degré de l'activité vitale, de la vie intensive, et dont l'accomplissement devient, pour un grand nombre de créatures, le signal de la mort.

Enfin, la réparation en souffre considérablement, car la tranquillité qui lui est nécessaire et l'équilibre, résultant de la reconstitution des parties consommées, sont troublés, les organes sont trop souvent privés de la force dont ils ont besoin pour accomplir leurs fonctions, et enfin, et surtout, ces débauches exercent une action toute débilitante particulièrement sur l'estomac, la moelle et les poumons; elles tarissent ainsi, à leur source, les causes principales de notre réparation.

Ce n'est pas tout, le libertinage vous expose encore au danger de l'infection par un des poisons les plus effrayants qui puissent infecter l'homme, le *virus vénérien;* quiconque ne se contente pas des rapports conjugaux s'expose à cette sorte d'empoisonnement, qui peut, non seulement raccourcir notre vie, mais encore la remplir d'ennuis, de peines et de dégoûts (1).

Enfin, nous devons encore tenir compte de tous les inconvénients secondaires qui sont liés à cette sorte d'excès, et parmi lesquels nous voyons figurer en première ligne l'affaiblissement de la pensée. Il semble que ces deux appareils d'organes, celui de la pensée et celui de la procréation, soient intimement liés l'un à l'autre, et absorbent l'un et l'autre la partie la plus noble et la plus pure de la force vitale. Nous trouvons, par suite, que tous deux sont l'un par rapport à l'autre en position inverse et influent l'un sur l'autre d'une manière opposée. Plus nous forçons notre intelligence, moins notre force procréatrice est vivace, plus nous surexcitons notre force procréatrice et dépensons ses ressources, plus notre esprit perd de son énergie, de sa clairvoyance, de sa mémoire. Rien au monde ne peut corrompre aussi profondément et aussi irrémédiablement les plus beaux dons de l'esprit, que les excès vénériens.

On va peut-être me demander « mais qu'est-ce que le trop dans les plaisirs de l'amour? » A cela je réponds: quand on s'y livre trop tôt, c'est-à-dire avant 18 ans pour les

(1) Voy. p. 147.

femmes, et 20 ans pour les hommes (1); quand on en abuse, ce qu'on reconnaît lorsqu'ils sont suivis de lassitude, de dégoût, d'inappétence; lorsque, par des changements trop fréquents, ou par des excitants artificiels, tels qu'épices, boissons échauffantes, etc., on surexcite et on surmène les forces; lorsque ces efforts ont lieu après une grande fatigue corporelle, ou pendant le cours de la digestion; enfin, pour tout dire, en un mot, lorsqu'on se livre aux plaisirs de l'amour en dehors du mariage. Le mariage, en effet, qui s'oppose à l'excitation produite par le changement, et qui donne à l'acte physique un but plus élevé, peut seul aussi sanctifier physiquement cet acte, c'est-à dire le rendre innocent et salutaire.

Onanisme physique. — Ce que nous venons de dire s'applique également à l'*onanisme*. Car ici, ce qu'il y a de contre nature dans cet acte augmente la fatigue et la faiblesse qui en résulte; et c'est une preuve nouvelle de cette vérité, que la nature ne punit jamais rien, plus sévèrement, que les fautes commises contre elle. S'il y a des péchés mortels, ce sont sûrement les péchés contre la nature.

Ces libertinages, qui, en eux-mêmes, nous semblent complètement identiques, sont néanmoins différents dans leurs résultats, suivant qu'ils ont lieu d'une manière naturelle ou non; je crois devoir expliquer ici pourquoi l'onanisme est beaucoup plus nuisible, pour les deux sexes, que ne le sont les plaisirs naturels.

L'aspect que la nature donne à un tel vice est effroyable! C'est celui d'une rose fanée, d'un arbre desséché dans sa fleur, d'un cadavre ambulant. Tout feu, toute vie est éteinte par ce sombre vice, et il ne reste qu'affaissement, inactivité, pâleur mortelle, flétrissement du corps

____

(1) Voy. David Richard, *Histoire de la Génération.* 2° édition Paris, 1889.

abaissement de l'esprit. L'œil perd son éclat et sa force,
le globe oculaire s'enfonce, les traits du visage se tirent,
une pâleur jaune et plombée couvre le visage. Tout le
corps est en proie à une sensibilité exagérée, les forces
musculaires se perdent, le sommeil ne repose plus, chaque mouvement devient pénible, les pieds se refusent à
porter le corps, les mains tremblent, les membres sont
envahis par des douleurs, les organes des sens perdent
leur vigueur, la gaieté disparaît. La parole devient pénible et comme contrainte, l'ancienne vivacité de l'esprit
s'éteint. Des enfants doués d'intelligence et d'esprit
paraissent idiots ; l'intelligence perd le goût des pensées
nobles et bonnes ; l'imagination est complètement gâtée.
L'aspect seul d'un autre sexe fait naître des désirs licencieux, et le mal est rendu complet par de l'anxiété, du
repentir, de la honte, et par le désespoir de ne pouvoir
guérir.

La vie entière d'un homme adonné à ce vice est une
suite de secrets remords, d'accusations pénibles, faites
en secret contre sa faiblesse, d'abattement, d'irrésolu-
tions, de dégoût de la vie, et rien d'étonnant si des idées
de suicide finissent par l'assiéger ; aussi personne n'y
est-il exposé autant que lui. Le sentiment terrible de
cette mort vivante lui rend désirable la mort véritable.
Le gaspillage de ce qui est destiné à donner la vie excite
presque toujours le dégoût et la satiété de l'existence, et
devient la cause de ce suicide par dépit, par lassitude de
la vie qui est propre à notre temps. En outre, la digestion est détruite, il y a des flatuosités et des crampes
d'estomac, le sang se corrompt, la poitrine est grasse,
des ulcères, des éruptions couvrent la peau, le corps
entier dépérit et se dessèche, puis surviennent l'épilepsie,
la phtisie, les fièvres malignes, les syncopes, et enfin une
mort prématurée (1).

(1) Voy. Fournier, *l'Onanisme.* 5ᵉ édition. Paris, 1893.

Il faut donc, chez l'enfant, veiller à empêcher les habitudes honteuses, ou plutôt, à tâcher de retarder l'éveil du sens génésique. Dans cet éveil prématuré réside une des causes les plus sûres et les plus terribles qui puissent empoisonner et raccourcir la vie; aussi est-ce mon devoir d'indiquer comment on peut le combattre.

Ma conviction intime, c'est que ce vice, extrêmement fréquent, est un des soucis les plus graves de l'humanité, et que, toutes les fois qu'on en a contracté l'habitude, il devient très difficile de s'en défaire?

Il ne faut pas s'imaginer qu'on trouvera, dans certains médicaments ou traitements, des moyens de guérir, toujours employés trop tard, mais on doit se persuader que le but principal à atteindre, c'est de prévenir l'onanisme, et que tout le secret consiste à empêcher le développement prématuré, l'excitation de l'instinct génésique. A notre époque, c'est là une maladie dont l'humanité est atteinte, et l'onanisme en est une des premières conséquences.

Vers la septième ou la huitième année, apparaissent les premiers symptômes de cette excitation sensuelle, et souvent l'onanisme apparaît en même temps. Pour l'empêcher, il faut, dès la première enfance, se mettre sur la défensive, en prenant ses mesures, en ne négligeant rien, mais en dirigeant l'éducation entière dans ce but protecteur.

L'expérience m'a appris que les moyens suivants, s'ils sont appliqués avec soin, sont les meilleurs contre ce fléau de la jeunesse :

1º Il ne faut pas accoutumer les jeunes gens à une alimentation irritante, trop abondante et trop nutritive. Bien des gens ne pensent pas qu'en donnant à leurs enfants trop de viande, de vin, de café, il les disposent à contracter des habitudes d'onanisme. Il en est pourtant ainsi. Ces excitations prématurées hâtent, comme nous l'avons dit (1), leur développement. Ce qui est très nuisible, c'est de laisser manger, au repas du soir, de la viande, des œufs durs, des épices, ou des mets flatulents, comme les pommes de terre, surtout, si le repas est très rapproché du moment où on va se mettre au lit.

2° Nous recommanderons les lotions froides du matin, le séjour fréquent au grand air, les vêtements légers, particulièrement ceux qui recouvrent les organes de la génération. Des pantalons chauds et étroits ont souvent servi d'excitants au développement des mauvaises habitudes, et, dans la première jeunesse, mieux vaut peut-être habiller les enfants sans pantalon, avec une blouse tombante et ouverte par en bas.

3° Ne pas faire coucher les enfants sur la plume, mais sur des matelas; leur laisser prendre le soir de l'exercice, pour qu'ils aillent se coucher bien fatigués et les faire lever le matin de bonne heure, aussitôt qu'ils sont éveillés. Le temps passé le matin à paresser dans le lit, dans un état de demi-sommeil, bien chaudement couvert de son édredon, est une des tentations les plus fréquentes à l'onanisme, et doit par conséquent être prohibé.

4° Qu'on fasse, chaque jour, un exercice musculaire suffisant pour que les forces musculaires naturelles soient employées et consommées. En effet, quand un enfant est resté assis toute la journée, et a été maintenu tout ce temps dans un état de complète passivité, il n'est pas étonnant que ses forces, qui ont besoin de se manifester extérieurement, s'emploient dans cette direction contre nature : qu'on laisse un enfant, un jeune homme épuiser, en plein air, sa vigueur à courir, à sauter, etc., et je certifie qu'il ne lui viendra aucune idée d'onanisme. Celle-ci est le privilège de l'éducation sédentaire, des

____

(1) Voy. p. 94.

pensionnats et des écoles, où les récréations vous sont mesurées à la demi-heure.

5° Ne pas mettre en jeu ni trop tôt ni trop fortement les facultés intellectuelles et pensantes. Plus on raffine et plus on perfectionne ces facultés, plus l'ensemble du système nerveux devient impressionnable et sensible; il en est de même pour les organes de la génération.

6° Surtout qu'on évite tous discours, écrits et circonstances propres à faire naître ces idées, ou à appeler sur elles l'attention. Détourner l'esprit des enfants de cette direction le plus possible est une recommandation nécessaire, et il ne faut pas suivre cette méthode qui prétend faire comprendre aux enfants l'intérêt, l'utilité que présentent ces parties, en leur expliquant quel en est le but. Certes plus on attire là-dessus l'attention, plus on peut exciter prématurément l'excitation, car la concentration de l'attention sur un point agit tout aussi bien comme un excitant qu'une irritation externe; et, d'accord avec les anciens, je crois qu'il ne faut pas parler à un enfant âgé de moins de quatorze ans de rien qui concerne la génération. Là où la nature n'est pas encore munie d'organes aptes à une fonction, elle ne doit pas en avoir l'idée, car, sans cela, l'idée de l'organe peut en provoquer le développement prématuré.

7° S'abstenir également des pièces de théâtre, romans et poèmes propres à faire naître de pareilles sensations. Tout ce qui peut échauffer ou égarer l'imagination doit être évité. Par exemple la lecture de certains auteurs anciens et l'étude de la mythologie ont été préjudiciables à bien des jeunes gens. Aussi vaudrait-il mieux commencer ses études par les sciences naturelles : la botanique, l'histoire des animaux. Ces matières n'excitent aucune idée mauvaise, mais entretiennent le sentiment de la nature, qui en est le contre-poison (1).

(1) Voyez Huxley, *les Sciences naturelles et l'éducation*. Paris, 1891. (R.)

8° Qu'on surveille attentivement les bonnes d'enfants, les domestiques, pour qu'ils ne sèment pas le germe de ce genre de perversion morale, car souvent ces sortes de gens agissent ainsi, sans le vouloir. Je connais certains cas, où des enfants prirent l'habitude de l'onanisme, parce que leurs bonnes, quand ils criaient et ne voulaient pas s'endormir, ne trouvaient pas mieux, pour les calmer, que de les caresser, en certains endroits mal choisis.

Il ne faut pas non plus tolérer que plusieurs enfants couchent ensemble.

9° Si, malgré tout, cet instinct fatal s'éveille, il faut rechercher s'il n'y a pas plutôt là une maladie qu'une perversion, ce dont la plupart de ceux qui sont chargés d'élever les enfants ne s'inquiètent pas assez. Toutes les maladies qui causent de l'irritation dans le ventre, lorsqu'elles sont accompagnées d'excitation nerveuse, peuvent devenir cause de cette habitude funeste, ainsi que j'ai pu le constater par expérience. Parmi ces maladies, on peut citer les vers, la scrofule, la pléthore des vaisseaux abdominaux, consécutive soit à un régime trop échauffant, soit à la station assise trop prolongée. Il faudra donc, au moindre soupçon, écarter d'abord toutes les causes physiques, à l'aide d'un régime fortifiant chercher à modifier la sensibilité des nerfs, et, par une semblable conduite, on parviendra, sans autre secours, à refréner les tendances à l'onanisme, et à calmer l'excitation précoce de l'appareil générateur.

Onanisme intellectuel. — Il existe en outre une espèce d'onanisme, que j'appellerai *onanisme intellectuel*, qui est possible en dehors de toute impureté corporelle, et qui néanmoins exténue horriblement. Sous ce nom je comprends cette excitation et cette saturation de l'imagination par des images lubriques et voluptueuses, ainsi que la mauvaise direction donnée habituellement à cette faculté. Il peut y avoir là une vraie maladie morale; l'imagination complètement dépravée domine entièrement l'intelligence ; rien n'intéresse un pareil homme, que ce qui a trait à son idée dominante, mais tout ce qui y touche le met immédiatement dans un état d'exaltation ; son existence est une fièvre inflammatoire permanente, et cela l'affaiblit d'autant plus que la satisfaction ne suit pas le désir.

On constate surtout cet état chez les libertins, qui ont fini par se convertir à la chasteté, mais cherchent à s'indemniser par cette débauche de l'esprit, sans songer que ses suites ne sont guère moins nuisibles que celles de la débauche réelle; on le retrouve aussi dans le célibat religieux, où cet onanisme de l'esprit revêt le manteau d'une brûlante ferveur, et peut se dérober derrière les saintes extases; on le voit enfin chez les célibataires des deux sexes, qui, à l'aide de romans et de distractions de cette espèce, ont donné à leur imagination cette direction vicieuse, que souvent on dissimule en l'appelant du nom d'*impressionnabilité*, et qui fréquemment fait rage à l'intérieur, pendant que les dehors sont maintenus dans la discipline la plus sévère.

CHAPITRE VIII

MALADIES

Maladies nouvelles. — Morts violentes, maladies incurables. — Manie suicide. — Emploi inintelligent de la médecine.

Maladies nouvelles. — Lorsqu'on réfléchit combien un naturel des îles Australes se préoccupe peu de la maladie, et si on place à côté de cela la longue liste des maladies auxquelles un Européen est sujet, on les voit former des séries infinies, on s'effraie alors des résultats du luxe, de la corruption des mœurs, et d'une manière de vivre contraire à la nature. Un grand nombre, et même le plus grand, de toutes ces maladies est dû à notre faute, et c'est toujours par notre faute qu'il s'en produira de nouvelles. Certaines de ces maladies sont venues au monde, on ne sait trop comment, et elles étaient inconnues de l'antiquité. Ce sont en général les plus dangereuses et les plus opiniâtres, telles que la rougeole, la petite vérole, la syphilis. Ces maladies mêmes, nous contribuons encore, par notre faute, à leur existence, en ce sens que nous les laissons, tout à loisir, s'étendre et se répandre ; tandis que nous pourrions, si nous étions raisonnables, repousser ces ennemis de nos frontières, tout aussi bien qu'ils ont pu s'y introduire.

Morts violentes, maladies incurables. — La plupart des maladies agissent comme des causes de mort violente, comme de brusques obstacles mis au cours de la vie, par exemple le coup de sang, la syncope ; ou bien elles exercent sur la vie une action qui l'abrège, étant par elles-mêmes incurables ; ou bien, pouvant se guérir, elles laissent, dans ce cas, après elles de telles pertes de force vitale, et tant d'affaiblissement, tant de désordres dans les organes principaux, que l'individu, ainsi atteint, ne peut plus parvenir au but auquel il pouvait, auparavant, prétendre.

Manie suicide. — Il faut encore parmi les maladies mentionner cette abominable tendance à détruire sa propre existence, la *manie suicide.* Cette action contre nature, qu'une nécessité cruelle et une décision héroïque provoquaient seulement dans l'antiquité, est devenue une sorte de maladie, qui, à la fleur de l'âge, dans les circonstances les plus heureuses, peut pousser un homme à la résolution épouvantable et irrévocable de se détruire lui-même (1). Il y a maintenant une espèce d'hommes

---

(1) En 75 ans il mourut à Londres, par le suicide, deux fois plus de gens que par la pleurésie.

En France, les cas de suicide ont depuis la fin du dernier siècle été constamment en augmentant.

En comparant entre elles la France, la Prusse et l'Angleterre, on

chez lesquels le goût de la vie et de ses jouissances est tellement flétri, qui ont si bien perdu toute énergie et toute initiative, que rien ne leur paraît plus fade, plus monotone, plus insupportable que la vie. Ils finissent par se mettre en dehors de tout contact avec le monde environnant, et l'existence devenant pour eux un fardeau trop pesant, ils ne peuvent résister à la tentation de s'en débarrasser. Ces hommes sont presque toujours ceux-là mêmes qui, par un libertinage précoce, par un gaspillage prématuré de ces forces génératrices, lesquelles conservent du piquant à la vie, se sont épuisés, et ont appauvri leur puissance vitale. N'est-il pas naturel que de tels malheureux préfèrent la mort avec l'oubli, à la mort sans oubli, car telle serait pour eux la vie.

Emploi inintelligent de la médecine. — Le mal causé par toutes ces causes nuisibles à la vie est encore exagéré par la conduite mal raisonnée qu'on tient pour s'en préserver, et surtout par l'emploi inintelligent de la médecine.

Il faut ranger, parmi les manières de se conduire déraisonnables, le fait de laisser une cause de maladie continuer son action, alors qu'on sait qu'elle est nuisible ; par exemple, on a remarqué que le vin (1), des vêtements trop légers, les veilles nocturnes rendent malades, et néanmoins on n'y renonce pas ; il arrive aussi qu'on méconnaît une maladie, et qu'on refuse de la regarder comme telle, ce qui permet à une affection légère de se transformer en une maladie grave.

Il n'arrive que trop souvent que, par une médication irrationnelle, adoptée soit par ignorance, soit par suite

trouverait, d'après Farr, en Angleterre, un suicidé pour 15.900 habitants ; en France, la proportion serait de 1 pour 13.461, et en Prusse de 1 sur 8.081. Ce serait, par conséquent, en Angleterre où le nombre des suicides serait le moins considérable, eu égard à la population. (R.)

(1) Voyez Bergeret, *De l'abus des boissons alcooliques.* Paris, 1870. (R.)

d'un préjugé, on fait tout le contraire de ce qu'on devrait faire. Par exemple on force les malades à manger, quand ils n'ont pas d'appétit; on les laisse, pendant la fièvre, prendre de la bière, du vin, du café, du bouillon et autres agents excitants et nourrissants, qui redoublent le mouvement fébrile (1); dès qu'un malade se plaint de ce frisson qui accompagne la fièvre, on l'enterre sous des couvertures accumulées, on ferme hermétiquement portes et fenêtres et l'on chauffe le plus possible l'air de l'appartement; en outre, on ne maintient pas dans la chambre du malade une propreté suffisante, on n'y renouvelle point l'air, on ne prend pas assez soin de faire disparaître les excrétions et les évacuations. Cette conduite antihygiénique fait périr plus de malades que la maladie elle-même, et elle est la cause pour laquelle, dans les campagnes, il succombe tant d'hommes sains et vigoureux, pour laquelle les maladies y revêtent si facilement un caractère malin, pour laquelle, par exemple, les petites véroles y sont bien plus dangereuses en hiver qu'en été, car alors on ferme portes et fenêtres, et on maintient, à l'aide du poêle, une chaleur insensée dans la chambre, ce qui n'a pas lieu pendant l'été.

Enfin, parmi les causes nuisibles, il faut ranger l'usage inconsidéré de la médecine employée en dehors d'un médecin, sans principes; l'usage de ces niaiseries, telles que remèdes secrets et panacées.

Les causes de mort violente enlèvent encore une foule d'individus, et malheureusement ces causes de mort deviennent de plus en plus nombreuses. Non seulement le développement qu'a pris l'esprit d'entreprise, les fréquents voyages sur mer, l'extension du commerce ont rendu ces cas plus nombreux, mais, en outre, on a fait un certain nombre de découvertes, qui ont eu pour but

(1) Voy. Foussagrives, *Hygiène alimentaire des convalescents*, 3ᵉ édition. Paris, 1881. (R.)

et pour résultat de raccourcir la vie d'une manière sûre et rapide. L'art de tuer est devenu une science spéciale et très honorée.

CHAPITRE IX

POISONS ET VIRUS

Arsenic. — Plomb. — Mercure, antimoine, cuivre. — Poisons végétaux. — Poisons de l'air. — Virus contagieux. — Comment on se préserve de la contagion. — Description des Virus les plus fréquents. — Virus vénérien. — Virus de la variole et de la rougeole. — Virus galeux. — Virus des fièvres nerveuses et putrides. — Virus rabique. — De quelques autres virus à effets moins constants.

Sous le titre de *Poisons* et de *Virus* nous comprenons toutes les substances qui, même à faible dose, peuvent produire sur le corps humain des effets destructeurs ou du moins très pernicieux.

Le nombre de ces agents est très considérable dans la nature, et leur espèce est multiple; quelques-uns sont violents, d'autres insidieux, quelques-uns rapides, d'autres lents; les uns agissent à l'extérieur, les autres à l'intérieur; il en est qui sont visibles, d'autres échappent à la vue; tous doivent être rangés parmi les ennemis les plus dangereux de l'existence humaine.

Je regarde comme nécessaire, et comme faisant partie de l'instruction et de la culture intellectuelle indispensable aux hommes, que chacun soit en état de reconnaître et d'éviter ces divers poisons; sans cela on s'exposera, par ignorance et par imprudence, à une foule d'empoisonnements. La bête a son instinct, qui lui fait reconnaître et fuir ces substances dangereuses; au lieu de l'instinct, l'homme a la raison et l'expérience; malheureusement on est loin encore de recourir toujours à elles. Mon but, ici, est de vulgariser les connaissances générales nécessaires à chacun pour se garantir contre l'action de ces ennemis de la vie.

C'est un préjugé fort nuisible, qui ne fait considérer comme poison que ce qui pénètre en nous par la bouche. Nous pouvons être empoisonnés par toutes les parties ou surfaces intérieures et extérieures de notre corps en tant qu'elles sont munies de nerfs et de vaisseaux absorbants ; le poison peut donc pénétrer par la bouche et par l'estomac, par l'intestin, par la surface entière de la peau, par les cavités nasales, les oreilles, les organes sexuels, les poumons. La seule différence, c'est que l'effet peut être ici plus lent, là plus rapide à se produire, et que certains poisons agissent plus activement sur certaines parties que sur certaines autres.

Je diviserai tous les poisons en deux classes : les *poisons physiques* ou *proprement dits* (1), et les *poisons contagieux* ou *virus*. Ces derniers diffèrent des premiers en ce qu'ils naissent toujours dans un corps vivant, et ont la faculté de se reproduire dans l'individu pour se transmettre ensuite de nouveau.

Arsenic. — Parmi les poisons proprement dits, on doit avant tout connaître : l'*arsenic* et l'*orpiment*, appelé aussi *mort aux rats* ; c'est un des poisons les plus violents. Il tue aux doses les plus faibles (20 à 25 centigrammes), en faisant endurer les douleurs les plus cruelles, et en agissant rapidement. Il existe de nombreux cas d'empoisonnements par cette substance, empoisonnements qui, pour la plupart, étaient dus plutôt à l'inattention et à l'ignorance qu'à une intention préméditée. A mon avis, on ferait bien de bannir complètement ce poison effrayant de tout commerce.

En tout cas, on ne devrait pas souffrir qu'il fût vendu dans aucune épicerie, dans aucune boutique, où on dé-

(1) Voy. A. Tardieu, *Etude médico-légale et clinique sur l'empoisonnement.* 2ᵉ édition. Paris, 1875. (R.)

bite du sucre, du café et autres objets de consommation. Jusqu'à ce qu'il en soit ainsi, je tiens pour un devoir d'appeler l'attention sur quelques circonstances, qui rendent l'empoisonnement par l'arsenic très facile, qui y ont maintes fois donné lieu, et contre lesquelles il est bon de se mettre en garde.

Une de ces circonstances, c'est l'intention où l'on est d'empoisonner par l'arsenic les souris, les rats ou autres animaux nuisibles. Quand on réfléchit au nombre d'hommes qui ont été victimes de ce poison, alors qu'on le destinait à des rongeurs, on s'étonne qu'on n'ait pas renoncé à cette habitude. Il ne faut pas croire qu'en prenant toutes les précautions possibles on évitera ce danger ; la prudence la plus grande n'empêche pas les accidents. Il vaudrait mieux se servir de la noix vomique, poison moins à craindre pour l'homme, et tout aussi terrible pour les animaux.

Un autre procédé, moins connu, d'empoisonnement par l'arsenic est celui qui est dû aux *couleurs minérales* à base arsenicale. Les peintres de profession savent se mettre à l'abri du danger, mais les amateurs et les enfants doivent n'user de ces sortes de couleurs qu'avec précaution, ou, tout au moins, ne pas prendre la mauvaise habitude d'essuyer leur pinceau avec leur bouche.

Les jouets peints avec des couleurs arsenicales présentent la même espèce de danger ; l'usage de ces colorations devrait donc être interdit.

Les tapis, peint avec des couleurs arsenicales, telles par exemple que le vert de Schweinfurt, sont devenus souvent nuisibles par la poussière et les exhalaisons qui en sortent.

Plomb. — Un poison non moins violent, c'est le *plomb*. Il est peut-être encore plus à craindre que l'arsenic, en ce sens que son action est plus lente et plus insidieuse, qu'elle ne se trahit pas de suite par des phénomènes violents, et qu'on peut être déjà empoisonné avant de soupçonner qu'on a pris du poison.

Certains genres d'empoisonnements deviennent ainsi possibles, qui échappent à l'attention d'une grande partie du public, et sur lesquels il est bon d'insister.

Il arrive, par exemple, que chaque jour on avale, avec les aliments et les boissons, une certaine quantité de plomb, et, que, souvent, au bout de plusieurs années, on voie éclater avec violence les accidents incurables d'un empoisonnement saturnin. La cause ordinaire de cette sorte d'empoisonnement est l'usage de *vases en zinc*, allié avec le plomb, ou mal étamés ; c'est encore le *vin frelaté* avec du plomb.

Un autre mode d'empoisonnement, très fréquent, est celui qui est dû aux *fards* et aux *eaux de toilette*, contenant du plomb (1). En général, tous les fards sont nuisibles, mais surtout ceux de couleur blanche, car ils contiennent presque tous des sels de plomb, et ce métal, réduit en particules très fines, pénètre aussi bien à travers la peau qu'à travers l'estomac.

N'oublions pas non plus l'empoisonnement par les exhalaisons, qui s'échappent des murailles fraîchement peintes avec le *blanc de céruse* (2). Quand on habite trop tôt les appartements nouvellement peints, l'action du poison peut se porter surtout sur les poumons, et causer des suffocations et même des accès de fièvre hectique.

Les signes principaux de l'empoisonnement par le plomb sont les suivants : coliques douloureuses avec constipation opiniâtre, paralysie des bras et souvent des pieds, puis, mort par épuisement.

Mercure, antimoine, cuivre. — Le *mercure*, l'an-

---

(1) Voy. Piesse, *Histoire des Parfums et Hygiène de la toilette*. Paris, 1890, et *Chimie des parfums et fabrication des Savons*. Paris, 1890. (R.)

(2) Bouchut, *Mém. sur l'industrie et l'Hygiène de la peinture au blanc de zinc* (*Ann. d'Hyg.* 1852, tome XLVII, p. 5). (R.)

timoine et les *préparations de cuivre* (1) constituent de dangereux poisons, dont on doit se méfier, lorsque la cuisine est faite dans des vases de cuivre, et surtout si on laisse les aliments s'y refroidir.

Poisons végétaux. — Le règne végétal renferme une masse de poisons qui, les uns, tuent en stupéfiant, comme l'*opium*, la *belladone*, et les autres en produisant l'irritation, l'inflammation, la gangrène, comme le *garou*, l'*euphorbe*, etc.

Très souvent, dans ces cas, on pèche par ignorance. Il existe d'innombrables exemples où on a mangé en salade de la *ciguë*, au lieu de cerfeuil, comme légumes des *racines de jusquiame* au lieu de panais, des *champignons vénéneux* à la place de champignons comestibles, ou bien qu'on s'est régalé avec des baies de *belladone*, de *bois-gentil*, etc., ce qui est devenu la cause d'empoisonnements mortels. On devrait donc, dans les écoles, faire connaître à chaque élève les plantes vénéneuses qui croissent dans le pays (2).

Les plantes les plus dangereuses, qu'il est le plus utile de connaître pour se mettre en garde contre elles, sont : la *belladone*, la *ciguë*, la *jusquiame*, l'*aconit*, la *digitale*, la *morelle*, la *coque du levant*, le *garou*, plusieurs espèces de *renoncules*, la *laitue vireuse*, le *laurier-cerise*. Les *amandes amères* font partie de ces végétaux dangereux, elles contiennent de l'acide prussique, et leurs propriétés vénéneuses égalent celles du laurier-cerise.

Poisons de l'air. — L'air au milieu duquel nous vivons peut, lui aussi, recéler du poison, et devenir la cause de notre mort plus ou moins rapide (3).

---

(1) Arm. Gautier, *le Cuivre et le plomb dans l'alimentation et dans l'industrie.* Paris, 1890. (R.)

(2) Voy. L. Gautier, *les Champignons*. Paris, 1895. (R.)

(3) Voy. Grehant, *les Poisons de l'air.* Paris, 1890. — Brouardel, *l'Asphyxie.* 1896. (R.)

Une des causes de l'empoisonnement de l'air est notre propre respiration. Les créatures vivantes s'emparent, aux dépens de l'atmosphère ambiante, d'une certaine quantité d'air pur et vivifiant, et lui rendent en échange des gaz impurs et devenus impropres à la respiration. Qu'un certain nombre d'individus restent enfermés dans un local étroit, et bientôt l'air y deviendra mortel. Si l'appartement est plus grand et le nombre des individus moindre, l'air ne devient pas mortel, cela est vrai, mais cependant il peut devenir nuisible. Il faut donc éviter de fréquenter les lieux où les hommes s'accumulent en foule, surtout quand l'aération y est mal faite, et la hauteur des plafonds insuffisante. C'est ce qui existe ordinairement dans les théâtres (1).

Un des meilleurs signes de cet empoisonnement de l'air, c'est quand les lumières cessent de brûler en jetant une lueur vive, et même s'éteignent. L'air qui devient impropre à la combustion devient également impropre à la vie, car la vie et le feu ont besoin pour se maintenir des mêmes éléments aériens. Quiconque maintient sa maison ou sa chambre constamment close exerce sur lui-même un lent empoisonnement.

L'air peut encore devenir toxique, lorsqu'on maintient une grande quantité de lumières allumées dans une chambre close ; la même chose arrive, si on allume des charbons, et que, les laissant brûler dans une pièce dont l'air n'est pas renouvelé, on s'y endorme ; cette imprudence a été maintes fois une cause de mort (2).

Des plantes et des fleurs, renfermées pendant la nuit dans une pièce, y corrompent l'air, tandis que, placées

(1) Voy. A. Tripier, *Hygiène des Théâtres* (*Ann. d'Hyg.* 1858, 2ᵉ série, tome X, p. 67 ; 1859, tome XII, p. 107 ; 1864, 2ᵉ série, tome XXII, p. 5). (R.)

(2) Voy. Ferrand et Delpech, *Premiers secours en cas d'accidents et d'indispositions subites*. 4ᵉ édition. Paris, 1891. (R.)

en plein soleil, dans un espace ouvert, elles le purifient.

Le parfum des fleurs, lorsqu'il est très fort, et est concentré dans un espace clos, peut causer de graves accidents, la mort même. Ainsi ne doit-on laisser séjourner, dans la chambre où on dort jamais aucune plante à parfums pénétrant, telles que les orangers, les narcisses, les roses, etc.

Virus contagieux. — Une cause d'empoisonnement de l'atmosphère réside aussi dans les exhalaisons méphitiques.

Sur les poisons minéraux ou végétaux, dont nous venons de parler, on possède des renseignements suffisants, on les connaît et on les évite.

Il n'en est pas de même pour les virus contagieux, il faut les accepter comme des maux nécessaires et inévitables, qui ont acquis parmi nous le droit de cité. On ne les connaît pas en nature et comme poisons distincts, c'est par les maladies qu'ils font naître qu'on s'aperçoit de leur existence; on empoisonne et on est empoisonné, et cet échange effroyable se poursuit chaque jour, à chaque instant, sans qu'on se rende compte de ce qu'on fait.

Les poisons ordinaires sont, comme il est juste, soumis aux lois de la police; l'État veille sur leur emploi et limite leur commerce; celui qui, à dessein, s'en sert contre son semblable est traité en criminel (1).

Pour les virus contagieux, au contraire, aucune police ne s'en occupe, ils ne sont soumis à aucune loi sans crainte d'être troublés, ils vont exerçant leurs ravages, empoisonnant le mari et la femme, le fils et le père, et personne ne s'en inquiète.

Enfin les poisons ordinaires ne frappent que l'individu qui les reçoit, tandis que les principes contagieux possèdent cette vertu particulière, de se reproduire dans l'être vivant où ils ont été introduits, et de s'assurer

____

(1) Voy. Chapuis, *Précis de toxicologie.* 2ᵉ édition. Paris, 1889.

ainsi une existence infinie. Ils ne nuisent donc pas seulement à ceux qu'ils ont empoisonnés, mais ils les transforment en des sources de pestilence, qui versent le poison sur des contrées entières. Nombre d'hommes empoisonnés de cette manière, à leur insu, devinrent le point de départ d'une contagion qui, passant de l'un à l'autre, venait sévir souvent sur leurs meilleurs amis ; et cela, uniquement parce qu'ils ignoraient et l'espèce de cet empoisonnement et son mode de propagation.

Je regarde donc cette sorte de connaissance comme nécessaire, et attendu qu'elle fait défaut à la majorité du public, je saisis l'occasion d'en dire quelques mots.

On nomme *virus contagieux* ceux qui se produisent seulement dans les corps vivants et possèdent la propriété, lorsqu'ils ont été communiqués par un individu à un autre individu, de se reproduire dans ce dernier, et d'y faire naître la même maladie que portait le premier. Ces virus prennent aussi le nom de *principes contagieux* ou de *miasmes* (1).

Chaque espèce animale est affligée d'un de ces virus, qui lui est propre, et qui ne se communique pas aux autres espèces. C'est ainsi que l'espèce humaine a les siens, qui n'atteignent pas les autres animaux, par exemple le *virus vénérien*, le *virus variolique* ; les animaux à leur tour en ont qui leur sont spéciaux et ne se communiquent pas à l'homme, telle est la *peste bovine*. Un seul de ces virus, à ma connaissance, peut infecter, et l'homme et les animaux, c'est la *rage* ; la *morve* et le *charbon* peuvent aussi chez l'homme produire des accidents mortels. Le charbon notamment est la cause des pustules malignes.

Une différence remarquable, qui sépare les virus, c'est que plusieurs d'entre eux ne se reproduisent jamais que

(1) Voy. Brouardel, Gilbert et Girode, *Traité de médecine et de thérapeutique*. Tomes I et II, *Maladies microbiennes*. Paris, 1895-1896. (R.)

par une contagion extérieure ; tels sont les virus vénérien,
varioleux, rubéolique, celui de la peste et de la dartre ;
d'autres, au contraire, naissent en dehors de toute contagion, et par l'effet seul de changements survenus dans
l'économie animale, par exemple : la gangrène, la phtisie, etc.

On s'est demandé bien souvent d'où provenaient ces
poisons ? A cette question il est difficile de répondre. Cependant l'analogie nous permet d'admettre qu'ils ont pris
naissance dans le corps humain, par suite d'une con-
currence de circonstances intérieures et extérieures tellement extraordinaires que des siècles peuvent s'écouler
avant que pareil fait se renouvelle.

Une autre conséquence, c'est que ces poisons, pour
continuer d'exister, doivent se reproduire continuellement dans un corps humain, ils peuvent donc un jour
disparaître, si, grâce au hasard, ou à des précautions
convenables ayant été prises, le moyen de se multiplier
leur est enlevé. Cette pensée est vraiment consolante,
elle peut avoir pour résultat de faire disparaître de certains pays les fléaux contagieux, et la possibilité de sa
réalisation nous est démontrée par ce fait que certains
de ces virus, autrefois fréquents parmi nous, sont devenus beaucoup plus rares, par suite des mesures prises
par les nations civilisées; c'est ce qui est arrivé par
exemple pour la peste et la lèpre.

Malheureusement, la crainte de voir, sous l'influence
de causes à nous inconnues, éclater de nouveaux fléaux
est aussi rationnelle que l'espérance de les voir disparaître.

Pour que ces virus agissent sur nous, il ne suffit pas,
comme pour les autres poisons, qu'il y ait pénétration de
l'extérieur, il faut encore que le corps soit dans un certain
état de prédisposition à les recevoir. C'est ainsi que s'explique ce phénomène que, sur une quantité d'individus
soumis à leur action, plusieurs ne sont que légèrement

atteints, d'autres le sont très fortement, d'autres enfin
restent indemnes ; de là vient encore que la plupart de
ces virus ne peuvent nous infecter qu'une seule fois ;
car cette première infection donne pour l'avenir une immunité contre tout empoisonnement nouveau ; on sait
qu'il en est ainsi pour la petite vérole et la rougeole (1).

La contagion, en apparence, peut s'opérer de diverses
manières, mais tous ces procédés peuvent être ramenés à
une règle unique : pour que le virus se propage, il faut nécessairement qu'il y ait eu avec lui un contact immédiat.
Ce contact immédiat peut avoir lieu soit par l'intermédiaire de la personne du malade, soit par celui d'un
corps quelconque imprégné du virus ; par exemple les
déjections, les vêtements, les meubles, etc.

Un petit nombre de ces virus ont la propriété de se
répandre dans l'air ; tels sont les virus varioleux, rubéolique, putride, mais ces virus n'agissent que dans le
voisinage du malade, et l'atmosphère, avoisinant celui-
ci, est seule infectieuse. Dans le cas où un air pur et nouveau vient se mêler à cet air empesté, il arrive, ce qui
a lieu pour tout poison dissous, par exemple pour le sublimé corrosif en solution dans l'eau, la solution finit
par perdre ses propriétés vénéneuses, et de là vient que
le virus ne peut être propagé au loin par l'air.

Mon dessein serait surtout de mettre le public non
médical en état d'éviter ces maladies, ou tout au moins,
comme il convient à des gens de cœur, de ne pas les
communiquer à d'autres. Dans ce but, je donnerai
d'abord quelques règles générales, destinées à apprendre comment on peut se mettre à l'abri de la contagion,
puis je décrirai ceux des virus contagieux qui sont le
plus fréquents parmi nous, afin d'aider à les reconnaître
et à les éviter.

____

(1) Il y a d'assez nombreuses exceptions à cette règle.

Comment on se préserve de la contagion. — Les meilleurs moyens, à l'aide desquels l'homme peut arriver à se préserver d'une contagion quelconque, sont les suivants :

1° *Observer une propreté minutieuse*, car c'est par la surface cutanée, que la plupart de ces poisons nous sont transmis, et, dans certains cas, on a vu des empoisonnements confirmés être arrêtés par des soins de propreté, avant d'avoir pu contaminer profondément l'économie. Ces soins de propreté sont des lavages fréquents, des bains, le rincement de la bouche, le nettoyage de la tête, le changement de linge, d'habits, de draps de lits.

2° *Veiller à la pureté de l'air* dans l'appartement, le renouveler fréquemment.

3° *Faire assidûment un exercice corporel* suffisant. C'est le moyen de maintenir l'évaporation cutanée et la vitalité de la peau ; or, plus celle-ci est active, moins on a à craindre de contagion extérieure.

4° *S'entretenir en gaieté et en bonne humeur*. Cette disposition d'esprit est très favorable à l'accomplissement des fonctions qui s'opposent le mieux à la contagion : l'abondante évaporation cutanée et l'afflux du sang à la superficie. Cette méthode est surtout bonne, alors que règnent les fièvres putrides, et on peut y ajouter avec profit un bon verre de vin.

5° *Éviter tout contact trop intime* avec des gens dont on ne connaît pas bien l'état de santé, surtout qu'on ne touche pas les parties de leurs corps privées d'épiderme, ou n'étant recouvertes que d'une pellicule très mince ; par exemple, les plaies, les lèvres, les mamelons, les parties génitales, en un mot, toutes les parties où l'absorption se fait le plus rapidement. La même recommandation s'applique aux objets qui ont servi à d'autres individus, tels que les verres à boire, les chemises, les pantalons, les gants, les pipes, etc.

6° *Ne pas sortir à jeun*, quand des maladies contagieuses règnent dans une contrée, parce que, dans cet état, on est plus imprégnable. Il faut alors manger quelque chose avant de sortir, ou bien, si on y est habitué, fumer une pipe de tabac.

Description des Virus les plus fréquents. — Examinons maintenant les virus contagieux.

1. **Virus vénérien.** — Quel triste sort que celui de l'époque où ce poison fut connu pour la première fois, et commença à se propager ; et quelle triste impression frappe l'esprit du philanthrope, qui contemple les ravages et les progrès de ce fléau ! Quels sont les maux causés à l'humanité par les autres poisons contagieux, en comparaison de ceux qu'inflige le poison vénérien ? A lui seul, il infecte les sources mêmes de la vie, rend amer le doux plaisir de l'amour, et agit jusque sur les générations à venir. Se glissant au milieu du calme bonheur domestique, il sépare l'enfant de ses parents, l'époux de l'épouse, et rompt les liens les plus sacrés de la société humaine.

Ajoutez à cela que c'est le plus insidieux de tous les virus, et que sa présence ne se trahit pas toujours par des accidents violents et qui attirent l'attention. On peut être complètement infecté et l'ignorer encore, ce qui a pour déplorable conséquence qu'on laisse le mal pénétrer profondément, avant de recourir aux remèdes nécessaires, et, de plus, qu'on communique son mal à d'autres, sans le savoir ni le vouloir. En outre, il arrive souvent qu'on ne peut parvenir à savoir si l'on est bien guéri ou non, et toute la vie se passe dans cette cruelle incertitude.

Maintenant, supposons le mal arrivé à son plus haut degré de développement, quels ravages atroces n'exerce-t-il pas alors sur le corps humain ! Les plus affreux ulcères recouvrent le corps, les os sont rongés, des organes entiers disparaissent, les os du nez et du larynx sont détruits, et le malheureux patient reste difforme et sans voix ; les douleurs les plus vives sont ressenties dans les os et torturent les malades ; elles éclatent surtout la nuit, et changent le moment du repos en une torture indicible.

En un mot, la syphilis réunit en elle tout ce qui peut rendre un poison pénible, répugnant, attristant et formidable, et pourtant nous le traitons légèrement, nous lui donnons le nom poli et plaisant de *maladie galante*, nous plaisantons à son sujet, comme pour un rhume de cerveau, et nous hésitons toujours à employer contre lui les moyens appropriés. Personne ne pense à mettre obstacle aux progrès incessants de cette peste insidieuse, et le cœur me saigne, quand je vois le peuple des campagnes, naguère si robuste et si sain, qui gardait le germe destiné à conserver l'humanité saine et bien portante, commencer à être atteint, par suite du contact avec les habitants des villes. Je suis atterré, quand je vois des villes où, il y a 60 ans, la syphilis était une rareté, et où maintenant elle est devenue générale, et d'autres cités, où il est constaté que les trois quarts des habitants sont vénériens. Je perds courage, quand, pensant à l'avenir et songeant à la propagation impunie de ce fléau, je suis obligé de conclure que les familles les plus honorables finiront par être infectées elles-mêmes, par les gens de service; lorsque j'évoque les tristes exemples dont j'ai été trop fréquemment le témoin, d'hommes rangés, honorables, aux mœurs pures, qui, sans le savoir, et sans débauche, ont été infectés de ce poison; lorsque je vois l'asile de l'innocence pouvoir être ainsi souillé à son insu (1).

(1) Parmi mille faits, qu'il me soit permis d'en choisir un qui montre comment un léger accident, jugé digne de peu d'attention, peut devenir la cause de maux infinis.

Un individu habitant un village, situé loin de toutes villes, et où la syphilis était inconnue, y avait vécu, jusque-là tranquille, en compagnie de sa femme et de ses quatre enfants, en cultivant son petit domaine.

Un jour, il fut obligé d'aller jusqu'à la ville prochaine pour vendre le produit de ses champs. Son voyage fut heureux, et il fit un bon marché; joyeux de ce succès, il se laissa aller à boire un verre de

Il est grand temps de mettre obstacle à ce fléau envahissant, et je ne vois d'autre moyen que de recommander à tous, surtout aux classes élevées, des mœurs moins relâchées, de réclamer une bonne police sanitaire, d'éclairer le peuple sur la nature et les dangers de ce virus, et surtout de propager les moyens de le reconnaître et de l'éviter. Nous laissons à l'autorité le soin de satisfaire à la première de ces tâches (1); quant à nous, nous tâcherons de remplir la seconde, et de donner sur ce point des renseignements suffisants.

D'abord quels sont les symptômes de l'infection?

Lorsqu'on a, depuis peu, été en contact avec une personne ou un objet imprégné de virus syphilitique, surtout lorsque ce contact a eu lieu par des parties du corps

vin de trop, et, un peu gris, céda aux sollicitations d'une fille de mauvaise vie, qui lui inocula le poison.

Ne se doutant de rien, il retourne chez lui et communique son mal à sa femme et à ses enfants; ces braves gens n'y connaissent rien, ils ne prennent aucun remède et, au bout de peu de temps, cette famille, naguère si florissante, est devenue un objet d'horreur. Le bruit s'en répand, et tout le monde dans le village les fuit. En maints endroits des environs cette maladie est regardée et traitée comme la peste. On porte plainte près des autorités, et celles-ci se croient obligées de faire traiter ces malheureuses gens. On les met entre les mains du chirurgien de la localité, qui n'entend rien à leur maladie. Pendant une année presque entière, ces pauvres malades sont condamnés à la salivation, aux purgations, aux transpirations continuelles, et cependant ils ne sont pas guéris. Leurs affaires s'en ressentent: ne pouvant se livrer à leurs travaux et obligés de payer les frais de leur traitement, bien supérieurs à leurs moyens, ils sont forcés par la justice de vendre leur maison et leur petit bien. Le père désespéré succombe, la mère reste alors seule, elle mendie avec ses quatre enfants estropiés. Personne ne s'intéresse à eux.

Après avoir passé huit ans dans cet état déplorable, elle vint à Iéna et entra à l'hôpital, demandant secours contre ce mal épouvantable, qui n'était pas encore détruit, et lui causait la nuit d'affreuses douleurs dans les os.

Oh! vous qui plaisantez avec ce fléau contagieux, et qui vous riez de le recevoir ou de le communiquer, écoutez cette histoire! Un seul instant peut produire de pareils résultats! Et voilà ce que c'est que les maladies galantes, quand on y regarde de près! (H.)

(1) Voy. Reuss. *la Prostitution.* Paris, 1889. — Barthélemy. *Syphilis et santé publique.* Paris, 1890. — Richard, *Prostitution.* Paris, 1890.

recouvertes d'un épiderme ténu, ou même dépourvues d'épiderme; lorsque plus ou moins longtemps après, ordinairement dans le cours de 4 semaines, au lieu contaminé, on remarque un ou plusieurs des accidents suivants : petits ulcères, qui ont un aspect lardacé et ne veulent pas guérir, ou bien des excroissances et de petites végétations ou inflammations, ou bien un écoulement muqueux, ou des tuméfactions, douleurs et indurations des glandes avoisinantes; lorsque de tels symptômes apparaissent, l'empoisonnement est confirmé; quoiqu'il ne soit encore que local, il n'en est pas moins nécessaire de se mettre entre les mains d'un médecin expérimenté, et non d'un charlatan, afin que le mal soit arrêté, avant de passer dans la masse du sang et de rendre l'empoisonnement général. Mais lorsque les glandes éloignées se tuméfient, que des éruptions d'aspects divers, ou des ulcères, ou des excroissances charnues apparaissent, surtout lorsque la gorge et le voile du palais deviennent douloureux, que les yeux s'enflamment, que des taches rouges, croûteuses, dartreuses, se montrent sur le front, alors on a la preuve que l'économie tout entière est envahie par le poison.

Les précautions à prendre pour se préserver de l'infection vénérienne se réduisent aux suivantes :

1° Éviter tous rapports trop intimes avec une femme dont on ne serait pas sûr au point de vue de la santé. Maintenant on doit avouer qu'il est certaines périodes de la maladie vénérienne, où, extérieurement, rien n'est apparent, que par conséquent on ne peut jamais avoir une sécurité parfaite, à moins de renoncer à tout commerce avec le sexe féminin.

2° N'embrasser jamais sur les lèvres une personne dont l'état de santé vous est inconnu. Les embrassements, qui sont souvent une manifestation de la politesse, sont donc une grande imprudence, et cela m'effraye toujours de voir comment les jolis enfants sont caressés par le premier venu. On ne devrait pas tolérer cela.

3° Ne pas dormir à côté de gens inconnus.

4° Ne mettre ni chemise ni pantalon, ne coucher dans aucun lit qui ait servi depuis peu à une autre personne, dont on n'est pas sûr. Ainsi, dans les hôtels, on doit faire garnir, en sa présence, les lits de linge blanc, ou se coucher tout habillé.

5° Qu'on ne mette pas dans sa bouche quelque chose qui sort de celle d'une autre, comme par exemple une pipe, une embouchure d'instrument, un vase à boire, une cuillère, etc.

6° Il faut, aux lieux d'aisance, éviter le contact du siège où un individu infecté pourrait s'être auparavant assis. Les mêmes précautions sont à prendre, lors de l'emploi des appareils à injection et autres instruments qui servent à plusieurs personnes.

7° Un mode de contagion très important et digne de l'attention la plus grande est celui qui a lieu par les seins. Une nourrice vénérienne peut infecter un enfant, et l'enfant peut à son tour infecter une nourrice. Il faudra donc, surtout dans les grandes villes, examiner les nourrices avec le plus grand soin. Sur quarante et une nourrices qui se présentaient pour entrer en place, Stoll n'en trouva qu'une qui fût sûre et à l'abri de tout soupçon. Il ne faut pas non plus laisser, sans les examiner, ces femmes, qu'en certaines contrées on emploie à téter pour faire monter le lait. Si elles sont atteintes de la syphilis, elles peuvent la communiquer à celles qu'elles tettent, et il y a des exemples qu'une de ces femmes ait infecté plusieurs honorables mères de famille (1).

8° Dans toutes les opérations de l'accouchement, il

(1) Voyez A. Tardieu, *Étude médico-légale sur les maladies produites accidentellement ou involontairement, par imprudence, négligence ou transmission contagieuse, comprenant l'histoire médico-légale de la syphilis*. Paris, 1879.

faut prendre de grandes précautions, non seulement pour l'accoucheur, qui, s'il porte sur les mains quelque écorchure, peut être très facilement inoculé par une femme vénérienne, mais aussi, pour l'accouchée elle-même; car celle-ci, dans le cas où la sage-femme serait atteinte aux mains d'ulcères vénériens, pourrait être infectée.

2. Virus de la variole et de la rougeole. — Ces deux virus se distinguent en ce qu'ils provoquent toujours un mouvement fébrile et une éruption, pour l'un de pustules purulentes, pour l'autre de petites taches rouges. et qu'ils n'attaquent qu'une seule fois le même individu.

Il est possible d'échapper à ces virus, en évitant leur contact, c'est-à-dire celui des malades, de leurs excrétions, des choses qui les ont touchés, ou qui ont séjourné dans leur atmosphère environnante. En effet le virus de la petite vérole ne peut pas, ainsi qu'on le croyait, être transporté au loin par l'air. Il est, en outre, certain que ces maladies ne sont pas indispensables à l'homme, et que l'on peut les éviter (1), et si cela devenait général, les faire même disparaître, ce qui du reste a eu lieu dans certaines contrées. Mais tant qu'on ne sera pas d'accord sur la possibilité de cette œuvre bienfaisante, et qu'un certain nombre de médecins refuseront d'admettre cette idée, il ne faut pas espérer sa réalisation, et, par conséquent, il ne nous reste plus dans les circonstances actuelles, qu'à adoucir autant que possible ce mal, qui nous semble nécessaire, et pour cela rien ne semble jusqu'à présent meilleur que l'inoculation (2). Dans le cas

(1) Brouardel, *les Maladies évitables, variole, fièvre typhoïde* (*Ann. d'Hyg.*, 1891, tome XXV, page 43.)

(2) Ce qui n'était qu'une espérance est maintenant devenu une réalité par suite de la découverte du médecin Anglais Jenner, qui a trouvé la vaccination par le cow-pox. Cette opération, si simp'e et si salutaire, est maintenant acceptée par tous les gens éclairés et par la masse du peuple. Celui qui néglige d'y soumettre ses enfants assume une véritable responsabilité, dans le cas où ceux-ci contractent la petite vérole. (H.)

Voy. Bousquet, *Nouveau Traité de la vaccine*. Paris, 1848. (R.)

où celle-ci ne met pas l'individu tout à fait à l'abri de la contagion, du moins elle ôte ordinairement à la maladie qui se déclare une grande partie de son danger.

3. **Virus galeux**. — Sous ce nom j'entends la matière (1) qui se transmet d'un galeux à un individu sain et communique à ce dernier la maladie.

Ce poison se communique par un contact immédiat et continu. On peut donc s'en garder, quand on évite tout attouchement des personnes suspectes d'en être infectées et tout contact avec les choses qu'elles ont portées. Un des meilleurs moyens de se mettre à l'abri de cette maladie, c'est une grande propreté dans ses vêtements, des bains et des lavages fréquents ; aussi la gale est-elle rare parmi les gens des classes supérieures.

4. **Virus des fièvres nerveuses et putrides**. — Ce virus peut se produire avec toute fièvre nerveuse ou putride, qui dépasse un certain degré d'intensité, et il se propage ensuite, non seulement par le contact, mais à l'aide de l'atmosphère ambiante.

On doit donc, autant que possible, éviter d'approcher des gens atteints de ces sortes de fièvres ; dans le cas où on y serait forcé, il faudrait alors tenir la conduite suivante : ne pas avaler sa salive tout le temps qu'on reste près du malade ; se placer de manière à ne pas recevoir son haleine ; ne pas le toucher ; ne pas s'habiller, pour aller le voir, de fourrures ou d'étoffes de laine épaisse, car le virus contagieux y adhère facilement ; au retour, il faut de suite changer de vêtements, se laver, se rincer la bouche. On peut encore, tout le temps qu'on reste dans

---

(1) Pour la gale, on connaît à présent l'agent de propagation de cette maladie, c'est un insecte très petit, l'*acarus* ou *sarcoptes scabiei*. Depuis cette découverte, on peut, par un traitement approprié, guérir radicalement la gale en un jour, tandis qu'autrefois il fallait un temps beaucoup plus long pour s'en débarrasser. La gale est donc une maladie parasitaire et non virulente. (R.)

la chambre du malade, respirer une éponge imprégnée de vinaigre ou bien fumer.

Ce virus doit en partie sa formation à l'ignorance et aux préjugés des hommes, car on peut transformer une fièvre simple en une fièvre putride; cette transformation arrive d'autant plus sûrement qu'on accumule dans le même local un grand nombre de malades, ainsi dans les lazarets, les prisons, et les vaisseaux, les fièvres les plus simples deviennent facilement putrides, lorsqu'on ne renouvelle pas suffisamment l'air dans la chambre du malade, lorsqu'on enfouit le patient dans des lits de plume, et qu'en même temps on chauffe, à l'excès, l'appartement; quand, dès le début, on lui permet l'usage de consommés, de vin, d'eau-de-vie, de viandes; lorsqu'on néglige de tenir les malades couverts et propres, et enfin quand on s'abstient de tout traitement interne, et qu'on n'a recours que trop tard au médecin. C'est ainsi qu'une fièvre bénigne se transforme en une fièvre putride, c'est ainsi que dans une chambre de malade on peut faire naître le virus de la putridité, qui ensuite va se propager dans toute une ville (1).

5. **Virus rabique.** — Ce virus se produit chez les hommes et les animaux atteints de la rage ou hydrophobie. Il se trouve surtout mêlé à la salive et ne peut se communiquer ni au moyen de l'air, ni par un simple contact; mais, pour que sa contagion ait lieu, il faut qu'il soit déposé dans une plaie, due à une morsure, par exemple, ou bien sur des parties dont l'épiderme est mince, comme les lèvres ou les organes sexuels. En évitant ces modes d'inoculation, on échappera donc à la contagion; mais, pour cela, il est trois recommanda-

---

(1) On a observé une espèce particulière de fièvre nerveuse, dans les pays ravagés par la disette et la famine, et on lui a donné le nom de *typhus de la faim*. Il s'attaquait surtout aux gens affaiblis par une nourriture défectueuse et insuffisante et, ainsi qu'il le fit dans la haute Silésie, dépeuplait complètement certains endroits. (H.)

tions à observer : d'abord ne conserver aucun chien inutile; plus il y en aura, plus les cas de rage seront nombreux. Il faut donner aux animaux suffisamment à boire, les laisser satisfaire leurs besoins génitaux, éviter qu'ils passent trop rapidement du froid à la chaleur, et inversement. Qu'on tienne en suspicion, et qu'on renferme tout chien qui, tout à coup, cesse de boire, revêt une physionomie inaccoutumée, ne reconnaît plus son maître, aboie avec une voix enrouée, et qu'on s'écarte du chemin d'un chien qui paraît suspect (1).

Les effets de ce terrible poison sont qu'au bout d'un temps plus ou moins long celui qui a été infecté devient à son tour enragé ou hydrophobe, et meurt au milieu des convulsions les plus effrayantes.

Il est fort heureux que l'expérience ait démontré que ce poison, même lorsqu'il est communiqué par une morsure, peut séjourner quelque temps dans l'endroit où il a été déposé, avant d'être absorbé et transporté dans les diverses parties du corps. Après que l'inoculation vient d'avoir lieu, on peut donc en écarter les suites, et échapper à l'hydrophobie, en suivant la conduite que nous allons indiquer. On lavera immédiatement la blessure avec de l'eau salée, on la débridera, et on aspirera le sang qui s'en échappe, jusqu'à ce que celui-ci cesse de couler. Ensuite on cautérisera avec un fer chaud, et la suppuration de la plaie sera entretenue pendant sept ou huit semaines. Quant aux remèdes à administrer à l'intérieur, c'est la belladone dont l'action paraît le plus favorable; mais, ici, les avis d'un médecin deviennent nécessaires (2).

6. **De quelques autres virus à effets moins constants.** — Il existe encore d'autres virus contagieux, qui se produisent parfois, mais non toujours, avec certaines ma-

---

(1) Voy. Brehm, *Merveilles de la Nature, les Animaux, les Mammifères.* Paris, 1869, t. I, p. 352. (R.)

(2) Voyez les travaux de Pasteur sur la rage. (R.)

ladies, par exemple, avec : *le scorbut, le cancer, la scarlatine, la teigne, la dyssenterie, la phtisie, la goutte, la fièvre miliaire.* Ces affections ne sont pas toujours contagieuses, mais elles peuvent le devenir lorsqu'elles sont de très mauvaise nature, ou qu'elles se compliquent d'un état de putridité.

On doit donc recommander de se méfier d'elles, ou du moins d'éviter, avec ceux qui en sont atteints, des rapports trop intimes, tels que la cohabitation, l'habitude de coucher dans le même lit, ou de porter les mêmes vêtements (1).

CHAPITRE X

LA VIEILLESSE ET SA PRODUCTION PRÉMATURÉE

Peut-on avancer la vieillesse ? — Peut-on retarder la vieillesse ?

La vieillesse est le moyen le plus inévitable d'abréger la vie, c'est un voleur insidieux, comme la nomme Shakespeare ; c'est l'inévitable conséquence de la vie. En effet, par la marche incessante de notre existence, nos fibres doivent devenir et plus sèches et moins souples, les vaisseaux se ratatinent, les organes fonc-

---

(1) Parmi les maladies sus-énoncées, il faut ranger encore le *choléra.* Comme d'habitude cette redoutable maladie débute par une légère diarrhée, il faut faire grande attention à cet accident, en temps d'épidémie, et, alors, on pourra parfois arrêter le choléra à son début, en se tenant chaudement, en buvant une ou deux tasses de thé.

On pourrait encore ranger parmi les affections contagieuses la *coqueluche,* la *grippe,* la *fièvre puerpuérale,* la *pourriture d'hôpital.* La contagion, pour ces malades, se développe par suite d'influences atmosphériques, ou sous l'action de l'accumulation des malades. (S.)

tionnent péniblement, ce qui est une puissante cause de destruction pour nous (1).

Il n'y a pas moyen d'empêcher ce travail de décadence. La question est seulement la suivante : pouvons-nous l'avancer ou le retarder ?

Peut-on avancer la vieillesse? — Qu'on puisse l'avancer, cela est malheureusement trop sûr. Les temps contemporains nous offrent de nombreux exemples de de la possibilité de produire une vieillesse prématurée, et notamment de faire se succéder les diverses périodes de la vie avec une vitesse exagérée. On peut voir, surtout dans les grandes villes, des individus qui sont pubères à 8 ans, et ont atteint à 16 ans le dernier degré de leur perfectionnemement physique ; ils sont une preuve vivante de la décadence humaine et offrent, à trente ans, tous les traits d'un vieillard exténué : les rides, la roideur des articulations, la courbure de la taille, l'affaiblissement de la mémoire, des cheveux gris, une voix tremblotante. J'ai observé un de ces vieillards artificiels, qui n'avait pas encore quarante ans, j'ai fait son autopsie, et j'ai trouvé que ses cartilages costaux étaient déjà complètement ossifiés, ce qui n'arrive ordinairement que dans l'âge le plus avancé.

Il est donc possible de hâter l'évolution de la période de développement et l'apparition de la vieillesse, chose qui n'a lieu, naturellement, que dans les pays chauds, il est donc possible d'arriver ainsi dans nos climats, par des moyens artificiels, à une vieillesse prématurée.

---

(1) On a dit quelquefois que la vieillesse était une maladie : on a même dit que c'était par essence une maladie chronique ; il n'en est rien, pas plus pour elle que pour l'enfance ou la puberté.

Combien est admirable l'exemple donné par certaines individualités.

On parlait de M. Thiers et quelqu'un vint à prononcer le mot de « vieillard ».

— Lui, un vieillard ! point ! il n'a pas vieilli ; il a vécu, voilà tout. (R.)

Pour se rendre vieux avant l'âge, il s'agit seulement de dissiper au plus vite toutes les forces, tous les sucs de la vie, et de communiquer aux fibres le degré de roideur, d'inflexibilité, de dureté qui est propre à la vieillesse. Les moyens le plus infaillibles d'arriver à ce résultat sont les suivants :

Chercher par tous les moyens naturels ou artificiels à provoquer l'apparition précoce de la puberté, et dépenser la force génératrice en prodigue.

Se soumettre le plus tôt possible aux plus fatigantes corvées, telles que courses à cheval durant plusieurs jours, abus de la danse, et pour agir encore plus sûrement, passer des nuits sans sommeil, ne prendre qu'un repos insuffisant. De cette manière, on arrive doublement à son but ; on épuise rapidement les forces vitales, et on endurcit, on dessèche, en peu de temps, les fibres. Pour les femmes, notamment, la danse est souvent un excellent moyen de s'user au galop, et de se vieillir avant l'âge. Combien de fois n'ai-je pas vu des jeunes gens, qui se livraient avec excès et avec passion à la danse, perdre, en peu de temps, toutes les fleurs si charmantes de la jeunesse, et leur teint devenir jaune et malsain. Puissent ces considérations réfréner la frénésie de la danse ! Puissent des biens aussi précieux ne plus être sacrifiés aux plaisirs d'un moment !

Qu'on boive assidûment du vin et des liqueurs, et on sera bien sûr d'arriver promptement à affaiblir et à dessécher son corps. Il en sera de même, si on abuse de l'opium.

Toute espèce de passions violentes, et principalement celle du jeu, produira le même effet que les liqueurs fortes, et même l'exagérera.

Le chagrin, les soucis, la crainte sont particulièrement favorables à faire naître les symptômes de la vieillesse. Il est des exemples où, en une nuit d'angoisses et de terreur, les cheveux devinrent gris, on comprend bien que ces tristes passions puissent, chez beaucoup de gens, avoir des causes réelles ; mais il existe aussi des hommes qui possèdent le secret, alors que le sort les laisse bien tranquilles, de se créer à eux-mêmes des soucis, de se représenter tout en noir, de prêter à leur prochain de mauvaises intentions, et de trouver, dans toutes choses, une ample matière d'inquiétude et d'ennuis.

Enfin, aux moyens de se vieillir prématurément, appartient encore ce système, poussé trop loin, ou mal compris, l'endurcissement du corps par le froid, par les bains prolongés dans la glace, etc.

Rien n'est plus propre que cette fausse méthode à produire toutes les apparences de la vieillesse.

Les hommes de notre époque, non contents de paraître des vieillards à l'âge où nos aïeux conservaient encore tous les caractères de la jeunesse, sont allés encore plus loin. On a trouvé l'art de faire des enfants qui ont l'air de petits vieux. J'ai eu plusieurs fois l'occasion d'observer pareil phénomène ; ces enfants entrent dans le monde déjà ridés, et les traits du visage, accusés comme ceux d'un vieillard ; après une couple de semaines, qu'ils ont passées à souffrir et à végéter, ils terminent leur existence vieillotte, ou, pour mieux dire, ils commencent par la fin.

Je veux tirer le rideau sur ce spectacle, offert par ces effroyables produits de la vie débauchée des parents, que je rencontre si souvent dans ma pratique, et qui m'apparaissent comme la personnification du vice paternel.

Peut-on retarder la vieillesse ? — Il est souvent bon de connaître les moyens de se rendre vieux avant l'âge, pour faire le contraire ; on trouve, dans leur connaissance, des indications propres à prolonger la jeunesse ; et, pour cela, il n'y a qu'à conduire sa vie d'une manière complètement opposée.

TROISIÈME PARTIE

MOYENS DE PROLONGER LA VIE

———

CHAPITRE PREMIER

BONNES CONDITIONS D'HÉRÉDITÉ PHYSIQUE

Etat de santé, vitalité des parents. — L'instant de la procréation·
— Epoque de la grossesse. — Conclusions pratiques.

Les conditions fondamentales de la longévité, et les
qualités qui lui sont nécessaires dépendent surtout de la
nature de la matière dont nous sommes formés, et de la
quantité de force vitale qui nous fut départie à notre
naissance : en un mot, l'important est de savoir si nous
possédons le fonds d'une robuste ou d'une faible constitution, si la structure de nos organes vitaux est saine ou
maladive.

Tout cela dépend de l'état de santé de nos parents, et
des conditions premières, qui ont présidé à notre pro·
création ; aussi être, dans ce sens, de bonne naissance,
voilà ce qu'on doit souhaiter à tout individu. C'est là un
des avantages les plus grands, quoiqu'il reste ordinairement inaperçu ; nous ne pouvons, il est vrai, nous la
donner, mais c'est notre devoir de le donner à nos enfants.

Trois points principaux sont ici à considérer : la santé
des parents, les circonstances de la procréation et la pé·
riode la grossesse.

Etat de santé, vitalité des parents. — On reconnaît de suite l'importance de cette condition, en voyant la vieillesse être le privilège de certaines familles ; nous citerons comme exemple la famille Parre, dont plusieurs membres non seulement Thomas Parre lui-même, mais encore son père et ses enfants, atteignirent un âge extraordinaire.

Thomas Parre (1) était un pauvre paysan (2), contraint de vivre du travail de ses bras (3). A l'âge de 120 ans, il se remaria avec une veuve, et vécut si bien avec elle qu'elle assura que jamais elle ne s'était aperçue du grand âge de son époux. Jusqu'à 130 ans, il faisait tout le travail de la maison, et en outre c'était lui qui se chargeait de battre le blé (4). Quelques années avant sa mort, il fut question de lui à Londres (5) ; le roi Charles Ier fut curieux de connaître cet homme extraordinaire, et Parre dut se rendre à la cour (6). Cela, vraisemblablement, lui coûta la vie, qui sans cela se serait prolongée encore. Son corps ne portait donc avec lui aucune

(1) On a écrit aussi Th. Parck ou Parr. Il est souvent désigné sous le nom de « vieux Parr » (*old Parr*). (R.)

(2) Né en 1423, sur la paroisse d'Alberbury (Shropshire). (R.)

(3) Il n'avait vécu que de pain, de vieux fromage, de lait, de petit-lait, de bière. A 101 ans, on lui imposa une pénitence publique à la porte d'une Eglise, pour avoir séduit une jeune fille, dont il eut un enfant. (R.)

(4) Quelques années avant sa mort, il jouissait encore de l'ouïe, et son esprit n'était pas affaibli, ni sa force. (R.)

(5) Ce pauvre vieil homme avait été découvert par le comte d'Arundell et de Surrey, dans le cours de ses visites sur ses propriétés du Shropshire C'était en 1635 : Thomas Parre avait alors plus de cent cinquante-deux ans. Le comte, consultant plus son désir d'attirer l'attention sur lui-même que la paix et la faiblesse du vieil homme, le tira de son tranquille hameau de Winnington pour le faire conduire à Londres dans une petite carriole à deux chevaux, en compagnie d'une belle-fille de Parr, cheminant à cheval à côté de la voiture, et aussi d'une espèce de fou à longue barbe, caracolant de l'autre côté, et chargé de divertir le centenaire. Ce long voyage ridicule fut fatal à Thomas Parre, comme on pouvait le prévoir. (R.)

(6) Il fut présenté à Charles Ier, le 9 octobre 1635. Une circon-

cause de mort, et il avait succombé à une réplétion subite trop grande, parce qu'on l'avait trop bourré.

En effet, il fut si royalement traité, et l'existence qu'il
y mena fut si contraire à ses habitudes que, peu après,
en 1635, il succomba à Londres (1). Il était âgé de 152
ans et 9 mois (2), et avait vu se succéder dix rois d'Angleterre (3). Le plus merveilleux de tout, c'est que, lors
de son auptosie, qui fut faite par William Harvey, tous
ses viscères furent trouvés parfaitement sains ; on n'y
trouva aucune lésion (4). Les cartilages sternaux n'é-
taient pas encore ossifiés, ce qui a constamment lieu
chez toutes les vieilles gens.

Ce Parre fournit en outre la preuve que, dans certaines
familles, il existe, sans doute, une prédisposition héré-

stance curieuse de sa réception par Charles Ier est retracée dans les
vers suivants :

> Au vieux Parr, cet Anglais qui connut tant de jours,
> Le roi Charles premier adressa ce discours :
> « Tu vécus au-delà des âges vraisemblables ;
> Mais qu'as-tu fait de plus qu'aucun de tes semblables ! »
> A cette gratuite et sotte dureté,
> L'ancêtre répondit avec simplicité :
> « J'aurai fait seulement plus longue pénitence. »
> Charles baissa la tête et garda le silence. (R.)

(1) Assiégé par la curiosité publique sur la route et dans le Strand
(grande rue de Londres), où il logea, il fut obligé de subir des habitudes nouvelles, et prit les germes de la maladie à laquelle il succomba. Ayant mangé dans un repas de nuit plus que de coutume,
il mourut d'indigestion, le 16 décembre 1635. (R.)

(2) A l'âge de 152 ans et 9 mois. d'après l'opinion la plus répandue ; à 164 ans d'après Ranch ; à 168 ans d'après un auteur contem-
porain. de Longueville d'Harcourt (*). (R.)

(3) Ces *dix* rois ou reines sont Edouard IV, Edouard V, Richard III, Henri VII, Henri VIII, Edouard VI, Marie, Elisabeth,
Jacques VI et Charles Ier. (R.)

(4) A l'exception du cerveau, qui était ferme et résistait au toucher, parce que les canaux qui le traversent s'étaient durcis et
desséchés à la longue (**).
Sans l'excès auquel il se livra, il eût probablement encore vécu
plusieurs années. Il n'était donc pas mort de vieillesse : il était mort
d'accident, comme l'a spirituellement remarqué Flourens. Il fut en-

(*) De Longueville-d'Harcourt, *Hist. des personnes qui ont vécu plusieurs
siècles.*
(**) Voy. *Transact. philos.* 1668. — *Collection académique.* tome II, p. 184.

ditaire à la longévité. Sa petite-fille est morte à Cork, à l'âge de 103 ans.

En effet, le grand âge atteint par les parents est une cause fondée pour les enfants d'espérer une longue vie (1).

terré (on ne comprend trop pour quel motif raisonnable) dans Westminster-Abbey, au milieu des souverains et des hommes célèbres de l'Angleterre. John Taylor, surnommé le poète de l'eau (*Water poet*), parce qu'il était batelier, aécrit, sur Parre, un petit livre intitulé : « *Le vieil, vieil, vieil, très vieil homme ; ou l'âge et la longue vie de Thomas Parr, fils de Jean Parr, de Winnington, dans la paroisse d'Alberbury, au comté de Salopp (ou Shropshire), né sous le règne du roi Édouard IV*, etc. » (R.)

(1) La longévité est héréditaire ; le fait est attesté par des croyances populaires, que bien des observations ont confirmées ; l'expectative la mieux fondée d'une longue vie est celle qui repose sur la descendance d'une famille, où l'on est parvenu à un âge avancé ; Rush dit n'avoir pas connu d'octogénaire dans la famille duquel il n'y eût des exemples fréquents de longévité.

La plupart des centenaires le sont par hérédité ; le contraire se voit quelquefois, et seulement par exception : *fortes fortibus creantur.*

Gessey (*) mentionne le fait suivant :

Le 31 juillet 1554, le cardinal d'Armagnac, passant dans la rue, vit un vieillard de 81 ans, qui pleurait sur le seuil de sa maison. Son Éminence lui ayant demandé la cause de ses larmes, l'octogénaire lui répondit que son père l'avait battu. Étonné de cette réponse, le cardinal demanda aussitôt à voir le père. On lui présenta un vieillard de 113 ans, fort bien conservé. Après quelques questions le cardinal demanda au centenaire quelle faute avait pu commettre son fils, pour mériter une correction. — Il a passé devant son grand-père sans le saluer. Encore plus surpris que la première fois, Son Éminence pria le vieillard de le conduire en présence de l'aïeul. Introduit, le cardinal vit un vieillard âgé de 143 ans.

Le duc de Saint-Aignan, frère du duc de Beauvilliers, gouverneur du Dauphin fils de Louis XIV, avait 92 ans lorsqu'il mourut ; son père l'avait eu d'un second mariage, à l'âge de 90 ans.

En 1772, vivait à Dieppe une femme âgée de 150 ans, nommée Anne Cauchie. Son père avait vécu un siècle et demi, et son oncle entrait dans sa 173e année.

La famille de Jean Bowir, en Hongrie, a fourni des exemples bien extraordinaires de longévité : le père a vécu 172 ans ; Sara Dessen, sa femme, 164 ans, L'aîné de leurs enfants, qui existait encore vers le commencement de ce siècle, comptait 115 ans (**).

L'hérédité de la longévité est tellement admise pour vraie qu'en Angleterre les courtiers d'assurance ne manquent pas de prendre

(*) Gessey, *Étrennes historiques*, 1753.
(**) Delandine, *Mémoires*, art. MACROBIE, tome II, et *Ann. Européennes*, tome VII, p. 437.

Cela devrait déjà engager ceux qui comptent devenir pères, à ménager et à conserver le mieux possible leurs forces vitales.

des renseignements sur l'âge des ascendants au moment de la mort, et sur les circonstances qui l'ont accompagnée. Il résulte même d'une discussion au parlement que, lorsqu'ils ne peuvent en obtenir oralement, ils vont en chercher dans les cimetières.

Dans certaines familles, une mort précoce est si ordinaire qu'il n'y a qu'un petit nombre d'individus qui puissent s'y soustraire, à force de précautions.

Dans la famille Turgot, on ne dépassait guère l'âge de cinquante ans, et l'homme qui l'a rendue célèbre, voyant approcher cette époque fatale, malgré toute l'apparence d'une bonne santé et d'une grande vigueur de tempérament, fit observer un jour qu'il était temps pour lui de mettre ordre à ses affaires, et d'achever un travail qu'il avait commencé, parce qu'il approchait de l'âge qui servait de limite ordinaire à la vie, dans sa famille ; il mourut en effet à cinquante-trois ans.

Le Dr Lebon (*), au lieu de rechercher, comme on l'a fait, les cas de longévité extraordinaire, ce qui a pour résultat de limiter beaucoup le champ d'exploration, étudie une série de 54 observations recueillies par lui auprès d'individus âgés au moins de 80 ans.

Vingt-quatre de ces observations se rapportent à l'hérédité directe, qui est rarement bilatérale (2 fois), mais beaucoup plus souvent uni-latérale (22 fois). La transmission se fait aux enfants, soit d'un sexe au sexe contraire (11 fois). Deux fois seulement ces deux modes se trouvent réunis. La longévité paraît donc suivre plus souvant l'hérédité croisée.

L'hérédité en retour est très fréquente ; la longévité y obéit (30 cas) aussi bien que la transmission des caractères physiologiques et pathologiques. Vingt et une fois la longévité passe du grand-père au petit-fils ou de la grand'mère à la petite-fille ; neuf fois seulement d'un aïeul aux petits-enfants du sexe opposé.

L'auteur insiste sur l'influence marquée du sexe masculin sur la transmission de la longévité aux enfants et petits-enfants des deux sexes ; l'homme pourrait donc, plus facilement que la femme, léguer cette aptitude à la longévité.

Enfin, il ressort de ses observations qu'un individu âgé a toujours au moins un de ses parents directs ou aïeux âgés ; mais les frères et sœurs de l'octogénaire interrogé ne jouissent pas toujours de la même longévité ; on ne peut donc conclure que tous les enfants ou petits-enfants d'une personne âgée parviendront forcément à un âge avancé.

D'après M. Lebon, le principal facteur de la longévité doit être recherché dans les qualités du système nerveux cérébro-spinal et ganglionnaire. C'est lui qui assure la nutrition régulière de nos tissus et concourt, par des mécanismes divers, à créer une immunité contre la maladie ou à lutter contre elle avec succès. (R.)

(·) Lebon, *Thèse.*

Nous sommes la reproduction de nos parents, non seulement au point de vue de la forme générale et de la texture, mais aussi quant aux proportions des forces vitales, surtout, en ce qui concerne la faiblesse ou les imperfections des viscères. La disposition à certaines maladies, qui ont leur source dans l'espèce de notre constitution, est due à l'hérédité, par exemple : la goutte, la pierre, la phtisie, les hémorrhoïdes (1).

Une observation souvent répétée m'a convaincu qu'un affaiblissement considérable de la puissance génératrice, suite de débauches vénériennes, ou même existant à l'état d'accident vénérien, transmet aux enfants une faiblesse spéciale des glandes et du système lymphatique, qui tourne à la scrofule, en produit les accidents dans les premiers mois de la vie, et même au moment de la naissance.

L'âge trop jeune ou trop avancé des parents exerce sur la force des enfants une influence fâcheuse. On ne devrait jamais se marier avant d'avoir atteint le dernier degré de son développement ; ainsi dans notre climat l'homme ne devrait pas contracter mariage avant 24 ans, la femme avant 18. Tout mariage prématuré fait craindre pour les époux la maladie, pour les enfants

(1) Voici les divisions de l'hérédité établies par P. Lucas (*).
L'hérédité est *directe*, quand elle s'exerce des parents sur les enfants ; *collatérale*, quand la maladie ou la disposition transmise procède de collatéraux ; elle est dite *par atavisme*, ou *en retour*, quand elle saute une génération, et quand la tare morbide vient des grands parents ; enfin on appelle hérédité *par influence*, cette hérédité encore mal démontrée, qui accuserait l'empreinte d'un premier mariage sur les produits d'un second.
D'un autre côté, l'hérédité est *physique* ou *morale*. L'hérédité *physique* comprend : l'hérédité *anatomique* ou hérédité de la forme et de la structure : l'hérédité *physiologique* ou hérédité des fonctions ; l'hérédité *morbide* ou *pathologique*, ou hérédité des maladies. L'hérédité *morale* embrasse l'hérédité des penchants et l'hérédité des aptitudes affectives et intellectuelles. (R.)

(*) Lucas, *Traité physiologique et philosophique de l'Hérédité naturelle*. Paris, 1847-50.

la faiblesse de constitution. Je pourrais rapporter ici de nombreux exemples des suites funestes que ces mariages précoces eurent, surtout pour la santé de la femme et pour l'avenir des époux.

L'instant de la procréation.—Cet instant est bien plus important qu'on ne le croit ordinairement, et il exerce sur la vie entière de la créature une influence décisive. Non seulement il influe sur le moral de l'être, qui sera un homme, et sur ce point j'en appelle à notre ami Tristram Shandy et à son horloge, mais encore sur le physique. C'est en ce moment qu'est déposé le germe de l'être qui va exister ; la première force individuelle lui est transmise. Quelle influence ne doit pas être exercée sur la perfection, plus ou moins grande, du produit, par l'état plus ou moins bon de forces, par l'intégrité plus ou moins parfaite des causes mises en action ? Ne serait-il pas à souhaiter que les parents attachassent à cette observation quelque attention, et n'oubliassent jamais que cet instant est celui d'une création des plus importantes, et ce n'est pas sans motif que la nature l'a uni à l'exaltation suprême de tout notre être.

Quoique sur ce chapitre il soit difficile de recueillir des faits d'expérience, néanmoins certains exemples incontestables sont venus à ma connaissance, où des enfants, conçus pendant l'ivresse, sont restés, toute leur vie, idiots ou stupides. Maintenant ce qu'une cause extrême produit au suprême degré, une cause moindre peut le produire à un degré moindre aussi ; pourquoi n'admettrait-on pas qu'un individu conçu par des parents en mauvaise disposition d'esprit ou de corps, ou bien dont les nerfs sont malades, ne gardera pas, pendant la vie, les traces des dispositions fâcheuses de ses auteurs. De là provient la fréquente supériorité des enfants de l'amour sur ceux du devoir.

Je crois donc qu'il est d'une grande importance de choisir, pour accomplir cette acte, le moment où les époux se sentent, l'un et l'autre, pleins de force, pleins d'amour, et ont l'esprit libre et joyeux. Ce conseil que nous donnons est donc très opposé aux plaisirs du mariage, pris trop fréquemment ou forcés et systématiquement réglés (1).

Époque de la grossesse. — Quoique le père soit sans contredit la source première de l'existence de l'être à venir, et la cause qui le tire du néant, cependant on ne peut nier que c'est de la mère que dépend le développement matériel ultérieur de l'enfant. C'est elle le champ où la graine tire les sucs germinatifs, et la constitution future, le fonds de l'être créé, doit prendre particulièrement le caractère de celle dont il a fait pendant si longtemps partie, de celle qui l'a formé de sa chair et de son sang. Ce n'est pas seulement la constitution de la mère, mais c'est encore les diverses influences favorables ou fâcheuses survenues pendant la grossesse, qui agissent puissamment sur la formation et sur la vie de la créature à venir. L'expérience, en effet, nous le prouve. La santé générale d'un homme, la plus ou moins grande énergie de sa constitution, est plus en rapport avec celle de sa mère, qu'avec celle de son père. Un père un peu faible peut engendrer un enfant assez robuste, si la mère est saine et vigoureuse. La matière paternelle se perfectionne dans la mère.

Au contraire, l'homme le plus fort n'obtiendra jamais des enfants sains et robustes d'une femme maladive et sans énergie vitale.

Quant à la protection de la créature en voie de création contre tous dangers, toutes influences nuisibles, la providence divine nous fournit la preuve de sa sage sollicitude. Malgré l'union intime, existant entre la mère et l'enfant, quoique celui-ci fasse pendant presque une année partie intégrante, pour ainsi dire, de celle-là, et partage son sang et

(1) Voy. David Richard, *Histoire de la génération.* 2e édition. Paris, 1889.

sa nourriture, cependant non seulement, il ne cesse pas un
instant d'être protégé contre toute lésion mécanique par
sa position et par le liquide au milieu duquel il flotte,
mais encore il est à l'abri du retentissement des impressions nerveuses et morales de la mère, avec laquelle il
n'est en rapport par aucun filet nerveux. On a souvent
des exemples d'enfants qui, dans ces conditions, survivent à leur mère. La prévoyante nature a même accordé à cet état de gestation certaines immunités morbides,
et il est d'expérience qu'une femme enceinte est, moins
qu'une autre, atteinte par les maladies épidémiques ou
contagieuses, et qu'elle a beaucoup plus de chances de
vivre, pendant qu'elle est grosse, que quand elle ne
l'est pas.

L'importance de cet état de grossesse a été, de tout
temps, si bien comprise que les anciens regardaient
une femme enceinte comme un être saint et sacré, et
qu'ils punissaient, doublement, toute injure qui lui
était faite.

Malheureusement, au point de vue tant politique que
physique, notre siècle n'a pas conservé cette manière de
voir. La faiblesse nerveuse, la sensibilité et la délicatesse de la constitution des femmes de nos jours a rendu la grossesse bien plus dangereuse pour elles. Le sein
des mères n'est plus un port de refuge, un tranquille
atelier fourni par la nature. Grâce à l'impressionnabilité
maladive qui de nos jours est propre à presque toutes
les femmes, elles sont devenues plus accessibles aux
influences nuisibles et à une foule de maux (1) ; or le
fruit qu'elles recèlent souffre du moindre de ces troubles
physiques ou moraux. Il devient alors impossible à
l'enfant, placé dans une telle situation, où sa formation
et son développement sont sans cesse troublés et inter-
rompus, d'arriver au degré de perfection et de vigueur

____

(1) Voy. Olivier, *Hygiène de la grossesse.* Paris, 1891. — Vinay,
Maladies de la grossesse. Paris, 1894.

auquel il pouvait prétendre. Au point de vue social, ces considérations sont d'une grande importance, et pourtant on n'y pense guère. Qui s'occupe de la sainteté d'une femme enceinte, qui s'intéresse à la manière dont on doit la traiter, et songe que d'elle dépend la création physique et morale d'un homme de l'avenir ? Et, bien plus, combien peu de femmes, devenues grosses, ont pour leur état tous les soins qu'il mérite ? Combien peu d'entre elles s'astreignent à se priver de plaisirs, à s'abstenir d'erreurs de régime, dont l'effet peut être nuisible ?

Conclusions pratiques. — De ces diverses observations je crois bon de tirer les conclusions qui suivent ;

1° Les personnes trop faibles des nerfs et trop sensibles ne doivent pas se marier ; qu'elles y renoncent, sinon par pitié pour elles-mêmes, et pour ceux à qui elles s'uniraient, du moins par commisération pour la génération malheureuse à laquelle elles donneraient la vie.

En outre, il faudrait élever les filles, en leur apprenant surtout à se défaire de toute cette impressionnabilité malencontreuse, qu'on cultive au contraire chez elles, en vue de leur teint, de la décence et d'une foule d'autres considérations mondaines (1).

Enfin il est du devoir de tout homme qui choisit une épouse de bien s'enquérir si le système nerveux de celle-ci n'est pas trop excitable ; sinon, le but principal du mariage, la conception d'enfants sains et robustes, sera manqué.

2° Les femmes doivent avoir pour cet état de grossesse le respect le plus profond, et suivre, pendant sa durée, un régime physique sain et pur (2). Car c'est le moment, où la conformation de leur enfant, où ses

(1) Voy. Coriveaud, *Hygiène de la jeune fille.* Paris, 1882.
(2) Voy. Coriveaud, *le Lendemain du mariage.* 2ᵉ édition. Paris, 1889.

bonnes ou mauvaises qualités physiques ou intellectuelles sont en leur pouvoir.

Je tiens à mettre surtout en garde contre ces danses
secouantes et contre tous mouvements trop violents,
ainsi que contre les passions, les liqueurs fortes et la
station assise trop prolongée.

3° Quant aux hommes, en général, ils doivent regarder toujours une femme enceinte comme le sanc-
tuaire, où repose un être humain, qui va naître, et, par
conséquent, ils doivent lui témoigner les plus grands
égards, et prendre d'elle les plus grands soins.

Tout homme marié, surtout, devrait s'imposer cette
règle, et se persuader qu'en agissant ainsi il veille à la
santé et à la conservation de la génération, et se rend
digne du nom de *Père*.

CHAPITRE II

ATMOSPHÈRE PURE.— TEMPÉRATURE MODÉRÉE. CLIMAT

Air pur et vivifiant de la campagne. — Habitation sur les lieux
élevés. — Air frais. — Climats. — Mortalité et longévité. —
Régions élevées et vallées. — Uniformité de l'atmosphère. — Sécheresse et humidité. — Conditions telluriques.

La respiration d'un air pur est pour notre être un acte
de nutrition aussi nécessaire que manger et boire. Il est
aussi certain qu'un air sain et pur est le meilleur moyen
de conserver et de fortifier notre vie, qu'il est certain
qu'un air confiné et vicié est pour nous un poison subtil
et mortel.

De ces axiomes résultent les préceptes suivants, ap-
plicables à la prolongation de notre vie :

Air pur et vivifiant de la campagne. — Ne pas

laisser passer un seul jour, sans aller respirer l'air vivifiant et frais de la campagne.

La promenade n'est pas seulement une occasion de mouvement, mais c'est aussi un acte de nutrition pour la vie, dont ne peuvent se dispenser ceux surtout qui sont astreints à une existence sédentaire.

En outre, par cette sortie en pleine campagne, on pourra se mettre, chaque jour, en contact, et rester familier avec la nature; cela préservera d'un défaut, si fréquent maintenant, l'excès d'impressionnabilité aux divers changements de température. C'est là une des plus abondantes sources de maladies, surtout du rhumatisme et du catarrhe, et il n'est pas d'autres manières de s'en garder que se maintenir en commerce continu avec la nature. Le meilleur moyen de ne pas ressentir les effets du refroidissement, c'est de se refroidir tous les jours.

La coutume, que nous recommandons, exercera aussi sur la vue une influence excellente; car il est certain qu'une cause puissante de la faiblesse de notre vue et de la myopie, c'est les quatre murailles entre lesquelles nous vivons depuis notre enfance, et qui rendent notre œil incapable de former, au point convenable, le foyer des rayons émis par les objets éloignés. La meilleure preuve, c'est que cette infirmité de l'œil est bien plus fréquente dans les villes que dans les campagnes.

Habitation sur les lieux élevés. — Qu'on cherche, le plus possible, à habiter des lieux élevés (1). Celui qui tient à sa santé ne doit pas, dans les villes surtout, habiter le rez-de-chaussée (2).

---

(1) Voy. Corfield. *les Maisons d'habitation.* Paris, 1889.

(2) Chaque individu doit en grande partie l'état de sa santé à l'emplacement qu'il a choisi, à l'espèce de maison qu'il habite, dit J. Sinclair (*). Pearson croit que les gens âgés trouveraient le plus grand avantage à faire construire des maisons tellement disposées qu'il s'y conservât toujours, non seulement un air pur, mais un air

(*) John Sinclair, p. 16.

On doit avoir soin de tenir les fenêtres ouvertes ; les poêles à courant d'air et les cheminées sont d'excellents purificateurs de l'atmosphère des appartements.

On ne dormira pas où on a séjourné toute la journée, et on laissera ouvertes, depuis le matin jusqu'au soir, les fenêtres de la chambre à coucher.

Air frais. — Une recommandation importante, au point de vue de la durée de la vie, c'est que l'air au milieu duquel on vit ne doit jamais être trop chaud. Il vaut mieux respirer un air trop froid qu'un air trop chaud, car une température très élevée accélère extraordinairement le torrent vital, comme le prouve la vie plus courte des habitants des pays brûlants ; or, en surchauffant la chambre qu'on habite, on se crée, artificiellement, un semblable climat. La température d'une chambre ne doit pas dépasser 19 degrés centigrades.

Il est très mauvais, et parfois même mortel, de passer rapidement du chaud au froid et réciproquement. Les pneumonies, les apoplexies, les coups de sang, le rhumatisme, peuvent être la conséquence d'une pareille conduite.

Climats. — L'homme, sous n'importe quel climat, dans la zone brûlante ou dans celle qui est glacée, peut arriver à la vieillesse (1). Il n'y a d'autre dissemblance,

---

d'une température égale et tempérée, afin que les valétudinaires, qui y demeureraient, n'éprouvassent aucune des vicissitudes des saisons. (R.)

(1) Cette proposition de Hufeland n'est pas admise par John Sinclair :

« Les climats tempérés, dit-il (*), et même les plus froids, sont les plus favorables à la longévité. La chaleur relâche et affaiblit insensiblement les corps, au lieu que le froid les fortifie et leur donne du ton. Dans les pays chauds, la nourriture n'est pas aussi substantielle que dans les pays froids, et dans les premiers, il y a généralement une plus grande propension aux différents excès, et aussi plus de moyens et d'occasions de s'y livrer. »

L'opinion de John Sinclair, la plus répandue aujourd'hui, est qu'on vit moins sous l'équateur que vers les pôles.

(*) John Sinclair, *Essai sur la longévité*. Paris, 1802, p. 6.

si ce n'est que, dans certaines régions, le fait est plus fréquent que dans d'autres, et qu'en certains pays, si l'homme peut atteindre un âge très avancé, il n'arrive pas cependant au maximum.

Il s'agit seulement d'examiner les différences que les climats et les lieux impriment à la longévité (1).

Dans les pays froids, l'homme devient en général plus vieux que dans les pays chauds, d'abord parce que la consommation vitale est plus grande sous un climat brûlant que sous un climat froid, où tout se modère et tend à rendre le travail de consommation moins actif. Il faut faire exception pour les climats extrêmes ; quelque favorable à la longévité que soit le climat du Nord, cependant un degré exagéré de froid devient au contraire nuisible ; ainsi, les froids excessifs du Groenland, de la Nouvelle-Zemble, etc., empêchent l'homme d'atteindre un âge très avancé. Il en est de même pour des contrées dont la température est excessivement chaude, ainsi l'Abyssinie, quelques régions des Indes, Surinam, sont les pays où la vie humaine est la plus courte.

Mais c'est là un préjugé.
La longévité se rencontre sous toutes les latitudes et dans tous les pays, pourvu qu'ils soient salubres, et qu'il n'y ait pas une température extrême, comme dans les régions polaires ou la zone torride. (R.)

(1) Il est difficile d'isoler l'influence d'un climat des autres causes coexistantes, car les habitants de pays différents subissent en même temps l'action d'habitudes, d'occupations, de cultures, de fertilité différentes. En général, les nouvelles recherches statistiques nous ont appris que, sous ce rapport, en Europe du moins, les pays du Nord avaient l'avantage sur ceux du Sud. C'est ainsi que dans le Nord on trouve 1 cas de mort sur 41, 1 individus ; dans les régions du centre, 1 sur 40,8 et dans le Sud 1 sur 33,7.
On doit remarquer que, pendant que la Russie, la Suède, l'Angleterre nous offrent de fréquents exemples de longévité extrême, cependant la vie moyenne n'est pas égale dans ces trois pays ; ainsi elle est de 38 ans en Angleterre et de 21 seulement en Russie.
La patrie des centenaires est en Europe, dans les régions du Nord, tandis que l'existence est en général de moins de durée dans les climats chauds tels que l'Espagne ou l'Italie, et que la France située à l'Est tient le milieu. (R.)

En Islande (1), et dans les régions septentrionales de l'Asie, en Sibérie, les hommes atteignent au maximum de 60 à 70 ans.

En première ligne pour la longévité viennent l'Écosse, l'Angleterre, la Suède (2), la Norwège, le Danemark, la Prusse, quelques régions au centre de la Russie, et certains districts de la Hongrie, qui sont célèbres par la vieillesse à laquelle parviennent ses habitants.

D'après toutes les observations, ce sont les contrées où l'homme atteint l'âge le plus avancé, et un examen attentif nous montre que ces pays possèdent les diverses qualités qui sont reconnues nécessaires.

C'est dans ces pays, non seulement qu'on a compté le plus grand nombre de cas d'extrême longévité ; mais encore c'est là qu'on a vu des gens âgés de 130, 140, 150 ans.

L'Irlande partage avec l'Écosse et l'Angleterre la réputation de faire des gens très vieux. A Dunsford, en Irlande, on a compté jusqu'à 80 personnes dépassant 80 ans ; et Bacon ajoute : « Je crois que, dans tout le pays, il n'existe pas un hameau où on ne trouve un individu ayant 80 ans d'âge. »

L'Allemagne possède beaucoup de vieillards, mais les exemples de vieillesse très grande ne sont pas très nombreux.

En Hollande, quoiqu'on voie un certain nombre de gens devenir très vieux, cela est en général peut fréquent, et ce n'est que par exception que l'âge de 100 ans est dépassé.

En France, l'âge extrême n'est pas fréquent ; pour-

(1) En Islande, sur une population de 47.000 âmes, il y avait, au rapport de Mackensie, 41 individus de 90 à 100 ans. (R.)

(2) En Suède, Pierre Wargentin compte, dans l'espace de 9 ans, 23 hommes et 20 femmes au-dessus de 110 ans. (R.)

tant, en 1557, il y mourut un homme âgé de 121 années (1).

Il en est de même en Italie ; néanmoins, on trouve
des individus très âgés dans les provinces du nord, notamment en Lombardie.

En Espagne, on voit également quelques individus
vivre jusqu'à 110 ans, mais cela est rare.

La Grèce, pays beau et sain, a conservé la réputation
d'être favorable à la prolongation de la vie, qu'elle avait
dans l'antiquité. Tournefort rencontra, à Athènes, un
ancien consul âgé de 118 ans. Sous ce même rapport,
l'île de Naxos est restée célèbre.

En Égypte on voit des exemples d'une grande longévité (2).

L'Éthiopie passait autrefois pour être un pays où l'on
vivait longtemps, mais Bruce affirme le contraire.

(1) Lejoncourt a calculé que de 1824 à 1837, c'est-à-dire en 14 ans,
il est mort en France 2.124 centenaires ou 151 en moyenne par an ;
le total de la population d'après le recensement de 1836 étant de
33.540.910 habitants, il y aurait un centenaire sur 222.125 habitants Pendant le même laps de temps, la mortalité en France s'était
élevée à 11.687.564 individus, dont la moyenne est de 834.826, qui,
divisée par 151, donne un centenaire pour 5.528 morts.

En 1874, la statistique a établi que, sur les 37 millions d'habitants
dont se compose la France, il en était à peine 450 qui aient vu le
règne de Louis XV, c'est-à-dire dont la naissance remontait au delà
de 1774, ce qui donne en moyenne un centenaire par chaque
50.000 habitants. Ce n'est pas trop. (R.)

(2) Les Egyptiens avaient, aux yeux des anciens, le privilège des
longues vies ; cependant les dénombrements, faits par les Romains
en Afrique, ne comprennent aucun centenaire.

Un naturaliste du XVIᵉ siècle, Prosper Alpin, a constaté la grande
vigueur dont jouissaient les Egyptiens dans un âge avancé.

J.-D. Larrey a observé, en 1800, 35 individus âgés de plus de
100 ans, dans la seule ville du Caire.

P.-E. Botta assure que, de l'autre côté de la mer Rouge, dans
cette portion de l'Arabie qu'on appelle Heureuse, les exemples de
longévité ne sont pas rares.

D'autres voyageurs ont confirmé le fait qu'en Arabie on trouve
des scheiks d'une extrême vieillesse.

S'il y avait, chez ces peuples, un état civil tenu régulièrement,
on serait étonné de la longévité d'un grand nombre de Maures et
d'Arabes. (R.)

Aux Indes, on rencontre surtout les centenaires dans la secte des brahmanes, parmi les anachorètes et les ermites, qui ne pratiquent pas les mœurs dissolues des peuples de ces contrées.

Mortalité et Longévité. — Même dans les localités où la mortalité est considérable, quelques individus peuvent arriver à un âge beaucoup plus élevé que ne le font d'autres hommes, habitant des contrées où la mortalité moyenne est plus faible (1). C'est ce qui a lieu dans les pays chauds de l'Orient. Là, la mortalité est très faible, et par suite la population très dense ; les enfants, dans ces pays, souffrent moins qu'en aucune autre contrée, à cause de l'égalité et de la constance de la température. Néanmoins on y trouve proportionnellement beaucoup moins d'individus très vieux que dans les régions du Nord, où la mortalité générale est plus considérable.

Régions élevées et vallées. — Dans les régions élevées, il y a plus de vieillards que dans les vallées (2). Cependant cette règle souffre des exceptions, et ne doit pas être précisée d'une manière absolue, qui dirait, par exemple : Plus l'altitude est grande, meilleur est le séjour. L'extrême élévation, comme celle des glaciers, n'est pas une condition favorable à la longévité, et la Suisse, sans contredit le pays le plus élevé de l'Europe, offre moins de vieillards très âgés que l'Écosse, dont les montagnes sont moins hautes (3). Il y a une double

(1) Le nombre des vieillards dans un pays n'est pas la meilleure preuve de la vitalité des masses, ou de la durée de la vie moyenne. Ainsi la vie moyenne, calculée sur 8 années, est plus longue dans le département de l'Aube, qui, en 7 ans, a eu deux décédés centenaires, que dans le département de l'Aveyron, qui, pour le même temps, en a fourni 32. (R.)

(2) Les montagnes sont les pays les plus remarquables pour la longévité. Pallas raconte que les habitants des districts montagneux dans la province d'Isesk, au nord de la Sibérie, atteignent à une longue vieillesse ; qu'il est fort commun d'y voir des gens de 100 ans, et qu'il a vu lui-même un soldat âgé de 120 ans. (R.)

(3) Buffon, dans une liste qu'il a donnée de tous les pays de l'Eu-

raison pour cela : d'abord l'air, qu'on respire dans ces régions très élevées, est trop sec, trop raréfié, trop pur, et par suite il active trop la consommation ; en outre, la température y est très inégale, les transitions du chaud au froid sont trop brusques, et rien n'est plus nuisible à la santé que ces variations.

Uniformité de l'atmosphère. — Une circonstance très favorable à la prolongation de la vie, c'est l'uniformité constante de l'atmosphère, surtout sous le rapport de sa température et de sa densité ; aussi les contrées où se produisent de brusques variations du thermomètre et du baromètre ne sont pas favorables à la longévité. De semblables pays peuvent être sains, les hommes peuvent y devenir vieux, mais ils n'y atteignent pas l'extrême vieillesse, car chacune de ces variations subites est la cause d'autant de perturbations intérieures, qui entraînent une consommation considérable des forces et de l'appareil organique. Sous ce rapport, se distingue l'Allemagne, qui, par sa situation topographique, est à la fois exposée aux chaleurs du Sud et aux frimas du Nord, où le froid et le chaud peuvent régner le même jour, et où enfin, après un mois de mars brûlant, survient souvent un mois de mai glacé. Ce climat variable de l'Allemagne est sans doute la cause principale qui fait que, bien que ce pays soit sain, les hommes, tout en arrivant à un âge avancé, y atteignent moins souvent les limites d'une extrême vieillesse, que dans d'autres pays situés dans des conditions topographiques analogues.

rope, remarquables pour la longévité, met en tête les districts montagneux de l'Ecosse, et assurément, il n'est pas de contrée où, en proportion du nombre des habitants, on voie comme en Ecosse plus de sexagénaires, d'octogénaires et même de nonagénaires réunir toutes les qualités physiques et morales.

De même, il a été constaté que les montagnes de Galles, d'Auvergne ou de Suisse fournissent plus d'exemples de vieillesse extrême que les plaines de la Hollande ou de la Flandre. (R.)

Sécheresse et humidité. –   La trop grande sécheresse et la trop grande humidité sont nuisibles à la prolongation de la vie. Une atmosphère légèrement imprégnée d'humidité est bien plus favorable, et cela par les raisons suivantes (1). Un air humide est déjà en partie saturé, et par conséquent il absorbe moins d'eau, il épuise moins le corps de l'homme, et produit une consommation moins grande. En outre, dans une atmosphère humide, la température reste toujours plus égale, les alternatives de froid et de chaud sont moins brusques. Enfin une pareille atmosphère permet aux organes de rester plus longtemps souples et jeunes, tandis que la sécheresse amène la dessiccation des fibres, et hâte l'apparition des caractères de la vieillesse (2). Les îles nous fournissent la preuve de la vérité de cette assertion. Elles ont été et sont encore la patrie des vieillards. Toujours on a vu des hommes devenir plus vieux dans les îles que dans les pays voisins du continent. C'est ainsi que les habitants de l'Archipel grec jouissent d'une plus longue vie que ceux qui vivent sur le littoral de l'Asie; les gens de Chypre deviennent plus vieux que ceux de Syrie,

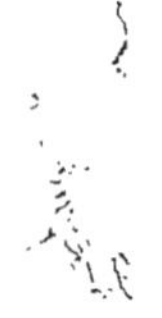

(1) Dans un climat tempéré, un ciel pluvieux paraît moins contraire à une longue vie qu'on pourrait le croire. En Irlande, où l'air est humide, on voit cependant un grand nombre de vieillards, et la moitié de ceux qui ont rempli une longue carrière soit en Angleterre, soit en Ecosse, ont passé leur vie dans les comtés occidentaux, qui sont généralement les plus sujets à de fréquentes pluies (*). (R.)

(2) Une température humide, contrairement à l'opinion généralement admise, expose moins aux maladies graves qu'une température sèche; exceptons cependant les endroits marécageux, dont l'influence malfaisante a été mentionnée. Dans les pays marécageux de la Suisse et de la France, la mortalité est d'un tiers ou d'un quart plus considérable que dans les régions montagneuses situées dans le voisinage.

D'après John Sinclair (**), Lincoln et plusieurs autres comtés marécageux de l'Angleterre offrent plusieurs exemples de longévité; mais vraisemblablement ce n'est que dans les situations élevées de ces provinces. (R.)

(*) John Sinclair, *Essai sur la longévité.* Paris, 1802, p. 5.
(**) Id., *Ibid.*, p. 7.

es Japonais plus que les Chinois. En Angleterre et en
Danemark, la longévité est plus grande qu'en Allemagne.
L'eau de mer exerce la même influence favorable que
l'eau douce, aussi voit-on les marins atteindre un âge
fort avancé. Au contraire, les eaux stagnantes exhalent
des vapeurs nuisibles.

Conditions telluriques. — Le sol lui-même, sa
nature, et les diverses conditions telluriques d'un lieu
paraissent avoir une action puissante, et on a cru que,
de tous les terrains, le sol calcaire était le moins favorable (1).

CHAPITRE III

ÉDUCATION PHYSIQUE RATIONNELLE

Première période du développement. — Deuxième période ou les
deux premières années. — Troisième période, allant de la fin de
la deuxième jusqu'à la douzième ou quatorzième année.

Une bonne direction donnée aux forces physiques, surtout dans les premières années de la vie, est d'une importance considérable au point de vue de la longévité. Ces
années de la première jeunesse peuvent être considérées
comme la continuation de la période de formation.

Première période du développement. — La première
phase du développement s'accomplit dans le sein de la
mère (2).

Deuxième période, ou les deux premières années.
— La deuxième période, non moins importante que la
première, a lieu pendant les deux premières années qui
suivent la naissance.

(1) En Hollande, pays humide et marécageux, la durée moyenne
de la vie n'est qu'à peine inférieure à celle qu'on observe dans les
plaines sablonneuses des Marches. (R.)

(2) Voy. p. 167.

L'enfant, en venant au monde, n'est encore qu'un être imparfait. C'est seulement après sa naissance, que les organes des sens et de l'intelligence acquièrent leur complète perfection ; il en est de même, non seulement au point de vue de la forme, mais encore à celui de la structure intime, pour les autres parties du corps, telles que les appareils respiratoire et musculaire, les dents, les os, les organes de la parole, etc. Il est dès lors facile de s'imaginer combien doit être grande l'influence exercée par cette éducation secondaire, sur la plus ou moins grande perfection de la vie et sur sa durée éventuelle. Dès ce moment, doit être déposé le germe d'une consommation plus ou moins hâtive, d'une constitution prédisposée à des dangers plus ou moins nombreux.

De ce fait, il résulte que la saison où l'enfant vient au monde n'est point une circonstance indifférente, c'est en cela qu'une heure de nativité favorable peut exercer sur la constitution physique une influence heureuse. En effet, les enfants qui naissent au printemps s'élèvent mieux, sont moins exposés à la mortalité, et ont plus d'espoir de vivre longtemps et en bonne santé, que ceux du commencement de l'hiver, des mois de novembre, décembre et janvier. Les premiers, en effet, sont plus tôt à même de jouir d'un air plus doux et plus frais, sont moins affaiblis par tous les dorlotages exagérés des parents, et, en outre, l'action vivifiante du printemps et de l'été agit favorablement sur eux et augmente leur force vitale. Ce mode d'action peut aussi se constater chez les animaux ; les animaux nés au printemps sont toujours plus alertes et plus robustes que ceux venus au monde en automne et en hiver. Telle est la règle du moins dans nos climats.

Les lois et principes qui concernent l'éducation physique de l'enfance peuvent être ramenés aux préceptes suivants :

1° Tous les organes, et surtout ceux qui sont indis-

pensables à la vie organique et à la vie intellectuelle
doivent jouir d'une organisation régulière, ils doivent
être exercés et perfectionnés le mieux possible. Parmi
ces organes, je range l'estomac, les poumons, la peau,
le cœur, le système vasculaire et les organes des sens.
Un poumon bien conformé s'entretient surtout en bon
état par l'absorption d'un air pur et sain, et par l'exercice de la parole, du chant, de la course ; un bon estomac, par une nourriture saine, facile à digérer, nourrissante, mais ni trop lourde, ni trop épicée ; une peau saine, par la propreté, les lotions, les bains, une bonne température, ni trop chaude, ni trop froide, et par l'exercice ;
la force du cœur et des vaisseaux, par tous les moyens
sus-indiqués, surtout par une nourriture convenable et
par l'exercice du corps.

2° Le développement successif des forces physiques et
morales doit être favorisé, mais on ne doit ni l'entraver
ni trop le hâter. Il faut sans cesse veiller à l'égale répartition des forces vitales, car l'harmonie et l'équilibre du
mouvement sont la base de la santé et de la vie. Dans ce
but, il sera utile de recourir d'abord à l'usage des bains,
au séjour en plein air, puis à l'exercice corporel.

3° La sensibilité morbide, c'est-à-dire l'impressionnabilité aux causes morbifiques, devra être émoussée et
endurcie ; il en sera de même de la sensibilité au froid,
au chaud, à la fatigue et à toutes les autres incommodités légères. On obtient ainsi un double avantage : la consommation vitale, en raison l'impressionnabilité moindre, devient moins considérable, et est moins exposée à
être troublée par des maladies.

4° On doit détruire ou éviter tous les germes, toutes
les causes de maladies inhérentes au corps, et tous les
désordres qui sont causés par une compression extérieure, comme ceux qui sont dus à une constriction trop
forte, à la malpropreté, etc.

5° Il faut continuellement entretenir et fortifier la force

vitale; pour cela, le meilleur moyen, c'est un air pur et frais. Il faut également favoriser dès le principe la force réparatrice de la nature, parce qu'en elle réside la meilleure défense que nous possédions contre les maladies en habituant dès le principe notre organisation à ne point recourir, à tout propos, à l'intervention de l'art, car, sans cela, la nature, accoutumée à compter sur un secours étranger, perd toute énergie pour se secourir elle-même.

6° Le travail vital, celui de la consommation, ne doit pas, dès l'abord, être trop accéléré ; il faut le maintenir à une allure modérée, afin que, n'avançant qu'avec une certaine lenteur, il nous conduise à une longue vie.

Ces idées peuvent être réalisées de la manière suivante, qui résume les principes les plus essentiels de l'éducation physique. D'abord, nous distinguerons, pour la pratique, deux périodes. La première s'étend jusqu'à la fin de la vingtième année, et exige certaines précautions spéciales.

La nourriture doit être bonne, mais proportionnée au jeune âge, par conséquent d'une digestion facile, plutôt fluide que solide, fraîche, saine, substantielle, mais ni très irritante ni échauffante. La nature, sur ce point, nous a donné l'enseignement le meilleur, elle qui a donné le lait pour premier aliment à l'enfant, à son début dans la vie (1). Le lait possède toutes les qualités qui sont reconnues nécessaires, il est très nourrissant, mais il n'est ni irritant, ni échauffant; c'est un aliment mi-partie végétal, mi-partie animal, et présentant par conséquent l'avantage d'être moins excitant que la viande, et de pouvoir, comme celle-ci, être facilement assimilé, à cause de sa ressemblance avec notre propre substance ; le lait, en un mot, est parfaitement approprié au corps de l'enfant.

L'enfant, en effet, vit plus activement que l'adulte ;

---

(1) Bouchut, *Hygiène de la première enfance*, 8e édition, Paris, 1885. — Donne, *Conseils aux mères*, 8e édition. Paris, 1894.

ses éléments se renouvellent plus rapidement, et il a besoin de nourriture, non seulement pour se maintenir, mais encore pour satisfaire à un mouvement de croissance, qui n'est jamais plus énergique que pendant les premières années de la vie. Tout cela fait que l'enfant a besoin d'une nourriture abondante et substantielle ; mais, d'un autre côté, ses forces digestives sont faibles et incapables de réduire et d'assimiler les aliments trop résistants, et n'ayant pas une grande analogie avec sa propre nature, par exemple les végétaux. Son alimentation doit donc être peu consistante et déjà animalisée, pour ainsi dire préparée et rendue analogue à sa nature par une autre créature vivante. L'enfant possède encore une forte excitabilité, une grande impressionnabilité, de sorte qu'une irritation, que perçoit à peine un adulte, devient pour lui une occasion de fièvre, ou provoque des convulsions et des désordres nerveux. Sa nourriture doit donc être douce et pas trop excitante.

Je regarde comme une des lois fondamentales de la nature, et comme une des causes les plus puissantes pour arriver à vivre longtemps, celle qui demande que l'enfant, pendant une année entière, soit nourri du lait de sa mère ou de celui d'une bonne nourrice (1). Dans ces derniers temps, on s'est beaucoup écarté de ce précepte, et il en est résulté maintes conséquences fâcheuses que je dois signaler ici.

On a voulu élever des enfants en les nourrissant d'extraits végétaux, comme la *gelée d'avoine*. Cette pratique peut quelquefois être utile, mais, adoptée comme méthode générale, elle doit nuire ; car elle nourrit d'une

---

(1) « La santé, le bien-être, une future existence durable dépendent très souvent d'une nourrice jeune, forte et saine. Qu'une mère délicate, nerveuse, malingre, aux débiles et sèches mamelles, confie son enfant à une pareille femme, les probabilités de longévité ne tarderont pas à se montrer pour le nouvel être (*). »

(*) Réveille-Parise, p. 466.

manière insuffisante, et n'introduit pas dans l'économie des matériaux assez animalisés. Un tel mode d'alimentation expose l'enfant à la faiblesse gastrique, aux acidités, au catarrhe et à la scrofule.

L'habitude de nourrir les enfants avec de la *bouillie de farine* est encore plus pernicieuse, car ce mode d'alimentation, outre l'inconvénient des divers genres de nourriture végétale (l'acidité), a encore pour conséquence d'obturer les vaisseaux chylifères les plus ténus, et les glandes de l'intestin ; il devient ainsi une cause effective de scrofule, d'atrophie ou de phtisie.

Certaines personnes, pour éviter ces inconvénients, et peut-être aussi par imitation des Anglais, soumettent les enfants à une alimentation composée de *viande*. C'est là un préjugé qui mérite surtout d'être détruit ; car, chaque jour, il devient de plus en plus en faveur ; il se conforme d'ailleurs à merveille à la méthode d'excitation, maintenant à la mode ; aussi un certain nombre de médecins n'accordent-ils pas à son influence nuisible une attention suffisante. La viande, dit-on, fortifie, et l'enfant a besoin d'être fortifié. Quant à moi, voici sur ce point ma manière de voir. Il doit toujours exister un certain rapport entre ce qui nourrit, et ce qui doit être nourri. Plus l'irritabilité est grande, plus une faible cause d'irritation produira d'effet ; plus elle est faible, moins l'action irritante se fera sentir. Mais, chez l'homme, cette irritabilité va sans cesse en décroissant. Elle est grande surtout dans les premiers temps de la vie, elle va ensuite en diminuant d'année en année, jusqu'au moment où elle disparaît avec la vieillesse. On peut donc dire que le lait, par ses propriétés excitantes et fortifiantes, se trouve par rapport à l'enfant dans les mêmes conditions que la viande par rapport à l'homme fait, et le vin par rapport au vieillard débile. Qu'on donne d'une manière prématurée à un enfant de la viande pour nourriture, ce sera lui donner un excitant qui agira sur lui comme le vin sur l'adulte, trop énergiquement, et dont l'usage est contraire aux lois de la nature. Par une conduite semblable, on fait naître et on entretient chez l'enfant une fièvre artificielle, on active la circulation sanguine, on augmente la température, et l'on produit un état de prédisposition aux accidents inflammatoires. Un enfant soumis à ce régime paraît florissant et bien nourri, mais la moindre chose peut produire chez lui un violent raptus sanguin, et, au moment de l'apparition des dents, de la petite vérole, et des autres fièvres qui s'accompagnent de fortes congestions sanguines vers la tête, on peut être sûr qu'on verra apparaître de la fièvre inflammatoire, des convulsions, et des apoplexies. La plupart des hommes croient qu'on meurt seulement de faiblesse, mais on succombe aussi à l'excès de force, de plénitude et d'excitation ; or, l'usage inopportun de moyens irritants peut amener pareil résultat. En outre, l'usage prématuré de cette alimentation trop forte accélère le travail vital et celui de la consommation, communique une activité exagérée à tous les organes du corps, imprime à la vie une allure plus accentuée, mais aussi plus hâtive, et, au lieu de fortifier, comme on le croit, contribue au contraire à raccourcir la vie (1).

En outre, il ne faut pas oublier qu'un usage ainsi précoce de la viande accélère la dentition et aussi la puberté, ce qui est toujours une cause d'abréviation pour la vie, et qu'il exerce en outre sur le caractère une influence fâcheuse. Tous les hommes, tous les animaux uniquement carnivores sont violents, cruels, passionnés ; au contraire, une nourriture végétale vous dispose à la douceur et à l'humanité. C'est ce que l'expérience m'a maintes fois prouvé. Certains enfants auxquels on avait donné

---

(1) Une croissance lente et graduelle, jusqu'à l'époque de l'âge mûr, est considérée comme favorable à la longévité (*).

(*) John Sinclair, p. 3.

prématurément et surabondamment de la viande devinrent, il est vrai, des hommes robustes, mais ils étaient passionnés, violents et brutaux ; je doute que de telles dispositions les aient rendus propres à faire leur bonheur ou celui des autres. Il y a néanmoins des cas où la viande peut rendre quelques services, c'est lorsqu'il s'agit de jeunes sujets d'une constitution affaiblie, élevés sans avoir goûté au lait maternel ; mais dans ce cas la viande est un médicament, et 'ne doit être employée que d'après l'avis d'un médecin.

Ce que je viens de dire de la viande s'applique encore mieux au *vin*, à la *bière*, au *café*, au *chocolat*, aux *épices*.

Un règle importante pour diriger l'éducation physique des enfants, c'est donc que, dans les premiers dix-huit mois de leur vie, on ne doit leur donner ni viande, ni bouillon, ni bière, ni café, ni vin, mais qu'ils doivent boire seulement le lait maternel.

Vers deux ans, on peut permettre quelques légères soupes au bouillon ; mais de la viande elle-même, on ne doit en donner qu'alors que l'enfant a ses dents, c'est-à-dire vers la fin de la seconde année.

On ne fera boire de la bière que là où l'eau ne vaut rien ; sans cela, l'eau est, pour les enfants, la boisson la meilleure. Le vin est inutile, à cet âge, à moins que la faiblesse de l'estomac et de la constitution générale n'en indique l'usage ; on s'en servira donc, non comme aliment, mais comme remède, et sur l'ordonnance d'un médecin.

Si des obstacles insurmontables, malheureusement fréquents à notre époque, s'opposent à l'allaitement naturel, comme par exemple, si un état valétudinaire, des dispositions à la phtisie, un système nerveux affaibli empêchent la mère de nourrir, ce qui serait alors plus dangereux qu'utile pour la vie de l'enfant, et s'il est impossible de se procurer une nourrice saine, il faut se résoudre à allaiter l'enfant artificiellement. Quoique cette

méthode soit toujours préjudiciable, on peut, néanmoins,
la rendre moins dangereuse à l'aide des précautions suivantes.

Qu'on laisse d'abord l'enfant, si cela est possible, te-
ter la mère pendant les premiers quinze jours et même
pendant le premier mois. On ne saurait croire quelle influence favorable ce procédé exerce sur l'enfant pendant
la première période de la vie. On remplace ensuite le lait
de la mère par celui d'une chèvre ou d'une ânesse, qui
doit toujours être bu au moment où il vient d'être trait,
et est encore pénétré de la chaleur vitale. Mieux vaudrait
même laisser l'enfant prendre ce lait à l'animal lui-
même. Dans le cas où cela est impossible, il faut alors
recourir à un mélange d'eau et de lait de vache, qui sera
pris tiède ; de plus, une fois par jour, on fera boire du
lait pur, fraîchement trait. Une remarque importante,
c'est que ce n'est pas le lait qu'il faut faire chauffer, car
il prend alors un goût suret, mais bien l'eau qui sert à
le couper. Avec ce genre d'alimentation, il est nécessaire
de faire prendre plutôt à l'enfant de légères soupes de
biscuit concassé, de gruau, de sagou, cuites dans moitié
lait, moitié eau ; on peut aussi donner quelques bouillons bien dégraissés, quelques laits de poule faits avec
un jaune d'œuf, délayé dans un demi-litre d'eau, et sucré. Les pommes de terres sont un aliment nuisible pour
les enfants dans leur premier âge. Quoiqu'elles soient,
en général, un très sain manger, pour de si jeunes estomacs, elles sont néanmoins indigestes.

A partir de sa troisième semaine, on enverra tous les
jours l'enfant prendre l'air, on pourra le sortir plus tôt
en été, plus tard en hiver. Ces sorties seront continuées
sans interruption, sans se laisser arrêter par la mauvaise
saison.

Les enfants et les plantes ont certains points de ressemblance. Qu'on leur donne une nourriture abondante,
de la chaleur, etc. ; mais qu'on les prive d'air et de lu-

mière, ils deviendront pâles et se flétriront, leur croissance cessera, et ils finiront par mourir. Respirer un
air pur et frais est une nourriture aussi nécessaire, et
même plus indispensable à l'entretien de la vie que boire
ou manger. Je connais des enfants qui toute leur vie
sont restés faibles et blafards, parce que, dans leur enfance, ils avaient été élevés comme des plantes de serre
chaude. Au contraire, l'exercice quotidien en bon air,
un bain d'air chaque jour, est le seul moyen de donner
à l'enfant nouveau né de belles couleurs, de la force, de
l'énergie pour tout le restant de ses jours. Il y a dans
cette conduite un important avantage en ce sens que,
déjà, on endurcit le corps contre les causes pathologiques, et qu'on le rend capable de supporter les alternatives de chaud et de froid, et autres intempéries. Si l'enfant peut aller prendre l'air dans un endroit couvert de
gazon, et planté d'arbres, un peu éloigné des habitations, cela n'en vaudra que mieux.

7° On lavera chaque jour le corps de l'enfant avec de
l'eau fraîche et un peu froide. Cette pratique est indispensable à la propreté et à la vitalité de la peau, à l'é-
nergie du système nerveux, et à la prolongation de la
vie. Ces lavages ont lieu chaque jour, à partir du moment de la naissance ; dans les premiers temps, on se
sert d'eau tiède, mais bientôt on emploie l'eau froide, qui
doit avoir été puisée depuis peu à la source ou à la fontaine. En effet, l'eau ordinaire possède certains principes aériens, qui disparaissent lorsqu'on la laisse quelque temps sans s'en servir, et auxquels elle doit une
partie de sa vertu fortifiante. Mais ce lavage doit se faire
rapidement et on le fait suivre de frictions sur tout le
corps ; celui-ci, trop longtemps mouillé, se refroidirait,
tandis que cet essuiement rapide le réchauffe. Il ne faut
pas non plus mouiller ainsi l'enfant quand il sort du
lit, et en général quand il est en moiteur.

8° On baignera l'enfant chaque semaine une ou deux

fois dans de l'eau tiède, ayant une température de 28 à
3o degrés centigrades.

Ce moyen excellent possède un si grand nombre de
vertus salutaires, et est tellement approprié au jeune
âge, que je le nommerais volontiers un arcane destiné
à opérer le perfectionnement de l'espèce humaine. La
propreté et l'excitation de la vitalité de la peau, le développement libre, mais sans excès, des forces et des
organes, la régularisation de la circulation, le concours
harmonique du tout, base de la santé, le renforcement
du système nerveux, la modération de l'excitabilité des
fibres et de la consommation vitale, la purification des
humeurs, tels sont les effets de cette méthode, et je suis
à même d'affirmer qu'il n'est aucun moyen plus propre
à obtenir une grande longévité. Le bain ne doit pas être
composé seulement d'eau chaude, mais on doit mélan-
ger celle-ci d'eau fraîche, récemment prise à la source ;
le tout devant former un mélange tiède. C'est en été
que l'eau est la meilleure, parce qu'elle a été échauffée
par les rayons du soleil. Le bain ne durera pas plus
d'un quart d'heure pour un très jeune enfant ; plus
tard on augmentera sa durée. Jamais on ne doit le prendre dans les premières heures qui suivent le repas.

9° Il faut éviter l'excès de chaleur, ainsi une chambre
chaude, les édredons, les habits trop chauds. Trop de
chaleur augmente beaucoup l'irritabilité et accélère la
consommation vitale ; on affaiblit ainsi, on relâche les
fibres et on rend sensible à tout refroidissement.

Je regarde surtout comme important d'accoutumer de
bonne heure les enfants à coucher sur des matelas de
crin, de la balle d'avoine ou de la mousse ; ceux-ci ne
s'échauffent ainsi jamais trop, conservent beaucoup d'é-
lascité, et forcent les enfants, en ne s'affaissant pas, à
conserver une attitude droite pendant leur sommeil, ce
qui empêche que la croissance ne se fasse d'une manière défectueuse, et de plus contribue à retarder le mo-

ment des désirs génésiques. Pendant les grands froids de l'hiver, on peut se servir, comme couverture, d'un léger édredon.

10° L'habillement doit être ample, ne serrer nulle part, il ne doit pas être fait de tissus imperméables ou trop chauds, mais d'étoffes faciles à renouveler et à nettoyer, par exemple de coton, et en hiver de laine légère; il faut qu'on évite tous liens serrés, tous corsets inflexibles, tous souliers trop étroits, etc., ils peuvent devenir la source de maladies, qui raccourciront la vie. La tête doit être tenue découverte à partir de la quatrième ou de la huitième semaine, suivant la saison.

11° Il faut observer la propreté la plus minutieuse, c'est-à-dire changer chaque jour de chemise, tous les huit jours d'habillement, tous les mois de lit.

On évitera les exhalaisons mauvaises, surtout on ne laissera pas séjourner plusieurs personnes dans la chambre d'un enfant, on n'y conservera pas de linge sale et on n'en fera pas sécher.

La propreté est la moitié de la vie d'un enfant; plus on le tiendra proprement, plus il deviendra sain et florissant. Rien qu'à l'aide de la propreté et d'une alimentation modérée, on peut rendre, en peu de temps, l'enfant fort, frais et dispos; sans elle, au contraire, on a beau le nourrir abondamment, il maigrit et pâlit. Telle est la cause qui fait dépérir et pâlir des enfants, sans qu'on sache pourquoi. Les gens ignorants croient alors qu'ils sont ensorcelés ou qu'ils ont des vers ; le démon qui les possède et qui finira par les dévorer, ce n'est rien autre chose que la malpropreté.

Troisième période, allant de la fin de la deuxième jusqu'à la douzième ou quatorzième année. — Pour cet âge je recommanderai le régime suivant :

1° Observer les lois de la propreté ; se laver à l'eau froide, prendre des bains, se vêtir légèrement pour aller à l'air, et observer les diverses précautions déjà indiquées.

2° Le régime ne doit pas être trop recherché, trop fixe, trop artificiel. Ce qu'il y a de mieux, c'est de donner comme aliments aux enfants une certaine quantité de viande et de légumes, et de les accoutumer à manger de tout, pas trop souvent, et sans excès.

Qu'on soit bien persuadé qu'en observant les autres préceptes de l'éducation physique on n'aura pas besoin, pour avoir des enfants bien portants, de les soumettre à un régime délicat et compliqué. On n'a qu'à voir les enfants de la campagne, qui, avec un régime étranger à toute médecine, deviennent sains et forts. Mais, franchement, on ne doit pas non plus faire ce qu'on a essayé, c'est-à-dire donner une nourriture de paysan aux enfants, et en même temps les faire coucher sur des lits de plume, les tenir enfermés dans la chambre, sans prendre d'exercice ; ou bien encore, leur faire prendre des bains froids, mais continuer en même temps de les tenir dans des appartements très chauds, et de les couvrir d'édredons. Le caractère d'une bonne éducation, c'est l'unité et non la contradiction dans la direction.

C'est très bien de leur donner à manger quatre fois par jour, à des heures précises, et d'observer fidèlement cette habitude. Les seules choses que les enfants ne doivent point goûter sont les épices, le café, le chocolat, les plats sucrés ou frits dans la graisse, les lourdes pâtisseries, et le fromage. L'eau est la boisson qui leur convient le mieux ; c'est seulement là où il n'y a pas de l'eau bien pure que je permets aux enfants de boire de la bière.

3° Comme couronnement de l'éducation physique, nous arrivons à l'exercice musculaire. On doit laisser l'enfant passer une partie de son temps à faire de l'exercice corporel et de la gymnastique, et cela, en plein air, c'est ainsi que celle-ci est le plus utile (1). Ces exercices

(1) Voy. Angerstein et Eckler, *la Gymnastique, à la maison, à la*

augmentent les forces, donnent de l'activité au corps, contribuent à la bonne répartition des forces et servent puissamment à empêcher les défauts de conformation.

4° Il ne faut pas tendre de trop bonne heure les forces intellectuelles vers l'étude. C'est un préjugé énorme qu'on ne peut jamais commencer trop tôt l'instruction des enfants. On commence prématurément quand on choisit l'instant où la nature a besoin de toutes ses forces pour achever et rendre parfait l'individu : or ce travail se prolonge jusqu'à la septième année. Si l'on contraint l'enfant trop jeune à séjourner dans une classe pour s'y instruire, on enlève à son corps la portion la plus exquise de ses forces, qu'on emploie au travail de l'esprit, et il en résulte inévitablement un arrêt de la croissance, une conformation défectueuse, des troubles digestifs, la scrofule, une exagération de l'action nerveuse, qui, pendant toute la vie, se traduit par des maux de nerfs, de l'hypochondrie, etc.

Néanmoins, relativement à l'application de ces préceptes, il faut tenir compte des différences particulières aux individus, et à leur plus ou moins grande vivacité intellectuelle ; mais, en tout cas, j'engage à faire le contraire de ce qui se pratique généralement. Si l'enfant est doué de facultés intellectuelles précoces, au lieu de se baser sur cette précocité, comme on ne le fait que trop souvent, pour le pousser plus hâtivement à l'étude, il faut, au contraire, ne l'astreindre que tardivement au travail de tête, car cette intelligence prématurée n'est souvent qu'un état maladif, ou tout au moins peu naturel, qui doit être plutôt empêché que favorisé, à moins qu'on ne préfère obtenir un monstre de science, à la place d'un homme sain, bien portant et destiné à vivre longtemps. Quant à l'enfant chez lequel le corps semble dominer l'esprit, qui ne se développe qu'avec

chambre et au jardin. Paris, 1892, et *la Gymnastique des demoiselles*. Paris, 1892.

peine, on peut commencer plus tôt, et avec plus de suite, à exercer son intelligence.

Je rappellerai encore ici qu'une grande partie des inconvénients d'un travail intellectuel trop précoce ne viennent pas tant des efforts auxquels on astreint l'esprit de l'enfant que du séjour continu dans une classe, et de l'air renfermé et corrompu qu'on y respire. Ces mauvaises conditions d'aération rendent, au moins, le danger doublement grand. Dans ma conviction, les inconvénients seraient bien moindres, si on choisissait, pour exercer l'intelligence des jeunes gens, l'espace libre. Devant eux s'ouvrirait le livre de la nature, et ce livre, en supposant que le professeur sût y lire, est bien plus intéressant, bien plus instructif pour l'enfance que tous les livres écrits et imprimés.

CHAPITRE IV

BON RÉGIME, MODÉRATION DANS LE MANGER ET LE BOIRE

Qualité et quantité des aliments. — Ce n'est pas ce que nous mangeons, mais ce que nous digérons qui nous profite et nous nourrit. — Bonne dentition. — Lecture à table. — Exercice après le repas. — Ne pas trop manger. — Manger à des heures fixes. — Repas du soir. — Boissons. — Eau. — Bière. — Vin. — Potages. — Qualité des aliments. — Aliments animaux. — Viande. — Animaux à sang chaud. — Œufs. — Lait. — Fromage. — Beurre. — Animaux à sang froid. — Aliments végétaux. — Farineux. — Pain. — Pâtisserie. — Végétaux succulents. — Légumes et fruits. — Végétaux de haut goût et épices. — Préparation des mets. — Condiments. — Épices. — Graisse. — Vases servant à la préparation des aliments. — Tabac.

L'idée qu'on doit se faire d'un bon régime est en quelque sorte relative ; ce sont justement les gens qui n'ont jamais usé d'un régime recherché, mais qui ont vécu

avec la plus grande sobriété, qui sont parvenus à
l'âge le plus avancé ; c'est en effet un des principaux
privilèges de l'homme, de pouvoir se nourrir des aliments les plus différents, et de ne point être obligé,
comme les animaux, de manger toujours les mêmes
choses.

L'homme qui vit, au milieu d'un air pur et en tra-
vaillant, n'a besoin que d'un régime très simple ; c'est
notre manière de vivre artificielle, qui nous rend nécessaire un régime compliqué.

Qualité et quantité des aliments. — Quand nous
nous plaçons au point de vue de la prolongation de la
vie, ce n'est pas seulement la qualité des aliments, mais
aussi leur quantité, auxquelles il nous faut avoir égard.
Cornaro (1) nous a donné sur ce point un exemple frappant, et nous a montré combien, en s'observant, sous
ce dernier rapport, un homme, d'ailleurs faible de constitution, pouvait vivre longtemps (2).

On peut affirmer, sans craindre de se tromper, que
la majorité des hommes mange bien plus qu'il n'est
nécessaire ; et dès l'enfance, en nous bourrant et nous fai-

(1) Voyez p. 28.
(2) Dans les contrées méridionales et en Orient, de pareils exemples sont très fréquents.

Une poignée de maïs, écrasée entre deux pierres, suffit à l'ouvrier
arabe, un peu de riz au porteur indien, une écuelle de macaroni au
portefaix de Naples. Nos cultivateurs du centre de la France ont vu
avec surprise, vers la fin du premier Empire, les prisonniers espagnols vivre, sans privation, d'une salade par jour.

Le Nord est moins sobre que le Midi. La quantité de nourriture
nécessaire à l'homme augmente, à mesure que l'on se rapproche davantage du pôle. Le capitaine Ross rapporte qu'un Esquimau mange
aisément jusqu'à vingt livres de saumon par jour : il y aurait de quoi
étouffer même un Allemand.

Le Parisien, qui ne fait que trois repas en vingt-quatre heures, boit
un peu de café au lait ou de chocolat le matin, déjeune à midi, mange
une soupe, deux plats et un dessert le soir, ne revient pas de surprise
en voyant les habitants de Berlin ou de Vienne se délecter longuement
chaque jour à quatre repas, dont un seul le rendrait incapable
d'aucun travail, si même il ne le faisait pas mourir d'indigestion (R.).

sant manger outre mesure, on nous prive du sens de la satiété.

Je vais retracer ici les règles du manger et du boire, qui me semblent les meilleures et qui, je le crois, exercent sur la vie une favorable influence (1).

Ce n'est pas ce que nous mangeons, mais ce que nous digérons, qui nous profite et nous nourrit.— Par conséquent, celui qui veut devenir **vieux** doit manger lentement, car c'est dans la bouche **que les** aliments doivent subir le premier degré de préparation avant d'être assimilés. Ce premier degré, c'est la bonne mastication et le mélange intime avec la salive, double opération, que je regarde comme des plus importantes pour l'œuvre entière de la réparation, et par suite pour la prolongation de la vie ; la preuve de cette importance, c'est que tous les gens qui ont vécu longtemps avaient l'habitude de manger lentement.

Bonne dentition.— Une bonne dentition joue ici un rôle capital, et c'est pour cela que je range la conservation des dents parmi les causes qui concourent à la prolongation de la vie. Persuadé de l'importance des dents, je vais donner quelques conseils, qui, s'ils sont suivis, pourront conserver ces utiles organes, dans leur état d'intégrité, jusqu'à l'âge le plus avancé.

Il faudra toujours manger avec la viande du pain ou des légumes, car la viande, seule, reste embarrassée entre

---

(1) Des expériences ont été faites afin de connaître le temps nécessaire à l'estomac pour digérer les aliments de diverses sortes. Ces observations avaient principalement pour objet l'alimentation du soldat.

On a trouvé que, pour être digérés : le bouillon au riz réclame 1 heure ; l'orge et le froment cuits à l'eau, 2 et demie ; les fèves cuites à l'eau salée, 2 et demie ; la soupe aux fèves, 3 ; le bœuf rôti, 3 ; le bœuf bouilli, 3 et demie ; le bœuf maigre et séché rôti, 3 et demie ; le pain frais de froment, 3 et demie ; le beurre fondu, 3 et demie ; le fromage vieux, 3 et demie ; la soupe au pain et aux légumes, 4 ; le bœuf salé bouilli, 4 et demie ; le bouillon d'os, 4 et demie ; le choux cuit à l'eau, 4 et demie ; la graisse de bœuf bouillie, 5 et demie ; les tendons bouillis, 5 et demie. (R.)

les dents, se corrompt, et attaque les dents. On voit, en effet, que les gens qui ne mangent pas de viande ou n'en mangent que peu, comme les paysans, ont toujours de bonnes dents, quoiqu'ils ne les nettoient guère. Aucune poudre à dents n'est meilleure, en effet, que l'acte de mâcher un morceau de pain noir tout sec. C'est donc une excellente habitude que celle de croquer lentement, après chaque repas, un petit croûton de pain.

On doit soigneusement éviter pour les dents tout changement brusque de température, du chaud au froid ou du froid au chaud. Car l'émail peut se fendre sous l'influence de cette brusque variation de température; il se produit alors une perte de substance, où se logent des corps étrangers, qui finissent par causer la mortification des couches internes de la dent. Il vaut donc mieux ne pas prendre dans la bouche des corps trop chauds ou trop froids, et surtout ne jamais boire froid pendant qu'on est en train de manger quelque chose de chaud de la soupe par exemple.

Il ne faut pas croquer du sucre, et on doit se priver en général des sucreries, car cela colle aux dents et les abîme.

Dès qu'on remarque qu'une dent se creuse, il faut la faire enlever, car sans cela elle gâte les autres.

Tous les matins, mais surtout après le repas, il faut se rincer les dents pour enlever le reste des aliments, qui d'ordinaire se logent entre les dents et les font se gâter. Il est très utile de frotter, non pas tant les dents elles-mêmes que les gencives, et pour cela on peut se servir d'une brosse à dents demi-dure; cela rend la chair des gencives plus résistante, plus ferme, la fait croître et mieux entourer les dents, ce qui contribue énormément à leur conservation (1).

Si on observe ces précautions, on aura rarement besoin de poudre à dents.

(1) Voy. Dramsen, *les Dents de nos Enfants*. Paris, 1889. (R.)

Mais dans le cas, assez fréquent, où les dents sont disposées à se couvrir de tartre, je recommanderai de se servir du moyen suivant qui est fort innocent. On prendra 15 centigr. de bois de santal rouge, 17 centigr. d'écorce de quinquina, on les pulvérisera et on les passera à travers un tamis fin, on y ajoutera cinq à six gouttes d'essence de girofle et de bergamotte, et tous les matins on se frottera avec cette poudre les dents, et particulièrement les gencives. Dans le cas où la chair des gencives est spongieuse, saignante, scorbutique, on ajoutera quelques parcelles d'alun.

La croûte de pain carbonisée et réduite en poudre est un dentifrice commode et sans inconvénient.

Lecture à table. — Il faut se garder d'étudier à table, d'y lire, ou d'y travailler de tête (1). Cet instant de la journée doit être tout entier consacré à l'estomac. C'est le moment où il règne, et l'esprit ne doit intervenir que pour l'aider dans sa tâche.

Ainsi, par exemple, l'hilarité est un des meilleurs digestifs que je connaisse, et l'habitude de nos ancêtres, de l'exciter par des poésies badines et à l'aide des bouffons, reposait sur de bons principes médicaux. En un mot, on doit rechercher à table les convives gais et dispos. Ce qu'on absorbe dans des dispositions joyeuses et plaisantes donne un sang léger et excellent (2).

Exercice après le repas. — Qu'on ne se livre pas immédiatement après le repas à un exercice violent, car cela est une forte cause de trouble pour la digestion et pour le travail d'assimilation. Le mieux, c'est alors de

(1) D'après le docteur Mottard (de Saint-Jean de Maurienne), manger et lire sont deux choses qu'on ne doit pas faire en même temps ; celui qui lit en mangeant ne mâche point convenablement ses aliments et ne les insalive pas assez ; de là des dyspepsies. L'habitude contre laquelle il s'élève est, selon l'auteur, un des motifs pour lesquels les longévités ne se rencontrent qu'exceptionnellement dans les communautés religieuses. (R.)

(2) Gros, *Mémoires d'un estomac*, 4ᵉ édition. Paris, 1888.

rester assis ou de marcher lentement, ou de se reposer en se livrant à une conversation agréable. Le temps le plus opportun pour prendre de l'exercice, c'est avant le repas ou trois heures après.

Ne pas trop manger. — Ne jamais manger assez pour que l'estomac semble lourd. Le mieux est de s'arrêter avant d'être comme gorgé. Toujours la quantité des aliments doit être proportionnée avec le travail corporel; moins le corps a travaillé, moins il a besoin de nourriture (1).

Manger à des heures fixes. — Il faut s'habituer à manger à des heures fixes. Rien n'est plus préjudiciable que de manger d'une manière non réglée, à toutes heures de la journée et entre ses repas.

Pour que la digestion soit bonne, il faut que de temps en temps l'estomac attende, c'est-à-dire qu'il reste vide de temps en temps, afin de rassembler ses forces, et pour

(1) Le doyen d'âge des membres du parlement anglais, sir Isaac Holden, qui est plus vieux de sept ans que M. Gladstone, donne les conseils suivants aux personnes désireuses de battre le record de la centième année :

« Les lois de la santé sont des plus simples et peuvent se résumer en deux mots : sobriété extrême et exercice prolongé en plein air.

« J'ai suivi très assidûment ce précepte, et je dois dire que je m'en suis toujours réjoui. Je ne souffre jamais de l'estomac et j'ignore absolument ce que peut être une indigestion. Une nourriture sobre et modérée, deux heures de promenade au dehors chaque jour, quelque temps qu'il fasse, sont les deux seules règles de conduite que je me suis imposées et desquelles je n'ai jamais varié.

« Mon déjeuner se compose exclusivement d'une poire, d'une orange de quelques grains de raisin et d'un biscuit. Les fruits constituent, d'après mon expérience, l'aliment léger et salubre par excellence, et je ne saurais trop en recommander l'usage aux personnes soucieuses d'une bonne digestion.

« Mon repas de la journée comporte une demi-assiette de soupe accompagnée de quelques grammes de bœuf, de mouton ou de poisson. Mon dîner est le plus généralement une simple répétition du déjeuner du matin.

« Loin de m'affaiblir, cette diététique m'est particulièrement salutaire et je me félicite chaque jour de l'avoir ponctuellement suivie. » (R.) (*)

(*) *Annales d'Hygiène*, 1895, tome XXIII, p. 457.

oisson froide que nous avalons ne s'échauffe pas en uelques minutes dans notre estomac, et n'y prend pas a température d'une soupe chaude ? Ce qu'il faut éviter, 'est de la prendre trop brûlante, d'en absorber trop à la ois ; sans cela manger de la soupe n'est nullement nuiible, au contraire. Elle sert de boisson, et est ainsi utile ux savants, aux femmes et à tous ceux qui ne boivent ue peu ou jamais entre leurs repas ; ces individus, s'ils essaient de faire usage de potages, ne recevraient pas .ans leur sang une quantité suffisante d'humidité ; en utre les liquides absorbés sous forme de soupe se mê-ent plus vite et plus rapidement avec nos humeurs, que uand ils sont administrés purs et froids. C'est pour .ela que la soupe est un grand préservatif contre la riidité et le desséchement du corps, et devient un excelent moyen d'alimentation pour les individus âgés et our ceux d'un tempérament sec.

Plus l'homme devient vieux, plus il doit faire usage e la soupe ; pour lui, elle est une sorte de médicament. Jne bonne soupe chaude est alors le meilleur agent conre les refroidissements, les douleurs nerveuses, les miraines, les coliques et les crampes d'estomac. Ce qui rouvera encore l'utilité ou du moins l'innocuité de la oupe, c'est que nos aïeux, gens plus robustes que nous, aisaient une grande consommation de soupes, que les aysans en mangent beaucoup, et qu'enfin tous les gens rès âgés que j'ai connus étaient de grand partisans le la soupe.

ien de le recommander à tous ceux qui ont atteint l'âge de 50 ans , oque à laquelle le corps a achevé de compléter sa vigueur et ses for-ies. Il y a bien quelques exceptions à cette règle, mais elles sont peu ombreuses. A part les cas de lésions organiques, celles du cœur en articulier, un état nerveux trop prononcé, trop grave, il faut le conciller à tous les vieillards, en leur recommandant de l'associer à des liments convenablement choisis, tant pour la quantité que pour la ualité, suivant les circonstances et les conditions particulières de anté, de position et de fortune. (R.)

Qualité des aliments. — Comme complément à ce que nous venons de dire, je vais donner une liste des principaux mets, considérés au point de vue médical : elle servira à faire connaître les qualités des divers aliments et leur influence favorable ou nuisible sur la santé.

L'homme est fait et organisé de manière à manger et à assimiler toute espèce d'aliment. Chaque animal a un genre de nourriture qui lui est particulier, il n'en est point ainsi de l'homme ; et c'est là une propriété qui contribue à sa supériorité. Il était fait pour habiter toutes les contrées du globe ; il était donc nécessaire que sa nourriture ne fût pas bornée à un certain nombre d'aliments.

L'homme, du reste, ne jouit de ce privilège que quand il est bien portant, et qu'il mène un genre d'existence conforme à la nature. Celui qui est maladif, ou qui vit d'une manière contraire aux lois naturelles, devient sensible au plus ou moins de digestibilité des aliments, à leurs divers degrés d'irritation (1). Or parmi ceux qui habitent les villes, les classes supérieures sont composées de ceux qui exercent des professions libérales, ou ont un état qui les oblige de rester presque constamment assis ; on en voit bien peu qu'on puisse regarder comme menant une vie tout à fait d'accord avec les lois de la nature. Le riche et le puissant qui vivent uniquement pour le plaisir, le savant qui sacrifie au travail de la pensée les forces de son corps et de son estomac, qui, au mépris des premières lois de la nature, néglige de prendre de l'exercice et de respirer un air pur, l'ouvrier, forcé, par sa profession, de rester toujours assis, tous ces gens-là ne peuvent guère prétendre à mener une vie naturelle ; aussi, est-ce à eux qui, en définitive, constituent

(1) J.-B. Fonssagrives, *Hygiène alimentaire des malades, des convalescents et des valétudinaires*, 3ᵉ édition. Paris, 1881. (R.)

la majorité des citoyens dans une ville, que ces préceptes seront surtout utiles.

Je passerai d'abord en revue les diverses sortes d'aliments (1), puis je m'occuperai de leur préparation.

Aliments animaux. — Leurs principales propriétés sont les suivantes :

En général, ils sont nourrissants, ce qui les rend préjudiciables aux gens pléthoriques et replets, tandis qu'ils conviennent à ceux dont le sang est appauvri, et qui sont de faible constitution.

Viande. — La viande donne une plus grande tendance à la putréfaction que les végétaux. La viande est excitante et échauffante, c'est-à-dire qu'elle contient des éléments excitants, qu'elle accélère la vitesse de la cir-

(1) Quoiqu'il soit difficile d'établir les nuances précises qui peuvent servir à fonder une classification des aliments, cependant on peut distinguer quelques règles générales.

On doit considérer seulement comme nourrissantes les matières analogues à celles qui composent le corps. Ces matières sont, à peu d'exceptions près, constituées par des combinaisons azotées : elles seules peuvent être considérées comme fournissant de vrais éléments de nutrition et de réparation : ce sont l'albumine, la fibrine, la caséine, la créatine, matières fournies par le règne animal, puis l'albumine végétale fournie par le règne des plantes, ainsi que la légumine. Unies à certains sels, à certaines bases, au phosphore, au soufre, au fer, à l'oxygène et à l'eau, elles constituent en grande partie la matière corporelle. D'une autre part, les matières non azotées comme la graisse, le sucre, la gomme, la fécule, servent surtout à aider au travail de la nutrition et de la restauration. Au bout d'un certain temps, aucune de ces substances isolées ne suffirait à elle seule à soutenir la vie, mais les matières azotées pourraient le faire plus longtemps que celles qui sont dénuées d'azote.

Dans les plantes, les éléments nutritifs sont la plupart du temps mêlés à beaucoup d'autres qui ne le sont pas, de plus ils sont difficilement solubles; aussi un régime végétal exige un estomac vigoureux et, pour être aussi nourrissant qu'un régime animal, il faut que la quantité d'aliments soit beaucoup plus considérable.

L'alimentation animale consiste en matières faciles à digérer, nourrissantes et albumineuses, en substances grasses, le tout assaisonné avec du sel. La créatine et la créatinine, substances plus excitantes, entrent dans la composition de ces aliments. Quant à la gélatine, qu'on prenait autrefois pour un aliment des plus complets, elle ne paraît pas jouer dans l'alimentation un rôle aussi important qu'on le supposait. (H.)

culation, l'activité des organes, et augmente la chaleur.

La viande nourrit bien plus et donne plus de sang, mais elle exige, pour être bien assimilée, beaucoup plus de travail et d'exercice corporel ; sans cela elle vous rend pléthoriques. Aussi n'est-elle pas très bonne pour ceux dont le tempérament est sanguin, l'humeur cholérique, le tempérament emporté, qui sont disposés à l'inflammation et aux hémorrhagies ; au contraire, elle convient aux tempéraments mous, froids, indolents et phlegmatiques.

La chair du poisson est moins échauffante que celle des autres animaux.

Pendant les chaleurs de l'été, il faut éviter de manger trop de viande.

Les savants et les gens qui restent habituellement assis ne doivent user qu'avec prudence de cette sorte d'alimentation, car ils n'ont pas besoin de moyens de restauration aussi énergiques ; ce n'est pas chez eux les parties grossières du corps qui doivent être remplacées, mais ce sont ces humeurs délicates, qui sont consommées pendant les travaux de l'esprit.

Ce ne sont pas les grands mangeurs de viande, mais bien ceux qui se nourrissent de végétaux, tels que légumes, fruits et laitage, qui atteignent l'âge le plus avancé. Bacon parle d'un homme âgé de 120 ans, qui de toute sa vie n'avait mangé que du lait. Pour obéir à leur religion, les Brahmanes ne mangent que des végétaux, et la plupart d'entre eux atteignent l'âge de 100 ans. J. Wesley, vers le milieu de sa vie, se mit à ne plus manger de viande et à se contenter d'une nourriture exclusivement végétale, et il atteignit l'âge de 88 ans. Que ceux qui s'imaginent que la nourriture animale peut seule donner la force et la santé veuillent bien songer aux habitants des Alpes suisses, qui ne se nourrissent presque que de pain, de lait et de fromage, et sont cependant des gens robustes et actifs

La viande se digère plus facilement ou du moins se transforme plus facilement en sang que les aliments végétaux, elle est donc plus facile à supporter par les gens faibles, les vieillards et par ceux dont l'estomac est peu robuste.

Elle produit une bile plus abondante et plus forte que les végétaux, aussi les gens bilieux, et sujets aux maladies du foie, la supportent-ils moins bien que d'autres. En général, les personnes dont le teint est brun et les cheveux noirs se trouveront mieux d'un régime végétal, et les gens blonds d'un régime animal.

La viande gonfle moins que les végétaux ; elle produit moins de gaz, et doit par conséquent être recommandée à tous ceux qui sont sujets aux flatuosités, aux hypochondriaques, aux gens de faible constitution, dont la digestion est pénible ; dans ce cas l'alimentation doit consister en viandes et surtout en viandes rôties.

Elle s'oppose au développenent des acides dans l'estomac et le canal intestinal, et est par conséquent l'alimentation que doivent préférer ceux qui souffrent de ce genre d'incommodité.

La graisse fait exception au point de vue de la digestibilité. Il faut, pour digérer la graisse, avoir un robuste estomac ; elle indigère un estomac faible. On fera donc bien de s'en priver si l'estomac est faible. En tous cas, il est nécessaire de consommer, concurremment avec elle, du sel, des épices ou du vin, et de mastiquer longuement ; la graisse, alors, mais prise seulement en petite proportion, pourra rendre la viande plus digestible.

La *chair des animaux herbivores* est plus digestible que celle des animaux carnivores ; et nous ne consommons guère que deux espèces de ces derniers animaux : le porc et le canard.

La *chair des jeunes animaux* est plus facile à digérer, mais moins nourrissante et moins excitante que celle de ceux qui sont plus âgés ; en outre, celle qui est trop jeune peut par cela même devenir indigeste, à cause de sa fadeur et de son insipidité ; telle est par exemple la chair de veaux, de cochons morts-nés.

Celle qui contient beaucoup de sang est beaucoup plus indigeste que celle qui n'en contient plus. C'est pour cela que la chair des animaux égorgés est meilleure que celle des animaux étranglés ou assommés, et la loi mosaïque de l'égorgement des bestiaux est très sage, surtout dans les climats chauds.

La chair des animaux qui vivent en liberté est plus saine que celle de ceux qui vivent en captivité.

La *chair des animaux sauvages* est plus nourrissante et plus excitante, mais plus lourde à digérer que celle des animaux domestiques. Aussi est-elle bonne pour les phlegmatiques et les gens affaiblis ; mais elle est contraire aux pléthoriques et aux gens bilieux. On fait bien aussi de la laisser ramollir un peu, mais pas assez pour quelle commence à se gâter. Le gibier frais est sans contredit la plus saine des viandes. Les bêtes forcées se corrompent rapidement, et ne devraient pas être mangées.

Animaux à sang chaud. — Les meilleures espèces de viande sont d'abord celles des animaux à sang chaud.

La *chair de bœuf* est la plus nourrissante, la plus forte et la plus excitante de toutes, mais aussi elle est un peu difficile à digérer quand l'animal est vieux et qu'il est fraîchement tué : si on en mange, il faut avoir bon estomac et faire de l'exercice ; elle est trop lourde pour ceux qui mènent une existence sédentaire, et dont le sang est épaix et abondant.

Le *veau* est moins excitant, moins nourrissant, moins échauffant, il est d'une digestion facile si ce n'est pour certains estomacs qui, blasés, paresseux, ont besoin d'une forte excitation. La chair du veau est donc préférable à celle du bœuf pour les gens sanguins, bilieux, menant une vie sédentaire, pléthoriques, ainsi que pour les enfants et les jeunes gens ; on en donnera au commencement de la convalescence des maladies inflammatoires.

La *chair de mouton* est plus difficile à digérer que les deux précédentes.

La *chair de porc* est de toutes la plus indigeste, et tend à rendre les produits digestifs difficiles à assimiler ; la cause en est dans ses propriétés excitantes, dans la graisse qu'elle contient. Elle est surtout contraire à ceux qui restent habituellement assis, qui sont atteints d'âcretés, d'éruptions et d'ulcères ; car elle met obstacle à la libre évaporation. Aux hommes qui prennent beaucoup d'exercice elle est très utile, car ils ont besoin d'une alimentation résistante.

La *chair du sanglier*, surtout des jeunes, est plus saine que celle du porc domestique.

La *chair du lièvre et du chevreuil*, lorsqu'ils sont jeunes, est d'une digestion facile, nourrissante et excitante, mais il ne faut pas qu'elle soit trop garnie de lard, car cela la rend indigeste.

En général, la *chair des oiseaux* est saine et facile à digérer, lorsqu'elle n'est ni trop vieille, ni trop coriace. La chair de ceux qui volent beaucoup et vivent au milieu de l'air est plus saine que celle de ceux qui marchent seulement, ou vivent surtout dans l'eau et les marécages. La chair de ceux qui sont carnivores est moins saine que celle de ceux qui vivent de végétaux.

La *chair des jeunes poulets* est surtout facile à digérer et n'est pas échauffante, aussi est-ce celle qui convient le mieux aux enfants, aux jeunes gens et aux convalescents.

La *chair d'oie* est difficile à digérer et malsaine ; au point de vue du régime, on peut la mettre sur le même rang que la chair de porc.

A côté de la viande il y a quelques produits du règne animal, qui jouent un grand rôle dans l'alimentation.

Œufs. — Les *œufs* sont sans contredit l'aliment le plus concentré qui existe dans la nature. Ils sont entièrement convertis en sang, et un œuf donne autant de produits nutritifs qu'un tiers de livre de viande maigre, bouillie. Mais pour cela il faut qu'ils soient frais et cuits à la coque. S'ils sont durs, ils bourrent, et comme le blanc coagulé par la cuisson ne peut se dissoudre, ils deviennent difficiles à digérer. Ils le sont encore bien plus quand on les fait cuire au beurre noir. Il faut bien faire attention d'éviter les œufs gâtés ; de pareils œufs donnent les indigestions les plus graves.

Lait. — Le *lait* est un excellent aliment, très nourrissant, excellent pour les gens faibles et épuisés, d'une digestion facile et tenant le milieu entre la viande et les aliments végétaux. Il est doux et rafraîchissant, par suite très sain pour les enfants et les jeunes gens. Son seul inconvénient est de surir, aussi il ne convient ni aux hypochondriaques, ni aux individus sujets aux aigreurs d'estomac ; il n'est pas non plus aussi sain, quand on en fait des plats composés, et qu'on le mêle à d'autres ingrédients. La règle pour consommer le lait, c'est de le boire aussi pur que possible, et de prendre ensuite un bon exercice en plein air.

Fromage. — Le *fromage* est nourrissant, mais quand il est vieux, il devient difficile à digérer et constitue un aliment corrompu ; ou plutôt ce n'est plus un aliment, mais simplement un excitant, et c'est comme épice ou condiment qu'on peut l'employer alors. Celui qui mange souvent du fromage et en grande quantité devient sujet aux mauvaises digestions, à la constipation, aux maladies de la peau et des reins ; il faudrait avec un tel régime qu'il vécût comme un pâtre sur les Alpes, dans des conditions d'existence et de bon air qui font passer tout. Le fromage est surtout nuisible, quand il

est vieux ; il peut alors produire tous les effets d'un empoisonnement.

Beurre. — Le *beurre* est de toutes les matières
grasses la plus douce et la plus facile à digérer ; c'est un
bon aliment. Seulement il faut qu'il soit frais, et qu'il
soit consommé avec modération. Un beurre vieux, bru-
ni, est au contraire difficile à digérer, il est âcre et irritant.

Animaux à sang froid. — Nous arrivons à l'étude
hygiénique de la chair des animaux à sang froid, poissons et animaux écailleux.

La chair de ces animaux est en général moins excitante, elle a plus de tendance à se corrompre, et est
moins nourrissante, celle du moins des poissons, que la
chair des animaux à sang chaud. Par suite, elle produit
plus facilement l'indigestion, et ne fournit jamais une
nourriture substantielle et fortifiante. Ceux qui sont
sujets aux mauvaises digestions, aux fièvres d'accès,
doivent n'user que modérément de cette sorte d'aliment. C'est à cause de ces propriétés qu'on a pu dire
qu'il ne fallait jamais manger du poisson jusqu'à la
satiété, qu'on devait le consommer frais, car il se gâte
promptement, et l'assaisonner avec du sel, des épices ou
du vin. La vraie mesure de sa digestibilité est le degré
de friabilité de sa chair et sa provenance. Plus la chair
de poisson est facile à se rompre en morceaux, plus elle
est facile à digérer ; plus au contraire elle est tenace et
pâteuse, plus elle est indigeste. On peut donc établir
pour les poissons l'ordre diététique suivant : au premier rang, comme salubrité, nous placerons les truites,
les lottes, les brochets, les perches, les barbues, les turbots,
enfin les carpes, les corassins, les saumons, les anguilles ;
celles-ci sont d'une digestion très difficile.

La chair des poissons qui vivent dans des ruisseaux
dont les eaux pures coulent, rapides, sur le sable et les
cailloux, est de toutes la plus saine ; la chair des pois-

sons qui vivent dans les eaux stagnantes est malsaine.

La chair du poisson de mer est plus excitante et plus nourrissante que la chair des poissons d'eau douce.

Si on ne mangeait absolument que de la viande, on pourrait contracter au bout de peu de jours les accidents d'une fièvre putride. Il faut donc toujours mêler des légumes à la viande, et ce n'est pas par préjugé, mais par suite d'une coutume salutaire et nécessaire, qu'on mange du pain avec la viande.

Il est bon encore de consommer en même temps des légumes, des fruits, du vin (1).

(1) Il faut à un homme adulte, pour réparer les pertes quotidiennes de son corps :

1,200 grammes de pain ;

300 grammes de viande (os et graisse déduits) ;

ou 400 grammes de viande, telle que les bouchers la livrent ;

2/3 de litre de vin ;

2/3 de litre d'eau.

Cependant ces quantités doivent varier pour chacun ; elles dépendent de l'âge, du sexe, du tempérament et surtout du travail plus ou moins épuisant des individus. Chacun doit prendre son appétit pour guide et ne point chercher à le surexciter.

Mais ce qui doit rester constant, ce sont les proportions dans lesquelles il faut prendre des aliments de diverses natures, le pain, la viande et les boissons.

La règle est ici la même pour tous ; il faut consommer trois fois plus de pain que de viande (os et graisse déduits), ou quatre fois plus de pain que de viande de boucherie.

La boisson doit être en moyenne égale au pain.

En France, il faut dans notre alimentation faire dominer la graisse en hiver, et les aliments aqueux (racines et salades) en été.

En aucun cas, la chair ne peut remplacer le pain. Les excès de viande sont toujours funestes à la santé ; ils engendrent la gravelle, la goutte et une foule de maladies inflammatoires.

La chair des volailles et du gibier a la même valeur alimentaire que la viande de boucherie (à poids égal).

Il en est de même de celle des poissons ; leur goût est moins relevé que celui des viandes, mais ils sont au moins aussi nutritifs, c'est un excellent maigre.

Les haricots, les pois et les lentilles sont aussi riches que la viande en matière azotée, mais il faut les mastiquer et les insaliver abondamment. Alors, à poids égal, ils nourrissent autant que la viande.

Le lait est moins nourrissant, mais très facile à digérer : en en

Aliments végétaux. — Ils ont en général les propriétés suivantes :

1° Ils nourrissent moins que la viande, aussi conviennent-ils bien aux hommes forts et sanguins ;

2° Ils excitent moins et donnent un sang plus froid, moins irritable, ils rafraîchissent et calment le sang, diminuent les perturbations internes, l'excitation physique et morale, et en mot retardent la consommation vitale. Aussi fournissent-ils une alimentation très bonne dans les pays chauds pendant l'été, et conviennent aux individus sanguins, passionnés, disposés aux inflammations et à l'échauffement ; au contraire, ils sont contraires aux gens phlegmatiques, à tempérament froid, mou, et dont la digestion est difficile ;

3° Ils ont moins de tendance à se corrompre que les viandes, ils surissent, et s'opposent à la putréfaction, qui est notre ennemi le plus acharné ; ils sont par conséquent meilleurs pour les gens atteints de scorbut que les mets tirés du règne animal ;

4° Ils produisent plus facilement des flatuosités et des aigreurs ; par suite les hypochondriaques et les gens disposés à l'acidité de l'estomac ne doivent en faire qu'un usage modéré.

Au point de vue diététique, on peut diviser les aliments tirés des végétaux en trois classes : les *farineux*, les *succulents*, les *épices*.

Farineux. — Parmi eux nous rangeons les grains et les graines : le riz, le froment, le seigle, l'orge, l'épeautre, les fèves, les pois, les lentilles, les haricots, et quelques racines, les pommes de terre, le salep.

---

prenant un litre et demi par jour, il porte autant de profit que 3oo grammes de viande et 3oo grammes de pain.

Le fromage et les œufs sont assez riches en principes azotés ; ils sont, avec les haricots, la viande des pauvres, comme la pomme de terre est leur pain.

Les corps gras, le lard lui-même, sont les aliments les moins riches en principes plastiques. (R.)

En général, ce sont des aliments très nourrissants, principalement les graines, mais, quand ils sont crus, ils sont difficiles à digérer et flatulents. C'est donc à la préparation, à laquelle on les soumet, qu'ils doivent d'être employés.

La partie nutritive, dans les plantes, comme dans la chair des animaux, est la matière albuminoïde. Plus un corps contient de cette substance, plus il est nutritif. Dans la farine, cette matière se trouve si intimement unie à l'amidon, à la gomme et au sucre, qu'elle serait difficile à digérer, si on n'avait recours à la fermentation, qu'on provoque avec le levain, et à la cuisson. Par ces opérations l'amidon est en partie détruit ; il se produit de l'acide carbonique qui pénètre la pâte, et, en lui donnant une structure spongieuse et poreuse, la rend bien plus facile à digérer.

Les mets faits avec de la farine non cuite au four, bouillie, nouilles, macaroni, etc., sont très nourrissants, mais difficiles à digérer et flatulents ; ils causent des aigreurs, de la constipation. Pour les digérer, il faut avoir un estomac énergique et prendre beaucoup d'exercice ; ils ne conviennent pas aux enfants, ni aux gens sédentaires, comme les savants, ni aux hypochondriaques.

Les *pommes de terre*, à cause de la grande quantité de fécule qu'elles renferment, sont peu nourrissantes, et ne donnent pas au corps des fibres charnues aussi vigoureuses que les grains. Aussi on ne doit pas en faire son unique nourriture, et il serait fâcheux, pour la force effective des hommes et des animaux, qu'elles arrivassent à remplacer complètement le pain et les grains. En outre, elles contiennent des éléments visqueux et gluants, qui les rendent difficiles à digérer, elles sont flatulentes, nécessitent un exercice soutenu et ne conviennent ni aux enfants ni aux gens sédentaires. Les pommes de terre farineuses et friables sont plus saines

[ue celles qui sont savonneuses ; accommodées dans du
)ouillon, elles se digèrent mieux que cuites à la graisse.

Les *fèves* nourrissent bien, à cause de la légumine
[u'elles contiennent en abondance, mais elles sont lour-
les à l'estomac, très flatulentes, et par conséquent on
ie doit en faire usage que si on mène une vie très
ictive. Les individus qui souffrent de constipation, de
latuosités, d'hypochondrie doivent s'en abstenir. Écos-
;ées et en purée, elles ont moins d'inconvénients.

Les *châtaignes* sont lourdes et constipent.

Pain. — Le pain est, avec raison, l'aliment univer-
sel, car il est nourrissant et d'une digestion facile. Il y
a deux sortes de pain, le *noir* ou *pain de seigle*, le
blanc, ou *pain de froment*. Le premier est plus fortifiant, mais plus lourd, et plus disposé à surir ; aussi,
pour en manger, il faut un estomac vigoureux. Plus il
est fraîchement cuit, plus il est d'une digestion difficile,
et plus il donne de flatuosités ; si on en mange à la sortie
du four, alors qu'il est chaud, il peut causer des accidents dangereux, tels que : pesanteurs d'estomac, crampes, fausse digestion et fièvre. Plus le pain cuit est pâ-
teux et tenace, plus il est indigeste (1).

L'habitude de manger du pain avec les divers mets,
surtout avec la viande, est bonne et louable, car on
remplit ainsi les premières prescriptions d'un régime
convenable, c'est-à-dire qu'on mélange les aliments
charnus aux végétaux ; en outre, on se rassasie en évitant de prendre une nourriture trop forte ; enfin ce mode
d'alimentation est excellent pour la conservation des
dents (2).

Pâtisserie. — On appelle *pâtisserie* les mets faits de
farine, de beurre, et cuits au four, avec ou sans adjonc-
tion de levure ; elle est toujours lourde à digérer. La

(1) Voy. J de Brevans, *le Pain et la Viande*. Paris, 1892.
(2) Voyez page 195.

pâtisserie la plus saine, c'est celle qui est sèche et friable.

Végétaux succulents. Légumes et fruits. — Ils nourrissent et excitent peu, favorisent les évacuations, fournissent un sang fluide, aqueux et froid ; ils modèrent l'activité vitale, la circulation du sang et l'emportement des sens. C'est la meilleure nourriture dont les gens violents, bilieux, pléthoriques puissent se servir.

Parmi les légumes, ceux qui sont le plus flatulents sont les choux-raves ; la chicorée, les épinards, les carottes, l'oseille, les salsifis, le sont beaucoup moins.

Le meilleures espèces de fruits sont les pêches, les abricots, les cerises, les prunes, les raisins, les pommes, les poires, etc. (1).

Végétaux de haut goût et épices. — A cette catégorie appartiennent tous ceux qui contiennent une huile essentielle, un arome comme le cumin, l'anis, le thym ; le persil, la marjolaine, le poivre, le gingembre, le girofle, la cannelle, ou bien ceux qui contiennent un principe alcalin volatil, comme la moutarde, le raifort, les oignons, l'ail, etc.

Ces végétaux ne sont pas des aliments, ce sont seulement des condiments. Ils excitent l'estomac et les intestins, et sont utiles à la marche de la digestion ; ils aident à digérer les mets indigestes ou insipides, et viennent au secours des estomacs paresseux ; mais si on en prend avec excès, ils amènent la pléthore abdominale et les hémorrhoïdes. Ils excitent et échauffent le corps, et, par suite, sont utiles aux natures indolentes, froides et phlegmatiques, mais ils sont nuisibles aux tempéraments sanguins et aux individus disposés à l'inflammation. Leur abus, maintenant si fréquent, dessèche le corps et affaiblit, en surexcitant trop, il émousse la sensibilité, et rend nécessaires des excitants de plus en plus forts. Les oignons et le raifort sont en outre très

(1) Voyez Brevans, *Légumes et fruits*. Paris, 1893.

flatulents, et peuvent rendre hypochondriaques au dernier degré.

Préparation des mets. — La consommation de la viande et des végétaux crus, les fruits exceptés, ne convient qu'aux animaux et aux hommes incultes et grossiers, qui conservent encore le caractère des brutes. Plus l'homme devient civilisé, plus il éprouve la nécessité de faire subir à ses aliments une certaine préparation avant de les consommer. En effet, tous les mets crus sont difficiles à digérer, et la viande crue rend plus bestial, plus cruel, plus sanguinaire ; aussi, les premiers législateurs, pour policer les peuples, commencèrent d'abord par défendre l'usage de la viande crue.

Les préparations culinaires les plus ordinaires sont : *faire bouillir, rôtir, saler* et *fumer.*

La cuisson par ébullition ramollit les aliments, en dissout les éléments solubles et les mêle avec l'eau. L'ébullition prolongée de la viande a pour résultat que la viande finit par être réduite en un tissu dépourvu de suc et de valeur, dont toute la force est restée dans son bouillon ; moins prolongée, elle permet à la viande de conserver tous ses éléments nutritifs. Sous cette forme, elle est moins excitante, et les estomacs délicats la supportent mal.

Le rôti est une bien meilleure manière de préparer la viande. A la surface de celle-ci, il se forme une croûte, de sorte que les parties internes de la viande ne sont ni épuisées, ni desséchées par la chaleur, elles sont seulement attendries, sans perdre de leurs qualités nutritives. La chair bien saine et bien rôtie est donc en général plus nourrissante, plus fortifiante et plus facile à digérer que si elle avait été bouillie. Cependant il faut faire une distinction entre la vieille viande dure et sèche, et la viande jeune et tendre ; la première, la vieille viande de bœuf, est meilleure bouillie ; la deuxième, la viande de veau, est meilleure rôtie.

On sale et on fume les aliments pour les conserver, mais cette opération leur enlève certains éléments nutritifs et une partie de l'eau qu'ils contiennent ; elle les dessèche, les rend plus difficiles à diriger, plus âcres et plus irritants. On ne recommandera donc pas ces mets pour qu'on en fasse sa nourriture habituelle ; il ne faut y avoir recours que de temps en temps et pour exciter l'estomac.

Condiments. — Les condiments, considérés comme accessoires des aliments, consistent en *épices* et en *graisse*.

Epices. — Les épices sont ajoutés aux mets, pour exciter la membrane du gosier et l'estomac, et afin d'augmenter l'appétit et de favoriser la digestion. Ils sont d'autant plus utiles que les mets sont plus fades, plus insipides, plus gras ou plus durs, et que l'estomac est plus indolent. Ils deviennent inutiles, quand l'estomac est suffisamment actif, et que les aliments sont eux-mêmes de nature excitante.

Le condiment le plus ordinaire est le *sel ;* il est bien approprié à l'organisme, car le suc gastrique en contient naturellement. Il ne doit pas être consommé avec excès, sans cela, il altère et fait trop boire ; il rend les humeurs âcres, et, en exagérant l'excitation, il dispose au scorbut et aux mauvaises digestions.

A propos des aliments végétaux, nous avons suffisamment parlé des épices, nous n'ajouterons donc rien ici à ce que nous en avons dit.

Graisse. — La graisse peut être convertie en suc nutritif, mais ce n'est qu'avec peine. Pour contenter le goût, et pour rendre les aliments moins secs, on peut la mêler à divers mets, seulement il n'en faut pas en mettre trop. En effet, son excès peut rendre d'une digestion dificile les aliments les plus sains, surtout quand on la fait *revenir*.

Vases servant à la préparation des aliments. —

La substance des vases dans lesquels on prépare et l'on conserve les matières alimentaires n'est pas indifférente.

Ces vases doivent être de fer, et non pas de terre enduite d'un mauvais vernis. Les meilleurs sont en faïence recouverte d'un émail solide, et dans lequel il n'entre pas de plomb (1).

Tabac. — L'habitude de fumer est devenue la source de certaines jouissances extraordinaires, particulières à notre époque ; pour la génération actuelle, elle est une véritable nécessité de la vie.

Malgré cela, je crois que l'usage et surtout l'abus qu'on fait du tabac exerce sur la santé une influence malfaisante. Il est en effet des gens qui ne sont de bonne humeur, et même qui ne peuvent réfléchir et travailler, avant qu'ils aient aspiré de la fumée de tabac par la bouche. On raconte qu'un capitaine suédois, pendant la guerre de Sept ans, étant privé de tabac, bourrait sa pipe avec de la paille, et assurait qu'il éprouvait à fumer le même plaisir ; pourvu qu'il vît sortir de la fumée sous son nez, ça lui suffisait.

On s'est donc rendu indispensable une habitude qui ne contribue ni au bien-être ni à la bonne humeur, car nous voyons ceux qui ne fument point être aussi gais, aussi heureux et aussi bien portants, sinon mieux que ceux qui fument (2).

(1) Voy. Barruel, *Notes sur les inconvénients des vases de plomb employés dans la préparation des aliments* (Ann. d'hyg., t. XIV, p. 131. — Chevallier, *De la nécessité de proscrire les vases de plomb pour la conservation des matières alimentaires* (Ann. d'hyg., t. L, p. 314). — A. Lefevre, *De la nécessité d'établir une surveillance sur la fabrication des poteries vernissées au plomb* (Ann. d'hyg., 1861, 2ᵉ série, t. XV). (R.)

(2) On cite cependant des exemples où la longévité s'est alliée à l'usage du tabac.

Le 18 février 1769, Alexandre Farrot meurt à 104 ans. Il était né au château d'Onez (Suisse), et exerçait la profession de boulanger. Il avait toujours la pipe à la bouche.

En 1868, il est mort à l'hospice de la Salpêtrière, à Paris, une an-

Mais je dois dire les inconvénients qu'elle présente, surtout pour les jeunes gens, qui sont à même de décider encore s'ils fumeront ou ne fumeront pas.

La fumée de tabac abîme les dents, dessèche le corps, rend pâle et maigre, affaiblit les yeux et la mémoire, attire le sang dans la poitrine et vers la tête, prédispose par conséquent aux douleurs dans la tête et dans la poitrine, et peut déterminer, chez ceux qui ont des dispositions à la consomption, l'apparition de la toux avec crachats sanguinolents, ou de la phtisie. En outre, on se crée ainsi un besoin de plus, et plus l'homme a de besoins, plus sa liberté et son bonheur sont bornés. J'engage donc à se mettre en garde contre le tabac, et je serai heureux si je puis contribuer à empêcher la propagation de cette fâcheuse habitude qui, heureusement, me paraît en train de diminuer (1).

CHAPITRE V

SOMMEIL

Le sommeil est une fonction qui existe chez toutes les créatures supérieures, et dont le but plein de sagesse est de régulariser et de retarder la consommation de la vie, d'être pour elle ce que le pendule est à l'horloge. Le temps du sommeil n'est autre chose qu'un repos de la

cienne vivandière des armées de Napoléon. Elle avait été en Russie et s'était trouvée à Waterloo. Après avoir traversé mille dangers, elle a vécu jusqu'à l'âge de 104 ans, et elle a joui jusqu'au dernier moment de toutes ses facultés. Depuis de longues années, elle n'avait jamais manqué de fumer sa pipe tous les matins (R.).

(1) Les espérances d'Hufeland ont été loin de se réaliser, et, au lieu de diminuer, l'usage du tabac à fumer s'est propagé de plus en plus. (R.)

vie intensive ; il parait être une perte, mais, en interrompant l'activité de cette vie, il contribue plus que
toute autre cause à prolonger sa durée. Douze heures,
et même seize d'activité incessante d'une vie intensive
amènent chez l'homme une consommation vitale si active
qu'il en résulte une espèce d'état fébrile général, que
l'on nomme d'ordinaire la *fièvre du soir*. C'est alors
que le sommeil arrive à notre secours, il nous plonge
dans un état de passivité ; et, après un repos de sept ou
huit heures, le torrent de la consommation vitale est si
bien arrêté, les pertes faites sont tellement réparées, que
les battements du pouls et tous les mouvements sont
redevenus lents et réguliers, et que tout, dans l'organisme,
a repris une tranquille allure (1). C'est pour cela que
rien ne nous fatigue, et ne nous abat comme une in-
somnie prolongée.

Le sommeil donne à notre existence, au physique
comme au moral, certains instants de repos et nous
procure la jouissance de nous sentir chaque jour renaître, et sortir pour ainsi dire du néant pour revenir,
chaque matin, à une vie nouvelle ; sans ces alternatives
constantes, sans ce renouvellement de chaque jour,
combien la vie ne serait-elle pas bientôt insipide et re-
butante, et combien rapidement notre sensibilité physique et morale ne serait-elle pas émoussée ? C'est à bon
droit qu'un des plus grands philosophes de notre époque
a dit : Otez aux hommes le sommeil et l'espérance, et
vous en ferez la plus misérable créature qui soit au
monde.

C'est donc agir avec bien peu de sagesse que d'imiter
celui qui, dans la croyance qu'il augmentera la durée de
sa vie, diminue la durée de son sommeil (2). Il n'attein-

---

(1) Les vieillards dorment moins que les jeunes gens parce que,
chez eux, la vie intensive, la consommation de la vie est faible, et
a, par conséquent, besoin de moins de réconfort.
(2) A la fin du siècle dernier, un charlatan faisait afficher dans les

dra ainsi son but d'aucune manière. Il est vrai qu'il restera un plus grand nombre d'heures les yeux ouverts, mais en revanche il se privera de la véritable jouissance vitale, il ne goûtera pas cette fraîche énergie de l'esprit, que procure un sommeil sain et réparateur, et qui influe si favorablement sur toutes nos actions.

Un sommeil suffisant n'est pas seulement très utile à la vie intensive, mais aussi à la vie extensive, dont il augmente la durée et favorise la conservation. Rien ne hâte la consommation, rien n'use avant le temps et ne vieillit comme la privation de sommeil. Les effets physiques de celui-ci sont : le ralentissement de tous les mouvements vitaux, l'accumulation des forces, la réparation des pertes éprouvées pendant le jour, surtout au point de vue de la restauration et de la nutrition, et l'évacuation des éléments inutiles et nuisibles. C'est pour ainsi dire le moment d'une crise quotidienne, pendant laquelle les excrétions s'opèrent le plus complètement et le plus tranquillement.

Les veilles prolongées présentent donc, réunies, toutes les causes qui contribuent à abréger la vie : gaspillage incessant des forces vitales, usure des organes, accélération de la consommation, et obstacles mis à la réparation.

D'un autre côté, il ne faut pas croire qu'un sommeil trop prolongé soit un moyen de conserver la vie. Trop dormir accumule d'une manière nuisible les humeurs qui doivent être excrétées, rend les organes mous et pa-

---

gazettes que, moyennant certaine somme précomptée, il dévoilerait un moyen inéluctable d'accroître sûrement, d'un tiers, la vie de chacun. La recette encaissée, l'oracle s'acquitta du moins honnêtement. « Levez-vous, dit-il à ses souscripteurs empressés, deux heures plus tôt le matin, couchez-vous deux heures plus tard le soir, vous aurez porté à *dix-huit* les *quatorze* heures de veille pendant lesquelles vous vivez effectivement chaque jour. Quand vous mourrez, vous aurez ainsi vécu un quart, un tiers de plus du temps que vous avez vécu jusqu'ici chaque jour. » (R.)

resseux, allourdit le corps et l'engourdit, et, ainsi, a pour résultat, à son tour, de raccourcir la vie.

Personne ne devrait dormir moins de 6 heures ni plus de 8. Telle doit être la règle générale.

Pour jouir d'un sommeil sain et tranquille, et pour en tirer tous les bienfaits qu'il peut donner, il faut observer les préceptes suivants (1) :

1° L'endroit où l'on dort doit être sombre et tranquille. Moins les excitants extérieurs agissent sur nos sens, plus notre âme peut jouir d'un repos parfait. Ainsi c'est une mauvaise habitude que de conserver une veilleuse ;

2° La chambre à coucher est le lieu où l'on passe le temps le plus long de sa vie ; du moins on ne séjourne en aucun autre endroit, aussi longtemps, d'une manière continue. Il est donc important de maintenir, dans cette pièce, un air sain et pur. Elle doit, par conséquent, être vaste et élevée, inhabitée pendant le jour, non chauffée

---

(1) En général, l'homme mûr dort moins que l'adulte, le vieillard moins que l'un et l'autre. La femme a de plus grands besoins de sommeil que l'homme, et il en est de même des gens d'une constitution molle et maladive par rapport aux gens robustes.

Il est indispensable de coucher les enfants de bonne heure, mais il est une habitude qu'on ne doit pas laisser s'enraciner chez eux, c'est celle du sommeil pendant le jour, ils perdent alors deux ou trois heures d'exercice et par suite s'amollissent, restent chétifs et passent de mauvaises nuits. L'habitude règle la durée et l'époque du sommeil. On ne doit pas dormir plus tard en été qu'en hiver.

Il faut éviter de recourir aux moyens soporifiques artificiels, tels que l'opium, la belladone, etc. Les vrais moyens de maintenir et de rappeler le sommeil, c'est la tempérance, la proportion entre l'exercice et l'alimentation, l'abstention des travaux intellectuels, de lectures ou d'entretiens émouvants, quelque temps avant de se mettre au lit, l'éloignement des stimulants sensoriaux, l'habitude de se lever matin.

La position dans le lit dépend de l'habitude, la meilleure est celle qu'on se fait. Cependant le décubitus sur le côté droit paraît être le plus avantageux, il facilite le passage des aliments de l'estomac dans l'intestin. Les personnes pléthoriques, les vieillards, les convalescents affaiblis par la maladie doivent coucher la tête et la poitrine élevées (*).

(*) Michel Lévy, *Traité d'hygiène. Du sommeil*, 6e édition. Paris, 1879.

pendant la nuit; il ne faut pas y laisser séjourner d'étoffes ou de plantes odorantes, et, si ce n'est la nuit, les fenêtres doivent en être constamment ouvertes;

3° Il faut manger peu le soir, seulement des mets froids, toujours plusieurs heures avant d'aller au lit, car c'est là le moyen de dormir tranquille et de s'éveiller de bonne humeur; .

4° On reposera étendu, presque horizontalement, dans le lit, libre de toute pression et de toute constriction; la tête seulement sera légèrement élevée. Rien n'est plus mauvais que de se tenir au lit à moitié assis, car alors le corps forme un angle, la circulation est entravée dans le bas-ventre, la moelle épinière est comprimée, et il résulte de cette position qu'un des buts les plus importants du sommeil, la circulation libre du sang, ne peut être atteint; dans la jeunesse et l'enfance, cette habitude vicieuse entraîne souvent des difformités de la taille;

5° Il faut avec ses vêtements déposer tous les soucis, tous les tracas du jour, aucun de ceux-ci ne doit nous accompagner au lit. A ce point de vue, grâce à l'habitude, on peut obtenir des résultats surprenants.

Je ne connais aucune coutume plus malsaine que de lire dans son lit, et de s'endormir le livre à la main. On maintient ainsi l'esprit en activité, juste au moment où il serait important qu'il jouisse d'un calme parfait, et il est naturel que les idées, alors provoquées, vous trottent toute la nuit par la tête, et continuent de vous préoccuper. Le repos physique n'est pas suffisant, il faut encore à l'homme le repos de l'esprit. Ce sommeil isolé du corps ne repose pas mieux que le sommeil qui se produit, alors que notre intelligence s'assoupit, et que notre corps continue de veiller, par exemple, lorsqu'on dort en voiture, pendant un voyage (1);

(1) Il est curieux de rapprocher des préceptes de Hufeland ceux

6° Beaucoup de gens croient qu'il est indifférent que les 7 heures de sommeil se prennent pendant le jour ou pendant la nuit. Le soir, on s'abandonne donc le plus longtemps possible soit à l'étude, soit au plaisir, et l'on croit obtenir une compensation suffisante, si l'on dort dans la matinée les heures qu'on a prélevées sur la nuit. Je supplie tous ceux qui tiennent à leur santé de se garder de cette erreur décevante. Il y a une grande différence entre dormir 7 heures pendant le jour, ou 7 heures pendant la nuit, car le corps est mieux reposé par 2 heures de sommeil de nuit que par 4 heures de sommeil de jour. En effet, la période de 24 heures, qui compose le jour, exerce sur l'économie de l'homme différentes influences, suivant ses phases. Cette influence se fait sentir dans toutes les maladies, et les diverses époques critiques, qui caractérisent notre histoire physique, sont marquées par les phases diverses de cette période de 24 heures. C'est une sorte de raccourci de la chronologie de la nature. En effet, plus cette période, avec la fin du jour, s'approche de son terme, plus le pouls devient rapide, et il se produit un état fébrile, nommé *fièvre du*

que formulait un médecin chinois, qui écrivait (*) dans la 36ᵉ année du règne de l'empereur Khang-Hi (an 1697 de l'ère chrétienne).

« Quand vous êtes déshabillé et prêt à vous mettre au lit, prenez votre pied et frottez-en la plante avec force et le plus longtemps qu'il vous sera possible ; ne discontinuez que quand vous y sentirez une grande chaleur. Alors remuez séparément chaque doigt du pied.

« Aussitôt qu'on s'est mis au lit, il faut endormir le cœur ; je veux dire qu'il faut le tranquilliser et rejeter toute pensée qui pourrait écarter le sommeil.

« Couchez-vous sur le côté gauche ou sur le côté droit, pliez un peu les genoux, et endormez-vous dans cette position.

« A chaque fois que vous vous réveillez, étendez-vous dans le lit, c'est le moyen de rendre le cours des esprits et la circulation du sang plus libres.

« Durant le sommeil, ne tenez point la tête et le visage sous la couverture, la respiration en serait moins pure et moins libre. Accoutumez-vous à dormir la bouche fermée. » (R.)

(*) *L'art de se procurer une vie saine et longue*, traduit par le P. d'Entrecolles.

soir, que l'on constate chez tous les hommes. Vraisemblablement, la pénétration du nouveau chyle au milieu
de la masse sanguine y contribue puissamment. Mais
ce ne doit pas être la seule cause de ce phénomène, que
nous observons chez les malades mis à la diète. La disparition du soleil et la perturbation atmosphérique, qui
en résulte, doivent agir plus puissamment que toute
autre cause. C'est cette légère fièvre, qui fait que certains
hommes aux nerfs débiles se sentent, le soir, plus aptes
au travail que le matin. Il leur faut une excitation artificielle pour devenir actifs, et la fièvre du soir remplace
pour eux le vin. Mais on s'aperçoit, de suite, que dans
cet état il y a quelque chose d'anormal. Les suites,
comme celles de la fièvre ordinaire, sont la fatigue, la
tendance au sommeil, la transpiration, qui se fait pendant le sommeil. On peut donc dire avec raison : tout
homme a chaque nuit sa transpiration critique, plus ou
moins abondante suivant l'individu, et qui sert à évacuer
les parties nuisibles ou inutiles, résultant de la vie diur-
ne. Cette crise quotidienne est nécessaire et indispensable
à la conservation de l'homme; le moment précis où elle
s'opère est celui où la fièvre atteint son degré le plus
élevé; c'est l'instant où le soleil, arrivé au *zénith*, est
juste au-dessous de nous, c'est à l'heure de minuit. Que
fait-il donc celui qui n'écoute pas la voix de la nature,
qui l'invite, à cette heure, au repos, et qui se sert de cette
excitation fébrile, destinée à purifier et à faciliter la sécrétion des sucs vitaux, pour en faire un aliment nouveau de son activité et de ses efforts? Il trouble cette
crise si importante, laisse échapper l'instant critique et
bien que, vers le matin, il aille chercher le sommeil, il
n'en goûtera pas tous les bienfaits, car le moment où s'o-
père la crise naturelle est passé. Celle qui aura lieu ne
sera jamais parfaite, et les médecins comprendront ce
que par là je veux dire. Le corps ne sera jamais parfaitement purifié. C'est ce que nous prouvent les indis-

positions, les douleurs rhumatismales, le gonflement des pieds, qui sont les suites ordinaires de cette erreur de régime.

En outre, cette habitude sera très nuisible à la vue; car, en été, par exemple, on travaille alors à une lumière trop vive, tandis que celui qui a utilisé la matinée peut se reposer. Enfin, ceux qui emploient la matinée à dormir, et travaillent pendant la nuit, laissent perdre l'instant le meilleur et le plus plaisant pour travailler. Après le sommeil, nous sommes pour ainsi dire rajeunis; le matin, nous nous sentons plus jeunes, plus vigoureux que le soir, et nous avons plus de souplesse, plus d'impressionnabilité, d'excitabilité naturelle, plus de forces, en un mot nous possédons plus amplement les qualités de la jeunesse. Le soir, au contraire, nous sommes plus racornis, plus aigres et plus abattus, c'est-à-dire nous nous rapprochons plus du vieillard. On peut donc regarder l'évolution du jour comme un court résumé de la vie humaine : le matin, c'est la jeunesse; midi, c'est la virilité; le soir, la vieillesse. Qui maintenant ne préférera pas consacrer à son travail la jeunesse du jour, que de se mettre à l'ouvrage le soir, au moment où arrivent la vieillesse et l'épuisement? Le matin, la nature prend ses aspects les plus charmants et les plus frais; il en est de même de l'esprit humain, qui jouit le matin de toute sa pureté, de toute son énergie, de toute sa fraîcheur; il n'est pas, comme au moment où le jour s'en va, troublé et agité par les impressions nombreuses de la journée, par les soucis, par les affaires; il est bien plus lui-même, original et en possession de toutes ses forces. C'est le moment où l'esprit est créateur, c'est le moment des idées claires et des vues larges et élevées. Jamais une créature humaine n'a un plus vif sentiment de son être que par une belle matinée; celui qui ne profite pas de cet instant néglige de jouir de la jeunesse de sa vie.

Tous ceux qui sont parvenus à un âge avancé avaient l'habitude de se lever matin (1), et J. Wesley, le fondateur de la secte des méthodistes, homme extraordinaire et très original, était tellement persuadé de la nécessité de cette habitude qu'il a fait un article de religion de se lever de bonne heure ; aussi vécut-il jusqu'à quatre-vingt-huit ans. Sa maxime, que je recommande comme un véritable axiome de la vie, était :

> Early to bed and early arise.
> Makes the man healthy, wealthy and wise (2).

Beaucoup de personne vont sans doute me dire, après avoir écouté mes conseils, qu'on ne peut pas toujours s'endormir quand on se couche à l'heure fixée, et par conséquent mieux vaut alors rester debout que de séjourner au lit, où on ne dort pas, et on s'ennuie.

A ceux qui me diront cela, je puis assurer qu'il y a là une habitude mal prise, et je leur conseillerai d'avoir recours au moyen suivant.

Que tous les matins on se fasse éveiller à une heure fixe et matinale ; et, s'il le faut, qu'on s'impose une contrainte ; au bout de cinq ou six jours de ce régime, le soir, on s'endormira tranquillement et sans peine. Ce n'est pas se coucher de bonne heure, c'est se lever matin, qui est le vrai moyen de raccourcir la nuit. Mais ensuite il ne faut pas un jour manquer de se lever à la même heure, quelque tard qu'on se soit couché.

(1) Un juge anglais, qui avait vu passer devant lui d'innombrables individus, avait demandé à tous les vieillards quel avait été leur genre de vie. La seule circonstance qui avait été la même pour tous, c'était qu'ils s'étaient levés de bonne heure. (R.).

(2) Se lever matin, se coucher tôt, rend l'homme bien portant, riche et sage.

CHAPITRE VI

PROPRETÉ ET SOINS A DONNER A LA PEAU. VÊTEMENTS.

Propreté et toilette de la peau. — Rôle de la peau dans la santé. — Soins à donner à la peau. — Ablutions. — Bains. — Bains de mer. — Linge. — Vêtements. — Fourrures. — Vêtements de drap. — Vêtements de toile ou de laine. — Vêtements de coton. — Exercice. — Régime.

La propreté et les soins donnés à la peau sont des moyens puissants de prolonger la vie.

Propreté et toilette de la peau. — La propreté nous débarrasse de tout ce que l'organisme a rejeté au dehors comme lui étant inutile ou nuisible, et de toutes les impuretés, qui sont venues de l'extérieur se déposer sur nous.

La toilette de la peau est une des parties essentielles de la propreté, et consiste à donner à la peau, à partir de l'enfance, des soins tels qu'elle reste active, vivace et perméable.

Rôle de la peau dans la santé. — Nous ne devons pas, en effet, regarder notre enveloppe cutanée comme un simple manteau destiné à nous garantir du soleil et de la pluie, mais nous devons voir en elle un des organes les plus importants de notre corps, dont l'incessante activité et la perméabilité sont indispensables à notre santé et à notre existence, et qui, lorsqu'on n'en prend pas soin, devient la cause de nombreuses maladies plus ou moins fatales à la vie. Mon vœu est donc de faire pénétrer bien avant, dans l'esprit de mes lecteurs, ce que je vais dire, afin d'inspirer le respect de cet organe, et de convaincre qu'il a droit aux plus grands soins.

La peau est l'organe par excellence de la dépuration de notre corps. Sans cesse, à chaque instant, elle évapore, à l'aide de millions de petits vaisseaux, une masse énorme de produits épuisés et devenus inutiles. Cette séparation est intimement liée à la circulation du sang ; grâce à elle, une grande partie des éléments altérés de notre organisme sont expulsés au dehors. Aussi, lorsqu'elle devient flasque, lorsqu'elle reste inactive, lorsqu'elle s'obture, il en résulte que nos humeurs s'irritent et s'altèrent. Les maladies de la peau les plus pernicieuses en sont, notamment, la suite fatale.

La peau, en outre, est le siège de la sensibilité générale, de ce sens qui nous met en rapport avec la nature environnante, et avec l'atmosphère ; c'est de là que dépend surtout la sensation de notre existence et de nos rapports physiques avec ce qui nous entoure, c'est à la peau qu'est due encore notre plus ou moins grande impressionnabilité pour certaines maladies, et lorsque la peau est trop molle, trop relâchée, elle possède une susceptibilité presque maladive, qui la rend sensible comme une sorte de baromètre au moindre changement de température, au moindre courant d'air. C'est cette disposition, qu'on nomme *constitution rhumatismale*, dont la source est principalement dans le manque de vigueur de la peau. Elle prédispose aussi à la transpiration, qui, exagérée, est également un acte contre nature, et nous expose aux refroidissements et aux indispositions (1).

(1) « Aussitôt après votre réveil, dit le médecin chinois déjà cité, faites avec la main plusieurs frictions sur la poitrine, à la région du cœur, de crainte que, sortant tout chaud du lit, la fraîcheur ne surprenne tout à coup, et ne referme subitement les pores du corps, ce qui causerait des rhumes et d'autres incommodités ; au lieu que quelques frottements avec la paume de la main mettent le sang en mouvement à sa source, et préservent de plusieurs accidents.

« Évitez un coup d'air avec autant de soin qu'un coup de flèche. L'air froid bouche les pores, et alors il se fait un amas de mauvaises humeurs, qui seraient sorties par cette voie, ou sous forme de sueur sensible, ou par le moyen d'une insensible transpiration.

« C'est pourquoi, dans l'été même, où l'on est vêtu d'habits fort légers, il est à propos de couvrir le bas-ventre d'une large toile de coton, pour le préserver des coliques qu'un froid inopiné causerait. » (R.).

La peau est encore un agent efficace pour rétablir l'équilibre entre les forces et les actions de notre corps. Plus la peau est active et perméable, moins on est exposé aux congestions dans les poumons, l'intestin et les viscères abdominaux ; moins il y a prédisposition à la fièvre gastrique, muqueuse ou bilieuse, à l'hypochondrie, à la goutte, à la pléthore, aux catarrhes, aux hémorrhoïdes. Une des principales causes qui rendent maintenant si fréquentes parmi nous toutes ces incommodités vient de ce que nous ne fortifions pas, nous ne purifions pas suffisamment notre peau à l'aide de bains et autres moyens.

La peau est, en outre, un des intermédiaires les plus utiles à la réparation de notre corps : c'est à travers elle qu'un grand nombre d'éléments aériens pénètrent dans l'organisme. Sans une peau saine, il n'y a donc pas de restauration complète, et une des principales conditions d'une longue vie fait alors défaut.

La malpropreté dégrade l'homme au physique et au moral.

On ne doit pas non plus oublier que c'est la peau, qui est l'organe principal des crises dans les maladies, c'est-à-dire, du mouvement naturel, par lequel celles-ci se décident, et qu'un malade, dont la peau est ouverte et saine, a bien plus de chances de guérison, même en l'absence de tout remède.

Que la peau soit une des plus solides bases de la santé et de la vie, personne ne le niera maintenant, et il est en effet incompréhensible qu'on l'ait autant négligée. Au lieu même d'agir comme nous recommandons, on a l'air de tâcher, à partir de l'enfance, de rendre la peau moins perméable, plus lâche, moins ferme. Il y a bien des gens qui, de toute leur vie, n'ont pas reçu d'autre ablution que celle du baptême ; leur peau s'obture, de plus en plus bouchée par la transpiration et la malpropreté ; elle se ramollit et devient flasque sous l'influence

des vêtements trop chauds, fourrures, lits de plume ;
l'air renfermé qu'on respire et la vie sédentaire qu'on
mène paralysent son activité, et, sans exagération, je
crois pouvoir affirmer que, chez la majorité de nos concitoyens, la peau est à moitié imperméable et inactive.

Qu'on me permette de signaler une inconséquence,
qui n'a d'autre excuse que de n'être pas la seule offerte
par la vie humaine. L'homme est persuadé que, pour le
cheval et pour d'autres animaux, les soins donnés à la
peau sont indispensables à la santé et au bien-être. Le
garçon d'écurie se prive de sommeil, afin d'étriller son
cheval, de le baigner et de le nettoyer. Dans le cas où
l'animal a l'air de pâtir, la première question qu'on
s'adresse est de savoir si on n'a pas négligé quelque dé-
tail du pansage (1). Au contraire, quand il s'agit de lui-
même ou de son enfant, cette idée si simple ne préoccupe
nullement l'homme. Que son fils s'affaiblisse et dépérisse,
qu'il se couvre de parasites, preuve évidente de la malpropreté, il pensera plutôt à une sorcellerie qu'à la
véritable cause, à la saleté qui couvre la peau de son
enfant. Alors que, pour les bêtes, nous agissons d'une
manière aussi éclairée, aussi raisonnable, pourquoi n'en
est-il pas de même, quand il est question de nous-
mêmes ?

Soins à donner à la peau. — Les préceptes destinés à indiquer comment la propreté et la vitalité de la
peau doivent être entretenues sont simples et faciles à
suivre, et ils peuvent, surtout quand on s'y conforme
dès l'enfance, être considérés comme d'excellents moyens
de prolonger la vie.

On se débarrassera soigneusement de tout ce que
notre corps a excrété au dehors, comme lui étant devenu
inutile ou même nuisible.

(1) Voy. Fontan, *l'Art de conserver la santé des animaux*. Paris,
1894. (R.)

On renouvellera constamment l'air de l'appartement, surtout celui de la chambre à coucher.

Ablutions. — Tous les jours on se lavera le corps entier avec de l'eau fraîche, en même temps on frottera vivement la peau, ce qui lui donnera beaucoup de vitalité et de perméabilité (1).

Bains. — Qu'on se baigne en moyenne une fois par semaine dans l'eau tiède, à laquelle on pourra ajouter une dissolution d'eau de savon (2).

Plaise à Dieu qu'il s'établisse en chaque contrée des maisons de bains, afin de faire participer la partie nécessiteuse de la population à leur action bienfaisante : cette coutume, qui existait autrefois, répandait chez tous la santé et la force (3).

(1) On évitera l'usage des parfums et cosmétiques, et surtout des fards (*).

Aux premiers siècles du christianisme, les règles de l'Eglise imposaient une excommunication mineure de trois ans, à toute femme convaincue de maquillage.

Pendant longtemps les cosmétiques les plus renommés, le blanc de perles le plus fin, le rouge végétal le plus exquis, furent fabriqués dans certains couvents de moines de l'Italie. Les révérends pères firent de grands bénéfices avec cette industrie de boudoir, jadis anathématisée par l'Église. (R.).

(2) Il ne faut jamais se baigner quand on a l'estomac rempli, mais seulement étant à jeun, ou quatre heures après le repas. On ne se baignera pas non plus quand on sera en sueur. On ne restera pas plus d'un quart d'heure dans l'eau courante, ni de trois dans l'eau tiède ; on évitera de se refroidir en quittant le bain ; et, pour cela, le mieux est de s'envelopper d'une robe de chambre de flanelle.

Au sortir du bain, on prendra un peu d'exercice, si l'air est chaud et sec ; mais si l'atmosphère est froide et humide, il faudra rester une heure dans un endroit échauffé, avant de quitter la chambre.

Le 15 décembre 1766, Jean Lafite, dit Liaroux, meurt à l'âge de 136 ans à Rouillac, près d'Agen (Lot-et-Garonne) ; après avoir porté les armes sous le prince de Condé, il rentra dans son village et cultiva son champ. Il attribuait l'avantage d'être parvenu à un si grand âge à l'habitude qu'il avait contractée, dès sa première jeunesse, et qu'il conserva jusqu'à la fin de sa vie, de se baigner deux ou trois fois par semaine. (R.).

(3) Quelque temps après la conquête de Grenade, un moine espagnol prêchait contre l'usage des bains maures et déclarait suspects

(*) S. Piesse, *Histoire des parfums et hygiène de la toilette.* Paris, 1890, et *Chimie des parfums.* Paris, 1890.

Bains de mer. — Les bains de mer, par leurs vertus excitantes et pénétrantes, méritent de figurer au premier rang des moyens aptes à entretenir la peau. Ils

de sensualisme et d'hérésie ceux qui n'y renonceraient pas. Le christianisme, suivant lui, dans son mépris de la matière, devait arriver à la suppression de tous les soins donnés au corps périssable.

Les papes et les évêques n'allèrent jamais aussi loin que ce moine, quelque bons chrétiens qu'ils fussent.

Grégoire de Tours raconte qu'il y avait, dans les couvents des Gaules, des salles de bains destinées aux pauvres, et le pape Adrien Ier recommande au clergé des paroisses d'aller processionnellement, et en chantant des psaumes, se baigner le jeudi de chaque semaine.

Au retour des Croisades, le bain, mis en honneur, fit partie des cérémonies préparatoires auxquelles étaient soumis les seigneurs avant d'être armés chevaliers.

Les bains publics, à Paris, datent du onzième siècle. Dans tous les quartiers, il y avait des rues des Etuves, des Nouvelles-Etuves, des Vieilles-Etuves. Les Estuviers ou Estuveurs formèrent une corporation sous le règne de Louis IX. Cette corporation avait ses charges. Les étuviers étaient astreints :

1° A ne tenir aucune réunion de messieurs et de demoiselles ;

2° A fermer leur établissement les dimanches et fêtes ;

3° A ne faire crier les bains dans les rues que lorsque le soleil serait levé, — afin de ne pas troubler le repos des habitants.

A cet effet, des crieurs publics parcouraient les rues de Paris, tous les samedis, annonçant que l'heure du bain était arrivée. — « Seignor, — disaient-ils, — vous olez baigner et estuver sans délaies ; li baing sont chaut ; c'est sans mentir. » Et l'artisan s'empressait d'aller y déposer la crasse de la semaine, qu'il garde maintenant toute sa vie.

Le prix des bains, sous les rois de la deuxième race, n'était que de 19 centimes. Mais, peu à peu, ce prix devint tellement élevé que les riches seuls purent aborder les étuves, et que les pauvres en furent réduits à prendre des bains froids dans la Seine.

Primitivement, on se baignait en pleine eau, en vue de l'île Saint-Louis, près du pont de la Tournelle et de la porte Saint-Bernard, le quai Saint-Bernard devenait la promenade à la mode ; les jeunes seigneurs venaient s'y baigner, en présence d'un public de jolies femmes, et ces dernières se baignaient à leur tour sous des tentes, qui leur étaient réservées. De part et d'autre on se regardait.

Relisez La Bruyère :

« Tout le monde connaît cette longue baie, qui borde et resserre le lit de la Seine, du côté où elle entre à Paris avec la Marne. Les hommes s'y baignent à pied, pendant les chaleurs de la canicule. On les voit de fort près se jeter à l'eau. On les en voit sortir, c'est amusant. Quand cette saison n'est pas venue, les femmes de la ville ne s'y promènent pas encore, et, lorsqu'elle est passée, elles ne s'y promènent plus. »

En 1785, un sauveteur, nommé Turquin, eut l'idée d'installer des

répondent particulièrement bien à un des besoins de la
génération actuelle, dont la peau, trop lâche, a besoin,
ainsi que le système nerveux en général, d'être tonifiée.

Ces bains présentent deux grands avantages :

Outre que dans les maladies ils constituent une médication puissante, ils peuvent encore, dans l'état de santé,
être employés avec succès comme fortifiants et toniques,
ce qui les distingue de plusieurs autres espèces de bains,
qu'on ne peut prendre sans danger, quand on se porte

bains sur la Seine. Grand philosophe, grand ami de la natation et
bel esprit, il répétait le mot de Cicéron : « Il n'apprit ni à lire ni à
nager. » — « Mieux vaut savoir nager que savoir lire. » disait Turquin.

L'abonnement était de 36 francs pour l'année et le prix d'entrée
journalier de 24 sous.

Ces bains réussirent, et leur créateur, les conservant à l'état de
succursale, alla placer son grand établissement, contre le quai d'Or-
say, qu'on appelait plus communément alors *la Grenouillère*. Une
vogue énorme, également justifiée par l'utilité et le confortable de
l'École Turquin, permit à ce dernier de réaliser une immense fortune. Un peu plus tard, la Grenouillère devint le quai Bonaparte,
l'École royale de natation Turquin, l'École de natation Deligny. Ce
dernier nom est resté.

La Révolution, en supprimant les corps de métiers, supprima les
barbiers-perruquiers-baigneurs-étuvistes.

L'industrie libre se développa dès lors dans une telle proportion
que le nombre des baignoires publiques de Paris, — de 500 en 1816,
— était de 2.500 en 1840.

Aujourd'hui, il n'est pas de quartier qui n'ait ses bains, mais nos
établissements, comparés à ceux des anciens, ne sont que des ruines.
L'indolence inconcevable des hommes, a fait perdre une si salutaire
coutume.

Il ne s'agit plus que de les mettre à la portée de tous.

En 1851, un décret de l'Assemblée législative ordonna la création
d'établissements destinés aux classes pauvres, et où les bains seraient
délivrés gratuitement à certains jours.

Par malheur, les habitants des campagnes, auxquels les bains
seraient le plus utiles, restent sous le rapport de l'hygiène dans une
situation inférieure à celle des esclaves d'Orient. Ils en sont réduits,
pour se baigner, à attendre que le soleil ait rendu supportable l'eau
des rivières et des fleuves.

Il y a là un progrès réel à accomplir.

Chaque ville devrait avoir un établissement pour l'été et un autre
pour l'hiver. Voy. Du Mesnil, *les Bains à bon marché à Bordeaux*
(*Ann. d'Hyg*. 1894, tome XXXII, p. 148. (R.)

bien. Il en est de cela comme de l'exercice corporel: i
peut guérir des maladies incurables, et servir à l'homm
le mieux portant, à conserver la santé.

L'autre avantage des bains de mer est l'air fortifian
qu'on y respire, le spectacle indescriptible, sublime qu
vous offre la mer ; toutes choses qui exercent souvent
sur celui qui n'y est point habitué, une action telle qu'ell
modifie ses dispositions nerveuses, et réussit à produir
sur les nerfs une excitation favorable. Je suis convaincu
que l'action physique de la médication est puissammen
aidée par ces impressions de l'âme, et qu'un hypochondriaque, ou un individu atteint d'une maladie nerveuse
pourra être presque ramené à la santé par le séjour au
bord de la mer, où il jouira du spectacle magnifique ,de
lever et du coucher du soleil, de la tempête, etc. (1). A
l'homme qui habite l'intérieur des terres, je conseillerai,
à cause de cela, de visiter les bains de mer ; à celui qu
vit ordinairement au bord de la mer, je prescrirai un
voyage dans les Alpes ; car il y a là deux spectacles propres à produire sur nous l'impression la plus profonde.

Linge. — On changera fréquemment de linge, tous
les jours même, s'il est possible ;

On renouvellera souvent les garnitures du lit ; on
couchera de préférence sur des matelas, qui s'imprègnent
difficilement d'impuretés.

Vêtements. — On portera des vêtements qui ne fatiguent pas la peau et laissent facilement passer les produits de l'évaporation (2).

(1) Voyez A. Donné, *Hygiène des gens du monde : Les bains de
mer*, 2ᵉ édition, p. 312. — De la Harpe, *Formulaire des eaux minérales, de la balnéothérapie et de l'hydrothérapie*. Paris, 1895. (R.)
(2) Les vêtements ont été inventés par l'homme pour cacher sa
nudité, et pour se garantir des intempéries de la saison: maintenant on a changé tout cela : on s'habille pour étaler sur son corps
les tissus les plus précieux. C'est bien, mais personne ne s'en tient
là. Après la robe, viennent la passementerie, puis les diamants, etc.
En coiffure, avez-vous vu jamais rien de plus beau que les cheveux
d'une Madeleine, qui, en tombant autour du corps, dessinent un long

Fourrures. — A ce point de vue, je ne connais rien de plus nuisible que les fourrures. Elles fatiguent la peau, en accumulant trop de chaleur ; elles excitent plutôt la sueur que l'évaporation cutanée, et empêchent les pro-

manteau de roi : je veux encore que notre civilisation moderne accorde les cheveux tressés, mais pourquoi y entasser sur la tête les fleurs, les fruits, un petit verger, un jardin anglais, des plumes d'oiseau, une couronne comme les chefs sauvages d'Amérique, le corail et les perles, et voilà sur la tête les trois règnes de la nature. On ne s'habille plus pour se couvrir, on se couvre pour s'habiller.

Maintenir le corps dans une température uniforme, ni trop chaude ni trop froide, de façon que la surface de la peau ne soit péniblement impressionnée ni dans un sens ni dans l'autre, telle est l'utilité du vêtement. En hiver, il conserve la chaleur naturelle de notre corps ; en été, au contraire, il empêche que cette chaleur, s'ajoutant à celle de l'atmosphère, ne devienne incommode. Ainsi, en hiver, le vêtement doit nous défendre du froid extérieur, et en été de la chaleur. Or, de tous les corps, l'air est celui qui est le plus mauvais conducteur du calorique ; la condition physique de tout vêtement consiste donc à emprisonner autour du corps une couche d'air intérieur, qui le protège contre l'impression de l'air extérieur. Comme il importe d'atteindre ce but dans les deux saisons extrêmes, il faut distinguer les vêtements d'hiver et ceux d'été.

Vêtements d'hiver. — Le froid est la cause principale d'une foule de maladies telles que les catarrhes, les fluxions de poitrine, les rhumatismes, etc. On ne saurait donc prendre trop de précautions pour se défendre contre cet ennemi de notre santé. Rien de plus faux, de plus absurde et de plus funeste que ces dictons populaires : « Il faut s'habituer au froid ; le froid endurcit ; la chaleur rend frileux, etc. » Une foule de personnes périssent victimes de ces préjugés.

Voici la vérité à cet égard.

D'abord la sensibilité au froid varie suivant l'âge : ainsi, chez un enfant sain et robuste, la respiration étant plus parfaite, la production de la chaleur intérieure est aussi plus énergique ; de là, une plus grande indifférence pour le froid. Mais que de parents abusent de cet heureux privilège de l'enfance, dans la fausse idée d'endurcir le corps au froid ! Que de maladies sont la conséquence de la déplorable habitude de promener les enfants tantôt les jambes ou les bras nus, tantôt les épaules découvertes, suivant les caprices de la mode ! L'enfant vigoureux ne sent pas le froid, tant qu'il est animé par le jeu ; s'il reste immobile, il est bientôt transi ; l'enfant chétif de nos villes en devient la victime : les toux obstinées, les coqueluches, les fluxions de poitrine n'ont pas d'autre cause ; quelquefois aussi les effets ne sont pas immédiats, mais les rhumatismes de l'âge mûr ont pour origine le froid enduré pendant les premières années de la vie.

En général, les adultes sont plus sensibles au froid que les enfants ; mais on observe des différences prodigieuses d'un individu à l'autre : ainsi les femmes sont plus frileuses que les hommes, et parmi ceux-ci les hommes gras le sont moins que les personnes maigres. Ces

duits de celle-ci de s'échapper à travers le cuir qui les
garnit. Par conséquent, il se forme, entre la peau de l'individu qui porte la fourrure et cette fourrure même,

généralités sont sujettes à une foule d'exceptions et de contradictions
singulières.

Les habitants du Nord s'habillent plus chaudement, et maintiennent
dans leurs habitations une température plus élevée que les peuples du
Midi. Dans la retraite de Russie, en 1813, on a remarqué que des
régiments italiens n'avaient pas été plus décimés par le froid que les
troupes allemandes, et à Petersbourg les Russes, ensevelis dans leurs
fourrures, admirent les Français, qui circulent dans les rues, couverts d'un simple manteau en drap.

Il n'y a donc point de règle générale à établir pour la sensibilité
au froid : chaque individu a son thermomètre, et c'est à lui de se
vêtir en conséquence.

Je ferai observer que le thermomètre ne peut donner que des indications inexactes sur le *froid physiologique*, contre lequel nous
voulons nous prémunir. Si l'air est calme, le froid le plus vif est peu
sensible, le corps restant environné de la couche d'air échauffé, que
les vêtements maintiennent autour de lui ; mais si l'air est en mouvement, s'il fait du vent, le froid devient pénible, car il s'insinue dans
les interstices des vêtements et se mêle à la couche d'air échauffé, qui
est en contact avec la surface de la peau. En Sibérie, lorsque le thermomètre descend à plus de 20 degrés au-dessous de zéro, l'air est en
général très calme, et c'est ce qui rend le froid supportable ; mais
il n'est personne qui n'ait éprouvé qu'un vent violent dépouille, pour
ainsi dire, brusquement le corps de sa chaleur, même lorsque le
thermomètre est seulement à quelques degrés au-dessous de zéro.

Étudions maintenant dans ses détails le vêtement d'hiver, le plus
propre à garantir du froid, sans gêner les mouvements, et sans provoquer une transpiration incommode et même dangereuse.

Immédiatement sur la peau, on portera un gilet de flanelle un peu
juste, qui descende depuis la naissance du cou jusqu'à celle des
cuisses ; il est aussi essentiel qu'il couvre le ventre que la poitrine, car
chez certaines personnes l'impression du froid agit sur les intestins
et non sur les poumons. La flanelle a l'avantage de maintenir dans
ses mailles la couche d'air chaud, dont nous avons parlé, et d'absorber la transpiration, qui ne se glace pas sur le corps, lorsque le repos
succède à un exercice violent.

Quelques personnes, par les grands froids, ont l'habitude de mettre
deux chemises ; c'est une excellente précaution.

Les habits et les pantalons seront en drap. Par un froid ordinaire,
un paletot par-dessus l'habit est suffisant ; mais, par un vent violent,
l'air pénètre par en haut et refroidit ainsi le cou, les épaules et la
poitrine : chez un grand nombre de personnes, ce froid provoque
presque instantanément l'inflammation de la muqueuse du nez
(coryza, rhume de cerveau) ou celle des bronches (bronchite, rhume
de poitrine) ; chez d'autres, l'impression du froid sur les oreilles
amène des écoulements, qui peuvent devenir une cause de surdité.

in bain de vapeur qui nous expose à résorber les ma-
ières excrétées comme impropres à l'organisme.

Vêtements de drap. — Mieux vaut se servir du drap

Un grand nombre de personnes transpirent de la tête, et le vent,
en favorisant l'évaporation rapide de cette sueur, produit un sentiment de fraîcheur des plus pénibles. En voyage, à la chasse et par
les froids vifs, rien n'est préférable à un paletot en peau de chèvre
ou de loup ; le cuir tanné ne se laisse point pénétrer par le vent : la
pluie, s'attachant en gouttelettes aux longs poils de cette peau, ne
mouille jamais le cuir, ni, à plus forte raison, le vêtement de drap que
l'on porte dessous. Ces surtouts sont préférables à ceux en toile cirée
qui, étant complètement imperméables, provoquent une transpiration
incommode quand on marche, et dangereuse si l'on s'arrête.

S'il est important que la tête soit préservée contre le froid, il l'est
encore plus que les pieds soient constamment chauds et secs. Dans
l'état normal de la température du corps, la tête n'est point le siége
d'un sentiment de chaleur, mais les pieds doivent l'être ; aussi des
bas de laine sont-ils indispensables en hiver et même au printemps
et en automne ; les habitants des montagnes en portent toute l'année,
à cause de leur souplesse et de l'avantage qu'ils ont d'absorber la
transpiration.

Dans les climats humides, comme ceux de Londres et de Paris, il
n'est personne qui n'ait éprouvé par lui-même les inconvénients d'a-
voir les pieds mouillés. Or, l'eau pénètre à la longue toute chaussure
composée de plusieurs pièces réunies par des coutures ; mais le
caoutchouc a résolu la difficulté : élastique, imperméable à l'eau, sans
solution de continuité, il remplit les deux indications dont nous avons
parlé, et maintient les pieds chauds et secs. Il serait à désirer que
ces chaussures devinssent communes et à bon marché, afin que l'ouvrier pût en faire usage et arriver les pieds secs à l'atelier, où souvent il reste toute la journée sans sortir et sans pouvoir réchauffer
les extrémités inférieures.

Vêtements d'été. — Dans nos climats, l'été n'a pas la constance et
l'uniformité de température des contrées plus méridionales. En une
semaine, quelquefois du jour à la nuit, le thermomètre varie de dix
degrés. Dans les journées chaudes, l'exercice amène une forte transpiration qui se supprime brusquement, si l'on s'arrête à l'ombre. Le
vêtement doit être combiné de façon à parer à ces diverses éventua-
lités.

Pour se préserver de la chaleur, les vêtements amples, légers, de
couleur claire, en lin ou en coton, sont préférables à tous les autres.
Cependant il est imprudent de se vêtir trop peu : ainsi les Anglais
ne quittent jamais la flanelle, même dans l'Inde.

Le meilleur parti à prendre, c'est de porter avec soi une veste ou
un gilet chaud que l'on endosse à l'approche de la nuit, ou quand on
se repose à l'ombre, chaque fois, en un mot, que l'on éprouve une
sensation de fraîcheur. Avec cette précaution, on marchera légèrement vêtu, et l'on n'aura pas à craindre un refroidissement souvent
préjudiciable à la santé.

qui a tous les avantages de la fourrure, sans en avoir les inconvénients, malpropreté et imperméabilité. Mais tous ces vêtements de laine très chauds, mis en contact

La coiffure d'été doit être ample et perméable à l'air, afin d'éviter une trop forte congestion vers la tête. L'hygiène proscrit ces petites casquettes de drap que portent les étudiants allemands ; mais elle approuve les chapeaux de paille, ceux de feutre léger, les bérets du Béarn, les sombreros espagnols.

Camper, Winslow et Sœmmering n'ont pas dédaigné d'écrire sur l'hygiène des vêtements, et en particulier sur les dangers des corsets à baleines et les inconvénients des chaussures trop étroites.

Les jeunes filles qui se compriment la taille dans un corset de fer ne savent pas qu'elles se condamnent peut-être à ne pouvoir nourrir un jour leur enfant. Pour satisfaire à une mode désavouée par le bon goût, elles se privent des plus pures jouissances de la maternité. Elles ignorent qu'en empêchant le libre développement des poumons elles entravent les fonctions de la respiration. Comment est-il possible que la digestion puisse se faire convenablement, lorsque l'estomac et les intestins sont ainsi pressés entre la colonne vertébrale et les baleines d'un corset ? Mais il est un autre genre de considérations peut-être plus puissant sur l'esprit de ces victimes de la mode, et qui devrait les convaincre. Chacune d'elles a pu voir, sur d'autres, combien un corset trop serré nuit à la grâce des mouvements, à la fraîcheur du teint, à l'expression de la physionomie ; tantôt la gêne qu'il cause altère profondément les traits qui paraissent *tirés*, et donne à la peau une teinte terreuse ; tantôt il entrave la circulation, fait rougir le nez et le front. Lorsque la compression est poussée à ses dernières limites, alors elle amène des syncopes, des évanouissements, des vomissements : aussi les femmes trop serrées sont-elles souvent obligées de se priver de manger, et cette diète forcée amène une faiblesse, qui ajoute à l'altération des traits. Ainsi donc, à moins d'être décidée à sacrifier les agréments du visage au désir de ressembler à une guêpe, une femme qui se serre outre mesure dans un corset me paraît animée d'un désir de plaire sans intelligence, qui souvent va directement contre le but qu'elle se propose. Toutefois, je ne proscris pas entièrement les corsets ; chez les femmes, la colonne vertébrale et les muscles qui la maintiennent ont besoin d'être soutenus et appuyés. Il faut donc que ce vêtement s'applique contre le corps et se moule sur lui, mais sans le comprimer.

Ce que j'ai dit du corset s'applique également aux chaussures trop étroites. Gêne, douleur, déformation du pied ; marche pénible, disgracieuse ; traits altérés par la douleur ou rougis par l'afflux du sang vers la tête : telles sont les conséquences de cet abus.

Condamnées au point de vue de l'hygiène, ces déformations artificielles du corps le sont aussi au point de vue artistique. Dans ces statues de femmes, éternels modèles de la beauté, que nous a léguées la Grèce antique, la taille n'est point serrée, le pied est bien développé et porte franchement sur le sol. Au lieu de nous inspirer

immédiat avec la peau, ne doivent être adoptés que dans les pays très froids, ou par les gens de faible constitution ou disposés au rhumatisme.

Vêtements de toile ou de laine. — Les enfants et les jeunes gens, qui jouissent d'une bonne santé, ne doivent faire usage que d'un premier vêtement en toile ou en laine légère, qu'on recouvrira d'un deuxième vêtement de même nature, pendant l'été, et d'un vêtement de laine, en hiver.

Plusieurs médecins ont proposé de remplacer les vêtements de toile par ceux de laine. Comme c'est là un sujet important, je crois bon de déterminer d'abord quelle est l'influence de la laine sur le corps, et de voir les conséquences de son emploi. Voici l'action que la laine employée comme vêtement exerce sur le corps.

1º Elle excite la peau plus vivement que la toile, et par conséquent elle entretient et active plus l'évaporation. Par cette action excitante, elle attire plus de matière morbide vers la peau, et augmente la sensibilité.

2º La laine conduit moins bien la chaleur que la toile, et, par suite, elle s'oppose mieux à l'abaissement de la température animale, et maintient un degré de chaleur plus élevé dans la peau et dans tout le corps.

3º La laine, lorsqu'elle forme un tissu à mailles lâches, a sur la toile un grand avantage, qu'elle doit en partie à ce qu'elle est plus chaude, en partie à sa perméabilité, c'est qu'elle laisse échapper au dehors, sous forme de vapeurs, les matières excrétées, et s'oppose à ce que ces matières se condensent en eau, qui couvre la

---

de ces types immuables du beau, notre goût dépravé emprunte les corsets aux époques de la décadence de l'empire romain, et semble aspirer à imiter les femmes chinoises (*), qui, conséquentes dans leur coquetterie, renoncent à se servir de leurs membres pour marcher et pour agir, afin d'avoir des pieds qui se réduisent au gros orteil, et des ongles de deux centimètres de longueur. (R.)

(*) Voy. Morache, *Pékin et ses habitants* (*Ann. d'hyg.*, 1869, 2ᵉ série, t. XXX, p. 302).

peau. La toile au contraire, moins chaude et plus serrée, laisse le produit de l'évaporation du corps se convertir en eau ; aussi, même lorsque l'évaporation corporelle est considérable, on reste sec avec un vêtement de
laine, tandis qu'avec un vêtement de toile on est trempé
de sueur.

4° L'évaporation est le moyen le plus efficace que la
nature ait donné au corps pour se rafraîchir. C'est par
ce moyen que le corps a la faculté de ne pas prendre la
température du milieu ambiant, mais de conserver sa
température à lui, ou de la modifier à son gré.

Plus l'évaporation se fait librement, plus notre température est égale, plus nous sommes à l'abri des excès
de chaleur venant de l'intérieur ou de l'extérieur. C'est
pour cela que la laine, d'ailleurs plus chaude que la toile,
diminue plus que celle-ci la chaleur interne, parce qu'elle
facilite l'évaporation. C'est pour cela encore que, si on
parvient à s'habituer à l'excitation causée aux nerfs de
la peau par la laine, on a moins chaud en été avec des
vêtements de laine qu'avec des vêtements de toile, et
qu'on transpire moins ; ceci explique encore pourquoi,
dans les pays chauds, les vêtements de laine et de coton
sont les plus utiles et les plus usités.

5° La laine est un corps électrique, la toile est un
corps neutre, c'est-à-dire que la laine peut faire naître
de l'électricité, mais non en soutirer. Que la peau soit
ainsi ouverte, il s'en suivra que le corps pourra se charger
d'électricité, puisqu'il ne lui en sera pas pris, et qu'à sa
superficie il s'en développera de nouvelle.

6° La laine recueille les éléments contagieux des maladies plus facilement que la toile, et les retient mieux.

Maintenant, nous sommes en état de décider si les vêtements de laine sont sains ou malsains ; dans quels cas
ils sont utiles, et dans quels cas ils sont nuisibles.

D'une manière générale, je crois qu'il ne faudrait pas
adopter exclusivement les vêtements de laine, les préfé-

rer constamment. Du moins je ne chercherai jamais à accoutumer un enfant à en porter. Dans cette période de la vie, on a moins besoin de chaleur et d'évaporation artificielle; d'ailleurs, en agissant ainsi, on rend la peau plus impressionnable ou bien on lui donne de mauvaises habitudes, en ce sens que, dès qu'on quitte cette espèce de vêtement, elle se refroidit plus vite. En outre, les habits de laine exigent une propreté plus minutieuse, des changements plus fréquents, et s'ils étaient adoptés par les classes pauvres, ils entraîneraient chez eux des habitudes de malpropreté encore plus grandes; il en résulterait, pour conséquence, d'abord la fréquence des maladies de la peau et des éruptions cutanées, puis, le séjour plus prolongé des principes contagieux dans les vêtements.

Dans certains cas, néanmoins, ces vêtements sont très utiles et doivent être recommandés. Ils sont salutaires pour tous ceux qui ont dépassé la première moitié de la vie, qui ont plus de 40 ans, époque où la chaleur animale et l'évaporation commencent à décroître. Ils sont encore utiles à ceux qui n'ont reçu de la nature qu'une puissance calorifique et une excitabilité insuffisantes, dont la face est blafarde, le corps bouffi, les fibres mollasses, les humeurs épaisses, en un mot, aux natures lymphatiques.

La laine est salutaire pour tous ceux qui mènent une existence sédentaire, d'autant plus que le travail auquel ils se livrent est plus abstrait. Avec ce genre de vie, l'évaporation est toujours imparfaite, et il faut une excitation à la peau, pour maintenir la tendance naturelle des humeurs vers la périphérie.

Elle est utile à tous ceux qui sont prédisposés aux catarrhes, à ceux qui sont sujets aux flux et aux douleurs goutteuses. Parfois, en se couvrant avec de la laine, on peut se débarrasser de ces incommodités.

Elle rend encore des services, quand il y a tendance à la diarrhée, et à ces dysenteries épidémiques, contre lesquelles il n'est pas de meilleur préservatif.

Elle est bonne contre les congestions, c'est-à-dire contre l'accumulation anormale du sang ou autres humeurs, dans certaines parties du corps, comme dans la tête, où elles causent le vertige, la céphalalgie, les tintements d'oreilles, les coups de sang, ou bien dans la poitrine où elles produisent les douleurs, l'oppression, la toux, etc. La laine combat avec avantage ces divers maux, partie en exerçant sur la peau une excitation dérivative, partie en favorisant l'évaporation, et c'est ainsi qu'elle peut être considérée comme un préservatif de la phtisie commençante, des hémorrhoïdes, de la toux avec crachats sanguinolents, et de tous les flux sanguins.

La laine est également utile à tous ceux dont le système nerveux est affaibli, aux hypochondriaques et aux hystériques, chez lesquels le plus ou moins d'énergie dans l'évaporation est l'indice d'un bien-être plus ou moins grand ; elle rend service après les maladies graves en s'opposant aux récidives : ceux qui sont très sensibles aux variations atmosphériques feront bien de s'en vêtir. Rien ne garantit mieux qu'un vêtement de laine des excès de la chaleur, du froid, de l'humidité, du vent.

La laine doit encore être préférée dans les pays où règnent des changements fréquents dans la température de l'air ; on doit aussi en faire usage, lorsque la vie qu'on mène vous expose à ces variations subites, surtout pendant les voyages.

Si les vêtements de laine ont des avantages, ils ont aussi leurs inconvénients. Tous ceux qui sont sujets à d'abondantes transpirations, et à qui leur âge permet d'espérer qu'ils se débarrasseront de cette incommodité, tous ceux qui possèdent naturellement beaucoup d'électricité, de force vitale et de chaleur, ceux qui ont des éruptions cutanées, ou sont prédisposés à en avoir, ceux aussi qui ne peuvent changer assez souvent ce vêtement et en revêtir un propre tous les 8 ou 14 jours, tous ceux-là feront mieux de ne pas se servir de la laine. Il ne faut pas non plus que les très jeunes gens portent des pantalons faits de cette étoffe, cela leur est nuisible.

Je dois encore faire la recommandation de ne porter qu'un tissu qui soit suffisamment perméable, qui ne soit ni trop rude, ni trop épais. Dans le cas où on ne veut pas en couvrir complètement le corps, du moins faut-il, pour atteindre le but qu'on a en vue, que les bas soient de laine ; on les prendra plus légers pour l'été que pour l'hiver, et il serait à souhaiter que cet usage fort salutaire fût plus répandu.

Vêtements de coton. — Dans le cas où on désire un vêtement qui n'ait pas les inconvénients de la laine, mais qui possède cependant plusieurs de ses avantages, on peut se servir du coton.

Il n'excite, ni n'échauffe pas autant que la laine, et est meilleur que la toile, au point de vue de l'évaporation et de la température.

Je crois donc que les personnes bien portantes, qui n'ont aucune raison particulière de porter de la laine, ou bien dont la peau est trop excitable pour supporter le contact de ce tissu, devront seulement choisir pour linge de corps un tissu composé de lin et de coton.

Exercice. — Il faut ne pas manquer de faire de l'exercice, car c'est là le meilleur moyen d'entretenir l'évaporation latente.

Régime. — Évitez les mets qui empêchent l'évaporation. Tels sont : les graisses, le porc, l'oie, les pâtisseries mal cuites, les fromages.

CHAPITRE VII

CONSTITUTIONS INDIVIDUELLES
ET TEMPÉRAMENTS

Tempérament sanguin. — Tempérament mélancolique. — Tempérament flegmatique. — Tempérament bilieux. — Tempérament mixte.

L'emploi des règles générales destinées à conserver la santé et la vie se modifie suivant la diversité des tempéraments, des constitutions individuelles, et des circonstances extérieures, et il ne peut être déclaré judicieux que quand il tient compte de toutes ces différences.

Et d'abord les constitutions et les tempéraments établissent entre les hommes des distinctions profondes, par lesquelles, non seulement le sens de la vie intime, mais encore les rapports de celle-ci avec l'extérieur, et l'influence qu'elle en reçoit sont impressionnés d'une manière très diverse. Tout cela doit modifier les prescriptions de la macrobiotique et de l'hygiène.

Ce que le médecin nomme *Constitution physique* se réunit ici avec ce qu'on a appelé *tempérament;* sous ce dernier rapport, les hommes ont toujours été répartis en quatre classes, déjà admises du temps des Grecs et des Romains : le *tempérament sanguin*, le *bilieux*, le *mélancolique* et le *lymphatique*. Ces classes représentent les diversités radicales qui différencient les constitutions des hommes; elles ont de tout de temps été regardées comme telles.

Tempérament sanguin. — Son caractère dominant est une excitabilité et une mobilité très grandes, mais peu durables, une impressionnabilité très forte pour tout ce qui est irritation physique ou intellectuelle, mais sans que cela persiste; en outre, de la gaieté, de la légèreté d'esprit, un goût prononcé pour la joie et les plaisirs dela vie, pour jouir du présent, en un mot pour être un vrai épicurien. Ordinairement ce tempérament dispose à la bonne humeur, à la souplesse, à la politesse, à la sociabilité ; il est caractérisé par une foule de bonnes intentions, mais aussi par le manque de persévérance et de fermeté dans le caractère. Au physique, c'est le système sanguin qui domine, le sang se produit et se renouvelle avec facilité ; il y a tendance à la pléthore, aux congestions, qui d'ailleurs se résolvent facilement. Le cœur et les poumons sont les organes les plus vulnérables ; la tendance est plutôt aux maladies inflammatoires qu'aux affections chroniques, les crises sont faciles ; en somme, c'est le meilleur des tempéraments. Celui qui en est doué doit éviter toute irritation trop forte, surtout celles qui agissent sur le système sanguin : les mets et les boissons échauffants, les fatigues exagérées, les passions violentes, la chaleur du soleil, etc. ; toute excitation trop grande est dangereuse pour les gens sanguins, et, en hâtant la vie, contribue à la raccourcir. On doit encore éviter une alimentation qui donnerait trop de sang, préférer les légumes à la viande et boire de l'eau.

Tempérament mélancolique. — Les mélancoliques sont l'opposé des gens sanguins. Le caractère fondamental est ici une faible excitabilité, avec une grande durée dans l'impression reçue. Ainsi les causes d'excitation les plus puissantes agissent sans produire d'effets très marqués, mais lorsqu'elles ont pénétré, il se produit alors une réaction impossible, ou du moins difficile à empêcher. Cela a lieu au moral comme au physique. Sous le premier rapport, des hommes appartiennent à la catégorie des *tenaces propositi* ; ils sont d'un caractère et d'un sens profonds, peu impressionnables en apparence, mais la vie intime, pour être cachée chez eux, n'en est que plus énergique ; en tout opposés à la légèreté, ils ne sont que plus disposés à une gravité qui dégénère souvent en tristesse, aussi sont-ils peu acces-

sibles à la gaieté, à la bienveillance, au contraire ils
préfèrent le silence, la solitude et la contemplation.

Au physique on voit les mêmes dispositions dominer, il
y a tendance à la stase, aux obstructions, surtout dans
le bas-ventre; la circulation est paresseuse et il en est
de même des diverses sécrétions et évacuations; enfin
on constate avec ce tempérament la disposition aux
hémorrhoïdes, un susceptibilité morbide assez faible,
mais une grande ténacité de la maladie une fois développée, des crises difficiles, et une tendance plus grande
aux affections chroniques qu'à celles qui sont aiguës et
fébriles.

De tout cela résulte, pour tous les gens appartenant à
cette classe, l'obligation de vivre d'une manière complètement opposée à celle des gens qui font partie de la
classe précédente. Ils devront se soumettre à une excitation soutenue du corps et de l'esprit, prendre beaucoup
d'exercice corporel, mener une vie un peu plus variée,
voir le monde et prendre des distractions, enfin faire
tout ce qui peut retirer l'esprit des profondeurs qu'il
habite, et au contraire éviter la solitude, la taciturnité et
la songerie, la rêvasserie continuelle. Par ce régime, il
faut surtout combattre les stases et les obstructions des
viscères intestinaux, et préférer pour aliments les légumes laxatifs, les fruits; boire beaucoup, éviter les mets
flatulents, les pâtisseries lourdes, les fèves; il faudra
aussi être réservé pour les boissons spiritueuses.

Tempérament flegmatique. — Les flegmatiques
constituent un groupe en opposition complète avec celui
des sanguins, car leur caractère est leur grande insensibilité et leur inamovibilité, malgré l'action des causes
soit morales soit physiques. En outre, la réaction produite chez eux se conserve difficilement au physique
comme au moral. Les sens sont paresseux, la pensée, la
volonté, l'action ne se produisent qu'avec lenteur, la
compréhension est difficile, l'exécution défectueuse,

l'âme est calme et sans passion, mais son repos est celui de l'engourdissement de la mort.

Au physique, il en est de même; inactivité, stase, pléthore d'humeurs; obstruction des intestins, obésité, relâchement des fibres, troubles des excrétions et arrêts des circulations, ou flux sanguins et muqueux.

La base du régime doit donc être: de raviver, d'éveiller l'organisme somnolent et à moitié engourdi; il faut recourir à l'emploi des excitants, pousser l'exercice corporel même jusqu'à la fatigue et à la transpiration; user des mets et des boissons excitants, du vin, des épices, travailler beaucoup en variant les objets de ses occupations. Pour les flegmatiques, la misère, la mauvaise fortune et la contrainte extérieure sont souvent de grands bienfaits, et les meilleurs moyens d'améliorer leur santé et de prolonger leur vie. A leur défaut, on peut les remplacer par une vive excitation des sensations et des sentiments, par de fréquents déplacements, des voyages, etc.

Tempérament bilieux.—Les gens bilieux joignent à une grande excitabilité la faculté de réagir fortement et d'une manière durable. Chez eux, c'est le foie et l'appareil biliaire, qui sont surtout sensibles. Ils sont très violents et très passionnés, colères, pleins de feu, faits pour les entreprises grandes et hardies, mais sujets à agir avec précipitation et capables de commettre une mauvaise action.

Au physique, ils sont reconnaissables à leur teint brun, leurs cheveux noirs, la sécheresse de leur peau, et de leurs muscles, leur prédisposition aux accumulations de bile et aux maladies bilieuses, aux congestions sanguines, aux inflammations et autres accidents violents.

Les individus qui appartiennent à cette classe doivent employer toutes les ressources de leur intelligence à combattre leur humeur passionnée et irascible; les secours de la morale et de la religion les aideront à réussir, car, grâce à eux, il s'est opéré de miraculeux changements de caractère : aux bilieux, on doit recommander le silence, la solitude, l'examen de leur être intime, la vie aux champs.

Au physique, ils feront bien d'employer tout ce qui adoucit les humeurs, rafraîchit le sang, diminue l'excitabilité et ralentit la sécrétion de la bile.

Dans ce but, ils préféreront le régime végétal, l'eau pour boisson, les mets et les boissons acides, peu de viande, encore moins de matières grasses, enfin ils s'abstiendront des épices, du vin et des autres boissons spiritueuses. La vie d'un brahmane est ce qui conviendrait le mieux à cette sorte de gens.

Tempérament mixte. — Il y a beaucoup d'individus qui réunissent en eux le mélange de plusieurs tempéraments : de là résultent les nuances infinies qui distinguent les hommes entre eux. Cette circonstance doit modifier le traitement et le régime, pour les approprier à ces variations. Mais toujours un de ces tempéraments domine dans chaque individu, et cela suffit pour indiquer quelle doit être la direction générale qu'il faut imprimer au traitement et à la manière de vivre.

CHAPITRE VIII

OCCUPATIONS ET HABITUDES

Occupations intellectuelles. — Occupations corporelles. — Ne rien faire.

Les diverses occupations et habitudes des hommes peuvent être divisées en deux classes : les *intellectuelles* et les *corporelles*.

Occupations intellectuelles. — L'occupation purement intellectuelle est celle des savants et des hommes d'affaires. Elle dévore le corps, comme la flamme dévore l'huile. Comme but unique de l'activité, elle est nuisible, en détruisant l'équilibre naturel des forces. Mais elle agit d'une manière encore plus préjudiciable sur le système nerveux, quand on l'exagère, car alors elle amène une impressionnabilité et une excitabilité trop grandes, elle cause un affaiblissement nerveux, soit général, soit local, qui se porte principalement sur les yeux ; elle cause des crampes, des attaques de nerfs, fait dominer l'imagination, ou surgir les idées fixes, l'hypochondrie, et même la folie ; enfin elle détruit la digestion et occasionne des maladies abdominales. Une trop grande tension de l'esprit s'oppose à la réparation ; la cause du mal devient plus pernicieuse encore si, à cela, se joint, comme c'est l'ordinaire, une vie sédentaire, et surtout, si, comme il arrive dans les grandes villes, à l'étude exagérée, à la vie sédentaire, viennent se joindre la débauche, les plaisirs de la table et les nuits passées sans sommeil. C'est là ce qu'on appelle *bruler la chandelle par les deux bouts*, et l'organisation la plus généreuse succombe bien vite à un pareil régime. Le seul moyen de rendre sans danger cette vie constamment surmenée, c'est de ne pas exagérer les efforts intellectuels (1), c'est de prendre chaque jour de l'exercice et d'aller respirer le bon air, c'est surtout de suivre un régime tranquille et simple ; il faut qu'on se modère dans les plaisirs de la table, qu'on ne prenne pas des aliments difficiles et lourds à digérer, que la nuit soit consacrée au repos et non aux plaisirs ou au travail, de manière à ne pas empiéter sur le temps qui appartient au sommeil.

Occupations corporelles. — Les occupations corporelles exigent qu'on reste assis ou bien qu'on soit en mouvement.

On doit plaindre ceux qui sont astreints à rester assis.

(1) Voy. *Tension exagérée des forces intellectuelles*, p. 101.

Car aux conséquences nuisibles de la station assise et de la compression du bas-ventre, qui sont l'obstruction des viscères intestinaux, les hémorrhoïdes, l'hypochondrie et même les maladies de l'intelligence, vient encore se joindre l'influence de l'air confiné, dans lequel on se trouve ordinairement plongé, et qui agit d'une manière funeste sur la longévité et sur la restauration vitale. Ceci explique pourquoi on trouve dans ces professions une vie moyenne extrêmement courte. Le pire, c'est quand, à toutes ces causes malfaisantes, s'ajoute l'action pernicieuse du genre de travail et celle des matériaux employés, comme par exemple le plomb, la poussière de laine, etc.

Tous ces inconvénients ne peuvent être neutralisés qu'en interrompant de temps en temps le travail assis par un peu de mouvement, qu'en propageant l'excellente coutume, que j'ai observée en certains pays, où les artisans s'en vont le soir dans la campagne et cultivent en légumes un petit bout de champ, ou bien scient le bois, le fendent, etc. L'usage d'un bain par semaine pourra encore parer à une partie de ces inconvénients.

Les occupations corporelles actives sont en général bien plus supportables que celles dont nous venons de parler, bien plus favorables à la santé et à la prolongation de la vie. Toutefois on doit observer que la vie active de l'homme se partage en deux espèces : celle qui s'exerce en plein air, et celle où l'exercice se prend dans un endroit clos.

La vie active, en plein air, est sans contredit la plus heureuse et la plus salubre de toutes, c'est elle qui répond le mieux aux lois de la nature. Aussi, c'est elle qui fournit les plus nombreux exemples de longévité et de bonne santé durable. La vie active, dans un espace clos, n'est certes ni si salutaire ni si fortifiante. Elle fatigue et affaiblit beaucoup plus, car, pour restaurer la vie, elle n'a pas la jouissance de l'air libre.

On doit se demander encore ce qui arrive, lorsque le mouvement est régulier et général, ou lorsqu'il est seulement local et borné à un organe ou à un système. Le premier est le meilleur; le deuxième, par l'exercice journalier et exclusif d'une seule partie, amène une répartition inégale des forces, il rompt l'équilibre. C'est ainsi que ce genre de travail amène chez les chanteurs, les orateurs, les joueurs d'instruments à vent, des congestions sanguines sur les poumons, les prédispose à l'inflammation de ces organes, et finalement à la phtisie.

A ceux qui s'adonnent aux occupations actives, la macrobiotique conseille d'éviter tout effort excessif et les refroidissements lorsqu'on a chaud; il faut aussi se bien nourrir, mais plus on se fatigue, plus on doit être réservé dans l'usage des choses échauffantes. Ceux qui n'exercent que certains de leurs organes, ou certaines de leurs forces, devront, à leur grand avantage, se livrer de temps en temps à des mouvements qui mettront tout leur organisme en jeu : cela aidera à rétablir l'égale répartition des humeurs.

Ne rien faire. — Il y a encore une troisième manière de vivre. On ne peut guère lui donner le nom d'*occupation*, car elle consiste à ne rien faire. Sans contredit c'est la plus regrettable, la plus malsaine, la plus contraire à la durée de la vie; par le manque d'excitation et d'activité, elle transforme l'homme en une eau stagnante, en un marais croupissant. La machine physique se détraque, les humeurs superflues et mal préparées s'engorgent, l'organe trop inactif se paralyse, et dès lors le germe de toutes les maladies est semé.

Il en est de même pour l'inactivité intellectuelle; l'oisiveté, le dégoût pour tout travail qui a un but ne manquent pas de porter le désordre dans l'esprit; c'est ou bien la fantaisie, le songe qui dominent, ou bien c'est l'affaissement, l'abattement des plus nobles forces de l'âme; on tombe alors dans l'hypochondrie, la morosité, la tristesse; on voit partout des ennemis et des malheurs; alors vient le dégoût de la vie, ou le suicide, qui souvent n'a pas d'autre cause, ou enfin le libertinage et la débauche, causes plus lentes, mais aussi certaines, de la mort.

Il faut avouer que, par sa nature, l'homme est plus porté à la paresse qu'au travail, et la seule chose qui puisse le pousser à vaincre son instinct, c'est ou la misère, ou une certaine vocation, qui nous fait du travail un devoir de chaque jour. Voilà le plus grand bien dont on puisse être doué en cette vie, et je regarde comme bien infortuné celui qui ne possède pas ce goût, ce besoin du travail.

L'aphorisme dans lequel nos ancêtres résumaient par deux paroles d'or tout ce qui concerne les règles de la vie est resté et restera toujours vrai : *Travaille et prie, Dieu veillera au reste.* Cela signifie, en effet, qu'un cœur en paix avec Dieu et une vie active et utile sont les seules causes de tout bonheur, de toute santé, de toute longévité.

CHAPITRE IX

PROFESSIONS

Empereurs, rois, princes. — Haut clergé, Ermites, Moines. — Philosophes. — Académiciens. — Professeurs. — Poètes et Artistes. — Médecins. — Mineurs, fondeurs. — Longévité comparée.

Plus l'homme est fidèle aux lois de la nature, plus il vit longtemps; plus au contraire il s'en éloigne, plus sa carrière est courte. Ceci est une des lois les plus générales. Ainsi, dans certains pays, aussi longtemps que les habitants menèrent la vie frugale des pâtres et des chasseurs, ils purent devenir vieux ; mais dès qu'en se civilisant ils prirent des habitudes de luxe et de débauche, l'étendue de leur vie diminua ; aussi n'est-ce pas les riches et les puissants, ni ceux qui achètent les teintures d'or et les élixirs miraculeux qui deviennent très vieux ; ce sont des paysans, des laboureurs, des matelots, tous gens qui ne se sont guères occupés pendant leur vie des moyens de la prolonger.

Nous examinerons à présent les différences d'âges amenées par les divers états et professions.

Empéreurs, rois, princes. — En premier lieu, voyons ce qui concerne les *empereurs*, les *rois*, en un mot les *grands de ce monde.* La nature, qui les a comblés de tous les dons et de toutes les joies de la vie, leur a-t-elle aussi donné en partage le plus précieux de tous, une vie plus longue que celle des autres mortels ? Malheureusement non (1). Nous ne trouvons ni dans l'histoire ancienne, ni dans l'histoire moderne, que cette prérogative ait jamais été accordée à ces personnages. Dans l'antiquité, peu de rois ont atteint leur quatre-vingtième année. La série entière des empereurs romains, en commençant par Auguste, qui comprend deux cents individus, nous en fournit seulement, en excluant les deux premiers, Auguste et Tibère, quatre qui atteignirent 80 ans ; ce sont : Gordien, Valérien, Anastase et Justinien.

---

(1) Il faut bien distinguer la vie moyenne de la vie maxima. Quoiqu'on voie peu de grands personnages arriver au maximum de la vie, cependant les travaux de Casper (*) prouvent que la vie moyenne dans les classes supérieures est plus longue que parmi les pauvres. Parmi les riches, l'âge de 70 ans est deux fois plus fréquent et celui de 80 ans trois fois ; au contraire, l'âge maximum se produit seulement parmi les pauvres gens. (S.)

Lejoncourt (**) cite des souverains centenaires dans les dynasties chinoises et persanes. (R.)

(*) Casper, *Sur la durée probable de a vie humaine.* (*Ann. d'hyg.* 1838, t. XIX, p. 231).

(**) Lejoncourt, *Galeries des centenaires,* p. 31.

Auguste vécut jusqu'à 76 ans ; c'était un homme à l'esprit calme et modéré, prompt à l'action, sobre, mais extrêmement sensible aux plaisirs que donnent les sciences et les beaux-arts. Il se contentait des mets les plus simples, et mangeait seulement quand il avait faim, ne buvait jamais qu'une petite quantité de vin, mais tenait beaucoup à ce que la gaieté et une bonne compagnie vinssent charmer ses repas. Il était d'ailleurs d'une humeur enjouée, fut favorisé de la fortune, et, quant à ses idées sur le but de l'existence, il les manifesta lorsque, quelque temps avant sa mort, il dit à ceux qui l'entouraient : « La comédie est finie, amis, applaudissez. » Or, pareille disposition d'esprit est éminemment favorable à la conservation de la vie (1).

Dans sa trentième année, il eut à supporter une maladie si dangereuse qu'on le crut perdu. C'était une sorte d'affection nerveuse, qui fut aggravée encore par les bains chauds et l'emploi de la chaleur, comme traitement, que lui conseillèrent ses médecins ordinaires. Antonius Musa entreprit de le traiter par des moyens tout opposés. Il le fit baigner dans l'eau fraîche, et le maintint à une basse température; en peu de temps la guérison suivit ce traitement. Cette maladie, et le changement avantageux dans son hygiène qui en résulta contribuèrent probablement beaucoup à prolonger sa vie. Ceci, entre autres choses, nous apprend que c'est à tort qu'on a regardé l'emploi des bains froids comme une invention nouvelle.

L'empereur Tibère vécut deux années de plus qu'Auguste. Son caractère était violent, mais c'était *vir lentis maxillis*, comme l'appelait Auguste; il aimait le plaisir, en sachant pourtant se régler et observer, même au

(1) Voyez F. Dubois (d'Amiens), *Recherches historiques sur la vie privée de l'empereur Auguste; sur ses maladies, ses infirmités et son genre de mort (Bulletin de l'Académie de médecine.* Paris, 1865, t. XXXIV, p. 786). (R.)

sein de la volupté, les précautions nécessaires à sa santé. Il avait même l'habitude de dire qu'il regardait comme fou celui qui, à 3o ans, était encore forcé d'interroger un médecin sur son régime, parce qu'à cet âge tout homme devait connaître ce qui pouvait lui nuire ou lui être utile.

Le fameux conquérant Aureng-Zeb parvint à l'âge de 100 ans (1707), mais ce n'était pas un roi ordinaire, c'était une sorte de nomade.

Dans les maisons royales contemporaines, la longévité est rare. Il n'y a d'exception que pour les rois de France, de la maison de Bourbon, dont trois ont atteint l'âge de 70 ans (1).

Nous ne devons pas oublier, comme un des exemples les plus importants, celui du roi Frédéric II. Grand en toutes choses, au physique comme au moral, non seulement il parvint à l'âge de 75 ans, âge peu fréquent parmi les rois, mais encore il y parvint après la vie la plus accablée de peines, de soucis, de tourments, que jamais homme ait eu à supporter. Pendant vingt ans, il fit la guerre, et se soumit durant ce long espace de temps à toutes les fatigues du plus humble soldat, avec cette différence qu'en qualité de général il lui fallait veiller sur tous, et que, la nuit, alors que chacun se livrait au repos, il devait la passer à concerter de nouveaux plans. Il était ami des plaisirs de la table, mais seulement au repas de midi, et entouré d'une compagnie joyeuse; le soir, il ne soupait point, se couchait de bonne heure, et se levait tous les matins à cinq heures, en été, à six heures, en hiver. Le matin, et avant midi, il travaillait; le soir, il se reposait et se délassait de ses rudes travaux intellectuels, à l'aide de la musique, des beaux-arts et des recherches scientifiques; en outre, chaque jour il prenait de l'exercice en plein air.

(1) Seul, sur 84 rois ou empereurs qui ont régné en France, Louis XIV atteignit 77 ans (1638-1715), après un règne de 60 ans (R).

Il en est de même pour les maisons princières (1), non seulement en France, mais aussi dans les autres États de l'Europe, en Italie, en Angleterre, en Allemagne, en Hollande, en Suisse, en Espagne.

(1) Voici quelques renseignements que nous empruntons à Benoiston de Châteauneuf (*).

« La plupart des anciennes familles historiques d'une partie de l'Europe ont cessé depuis longtemps d'exister.

« Pour ne parler que de la France et pour citer quelques exemples, nous dirons que des vingt branches sorties des Montmorency, la plupart n'ont pas duré deux cents ans ; que la maison d'Harcourt a fourni sept branches, aujourd'hui toutes éteintes, et celle de Luxembourg, six, qui ont eu le même sort.

« Il était intéressant de rechercher quelle avait pu être la durée moyenne de nos maisons historiques, dont les plus anciennes remontent aux XIIe, XIe et Xe siècles, et qui ont aujourd'hui cessé d'exister, soit en totalité, soit seulement dans leur branche aînée ; ou, en d'autres termes, après quel espace de temps moyen il arrivait, par le cours naturel des choses, que le dernier descendant d'une famille mourait sans avoir eu d'enfants mâles, ou les avait perdus, ou ne laissait que des filles. Alors le nom était *naturellement* éteint. J'ai trouvé que cet espace de temps avait été, pour trois cent vingt familles, de trois cents ans.

« Je ne donne pas cette évaluation comme rigoureuse. Toutefois elle pourrait être justifiée par l'observation suivante : c'est le parti qu'on avait pris, quelques années avant la Révolution, de ne plus exiger, des pages de la grande et petite écurie, que la preuve de trois cents ans de noblesse pour ceux de la première, et de deux cents ans pour ceux de la seconde. Quant aux seigneurs qui désiraient obtenir les honneurs de la cour, et monter dans les carrosses du roi, ils devaient justifier d'une noblesse de quatre cents ans (**).

« Après avoir déterminé d'une manière approximative la durée des familles nobles, j'ai été curieux de savoir quel était le nombre, non pas de degrés ou de générations, ainsi que les appellent les généalogistes, mais d'individus, dont la filiation directe aurait rempli cet espace de trois cents ans. Je n'en ai excepté que ceux qui sont morts avant l'âge de quinze ans et les ecclésiastiques. Le nombre moyen s'est trouvé être dix.

« Si maintenant on divise la quantité des années moyennes de durée (300 ans), par ce nombre de dix, on trouvera que chacun de ceux qui la composent a vécu trente ans. L'usage est d'en compter trente-trois par génération. On voit que je ne suis pas très éloigné de ce chiffre ; je m'en rapprocherais même encore plus, si, comme il est

(*) Benoiston de Châteauneuf, *Mémoire sur la durée des familles nobles en France* (*Ann. d'Hygiène et de méd. lég.* Paris, 1846, tome XXXV, p. 27).

(**) *Dictionnaire de Jurisprudence de l'Encyclopédie méthodique*, article Degré, pp. 569-70, 1re et 2e colonnes.

De même encore pour les *ministres* (1).

Haut clergé, Ermites, Moines. — Au point de vue de la longévité, le *haut clergé* ne paraît pas favorisé.

Sur trois cents papes, il n'y en a que cinq qui aient atteint, ou dépassé l'âge de 80 ans, quoiqu'ils aient eu l'avantage de n'occuper que tard cette haute dignité, ce qui leur donnait plus de chances de longévité (2).

d'usage en généalogie, je n'avais admis dans mon calcul que les individus ou les degrés utiles, ce qui en eût réduit le nombre à sept ou huit, au lieu de dix. Au reste, s'il y a erreur dans cette évaluation (et l'impossibilité de constater d'une manière certaine l'origine de la plupart des familles, et, souvent, la fin d'un nombre, ne permet pas d'en douter), je suis porté à croire que ce sera bien plutôt pour l'avoir élevée trop haut, que pour l'avoir fixée trop bas. Trois siècles de durée, et sept à huit individus dont la filiation directe remplit cet espace de temps, telles paraissent avoir été les conditions d'existence moyenne des différentes branches qui composaient les familles de la classe noble en France.

Différentes raisons ont été données du peu de durée que semble comporter cette existence moyenne : c'était d'abord le droit de primogéniture ; mais il n'était en France ni d'un usage général, ni d'une application uniforme ; le défaut de croisement, mais il n'avait point d'effet marqué ; la stérilité de la couche des nobles, mais au lieu d'être à peu près stérile, comme on l'a dit, elle était, au contraire, très féconde. Aucune de ces causes n'est assez continue, pour produire partout et toujours un effet constant, celles dont l'action est plus vraisemblable, celles qui semblent le plus naturellement indiquées, sont l'état militaire d'abord, et ensuite l'état ecclésiastique ; de ces deux professions embrassées par la plus grande partie des nobles, l'une les obligeait au sacrifice de leur vie, l'autre les condamnait à ne pas la donner. Les vœux monastiques n'étaient pas tellement irrévocables qu'on ne parvînt à en obtenir la dispense. Toutefois cette circonstance ne paraît pas avoir été sans influence.

A ces causes, j'en ajouterais encore une dernière : la grande quantité d'enfants que perdaient ces nobles familles, ou le grand nombre de ceux qui, parvenus à l'âge d'homme, moururent sans avoir été mariés. (R.)

(1) A trente siècles de distance, les ministres fournissent trois centenaires : Joseph, né en Mésopotamie, 1525 avant J.-C., mort à 110 ans accomplis ; Nisam Elmoluk, grand chancelier de l'empire sous Mahomet Shah (*), parvenu à l'âge de 100 ans révolus ; Nicolas Lefèbvre, seigneur de Lazeau, mort à Paris, le 2 mai 1680, dans sa centième année, après avoir assisté encore peu de jours avant sa mort aux conseils du roi Louis XIV. (R.)

(2) Deux sont morts centenaires : Grégoire le Grand (12 mars 604)

(*) Voltaire, édition Lequien, 1821, tome XXI, p. 160.

En revanche, parmi les *ermites* et les *moines*, nous trouvons une foule de cas de vieillesse avancée. Ces hommes, observant un régime sévère, l'abnégation, le détachement de tout ce qui passionne l'humanité, soustraits aux causes qui excitent les désirs, mènent, en plein air, une vie contemplative, sans négliger les exercices du corps. C'est ainsi que l'apôtre Jean vécut 98 ans; l'ermite Paul, 113, bien qu'il observât un régime très dur et habitât une caverne, et saint Antoine 105. Athanase, Jérôme, dépassèrent leur 80e année. A notre époque, où l'abstraction de l'esprit, l'abnégation et la sévérité du régime ont subi quelques modifications, ces exemples sont devenus plus rares (1).

Philosophes.— Les *philosophes*, livrés aux méditations profondes, se sont aussi fait remarquer par le grand âge auquel ils parviennent, surtout quand leur philosophie est dirigée vers l'étude de la nature, et leur permet de faire des découvertes importantes. C'est là, en effet, la joie la plus pure qu'on puisse éprouver; c'est la source de l'exaltation la plus bienfaisante pour notre être, et la cause de réparation la plus puissante, qui puisse prolonger la vie d'une créature d'élite. Les plus

et Grégoire IX (20 août 1241) : ce dernier était dans sa centième année; l'antipape Benoît, connu sous le nom de Benoît XIII, est arrivé à 90 ans. (R.)

(1) Cependant c'est encore dans le clergé que la moyenne de la vie humaine est le plus considérable. En effet, le chiffre est de 65 ans, et la moitié des ecclésiastiques dépasse l'âge de 70 2'5 pour aller jusqu'à 80 ans. Une vie sobre, exempte de soucis, l'alternative de l'exercice en plein air et de l'étude paraissent contribuer pour beaucoup à ce résultat. (S.)

Les israélites vivent plus longtemps que les adeptes des autres confessions : les prescriptions de la loi de Moïse, fidèlement observées, en sont la cause.

En 1875, mourut à Oran Mme Rachel Ben Hann; âgée de 110 ans.

Dans ces derniers temps, est mort à Harsitz, en Bohême, Isaac Mautner à l'âge de 105 ans. En 1870, alors qu'il était déjà centenaire, Mautner dirigeait encore sa filature de coton.

En 1875, le patriarche de la communauté de Carpentras, M. Elie Valbrègue, est mort à 85 ans. (R.)

âgés des philosophes se trouvent parmi les Stoïciens et les Pythagoriciens, qui faisaient consister la sagesse dans la force de dompter ses passions et ses sens, et qui plaçaient la sobriété parmi les qualités les plus essentielles à un philosophe.

On connaît l'exemple de Platon et d'Isocrate.

Apollonius de Thyane, homme extraordinaire sous le rapport des qualités de l'esprit et du corps, qui passa parmi les chrétiens pour un magicien, et parmi les Grecs et les Romains pour un envoyé des Dieux, suivait dans son régime les principes de Pythagore; il voyagea beaucoup, et atteignit l'âge de 106 ans.

Le philosophe Demonax vécut aussi 100 ans. C'était un homme de mœurs très austères et d'une insensibilité stoïcienne incroyable. Quelque temps avant sa mort, on lui demandait comment il voulait être enterré. « Ne vous en inquiétez pas, répondit-il, la putréfaction y suffira. — Mais veux-tu donc, ajoutaient ses amis, servir de pâture aux chiens et aux oiseaux du ciel ? — Pourquoi pas ? répondit-il. Pendant ma vie entière, j'ai cherché à être utile aux hommes, pourquoi après ma mort ne servirais-je point aux besoins des animaux ? »

Ce don précieux de la longévité, les philosophes l'ont conservé jusqu'à notre époque, et les plus grands, les plus profonds penseurs paraissent retirer ainsi un avantage de plus de leurs jouissances intellectuelles.

Keppler et Bacon parvinrent à un âge très avancé.

Newton, qui avait placé les sources de ses joies et de ses jouissances dans des régions si élevées qu'on prétend qu'il mourut, emportant avec lui sa virginité, Newton mourut à 90 ans.

Euler, dont l'activité était incroyable, dont les ouvrages, si pleins de vues profondes, dépassent le nombre de 300, atteignit 77 ans (1).

____

(1) Voici quelques exemples de longévité parmi les savants, les

Kant (1724-1804) fut un exemple que, non seulement la philosophie peut conserver lontemps la vie, mais devenir encore dans la vieillesse une compagne fidèle, et la source de jouissances nombreuses pour soi et pour les autres. Il mourut, pour ainsi dire, de vieillesse, dans sa 81ᵉ année, par suite de la diminution progressive de ses forces physiques et intellectuelles.

Académiciens. — Les *académiciens* se sont fait également remarquer par leur grand âge. Je n'ai qu'à citer le digne Fontenelle, qui vécut 100 ans, moins un mois (1), et Formey, notre Nestor; tous deux étaient secrétaires de l'Académie des Sciences, le premier de celle de France, le deuxième de celle de Berlin (2).

philosophes, les astronomes, les mathématiciens et les naturalistes.

Copernic vécut 70 ans, Galilée, 78, Mercator, 82, Halley, 86, Olbers, le célèbre astronome de Brême, 81, Jean Bernouilli, 71, Leibnitz, 70 (1646-1716), J.-D. Cassini, 87 (1625-1712), J. Cassini, 79 (1677-1759). F. Cassini, 70 (1714-1784), Huyghens, 66, Locke, 73, Lalande, 75, Laplace, 79, le comte J.-D. Cassini, 97 (1748-1846), Blumenbach, 88, Buffon, 81 (1707-1788), Arago, 67, Alex. de Humboldt, 90, J.-B. Dumas et H. Milne Edwards, 85, Chevreul, 104 (*).

Franchini (**) s'est assuré que, sur 70 mathémaciens italiens de différentes époques, et pris au hasard, 18 étaient arrivés à l'âge de 80 ans, 2 à 90 ans, et cela dans un climat méridional, généralement moins favorable à une longue existence. (R.).

(1) 11 février 1657, 9 janvier 1757. (R.).

(2) « Benoiston de Châteauneuf (***) a étudié la durée de la vie chez les savants et les gens de lettres, et son travail embrasse 1100 savants ou littérateurs, qui ont été nommés, de 1635 au 31 décembre 1838, c'est-à-dire pendant le cours de deux siècles, dans les trois académies, Française, des Inscriptions et des Sciences.

« Dans ce nombre, ne sont pas compris les associés ou correspondants étrangers, à l'exception toutefois de ceux qui, soit par leur célébrité, soit par leur séjour en France, soit par l'emploi habituel de la langue française dans leurs ouvrages, ont, pour ainsi dire, obtenu leurs lettres de naturalisation, tels sont Saussure, A.-P. de Candolle et Alex. de Humboldt.

« Après cette élimination, sur 1100 académiciens, il n'en reste plus que 907 sur lesquels les renseignements soient complets, et qui peu-

(*) Voy. Paul Bug, *Centenaire* (*Science et nature*, 1885, tome IV, p. 145).
(**) Franchini, *Histoire des mathématiques*.
(***) Benoiston de Châteauneuf, *De la durée de la vie chez les savants et les gens de lettres*. Mém. lu le 25 juil. 1840 à l'Acad. des sciences morales et politiques (*Ann. d'hyg*. Paris, 1841, tome XXV, p. 241).

Professeurs. — Parmi les *professeurs*, on trouve encore de nombreux exemples de longévité, de sorte qu'on est tenté de croire que la société habituelle de la jeunesse peut, en quelque chose, contribuer à nous empêcher de vieillir (1).

vent se classer de la manière suivante, d'après leur âge au moment de leur réception, savoir : de 1635 au 31 décembre 1838.

De 20 à 30 ans	140
De 30 à 40	242
De 40 à 50	266
De 50 à 60	146
De 60 à 70	90
De 70 à 80	21
De 80 à 85	2
TOTAL	907

147 académiciens sont nés dans les provinces du midi ;
187   —   —   dans celles du nord ;
127   —   —   dans celles du centre ;
248   —   —   à Paris ;
39   —   —   à l'étranger ou dans les colonies.

« Sur le nombre de 907 académiens qui précède, 573 appartiennent aux anciennes académies, et 333 à l'Institut ; 748 étaient morts et 158 sont vivants, en juillet 1840.

« En réunissant l'âge de tous les académiciens, au moment de leur nomination, on trouve un total de 39.976 ans, ce qui donne à chacun d'eux 44 ans et un mois. En distinguant entre les Académies : l'âge moyen pour l'Académie française est de 46 ans et un mois ; pour l'Académie des inscriptions, de 45 ans 6 mois, et pour l'Académie des sciences, de 41 ans 5 mois.

« Envisagée sous un autre rapport, la vie des académiciens présente les résultats suivants :

« Les 748 membres qui n'existent plus ont bien ensemble 51.542 ans ; ce qui, réparti entre chacun d'eux, donne une moyenne de 68 ans 10 mois ; mais ce chiffre varie encore suivant l'âge d'admission.

« Il est : pour l'Académie française, de 69 ans et 1 mois ;

« Pour l'Académie des inscriptions et belles-lettres de 70 ans et 1 mois ; et pour l'Académie des sciences de 67 ans et 1 mois.

« Ainsi le terme extrême est de 70 ans. »

Scévole et Louis de Sainte-Marthe sont morts l'un dans sa 79e, l'autre dans sa 85e, année ; Saint-Evremond, l'ami de la duchesse de Mazarin, conserva jusqu'à l'âge de 90 ans l'intégrité de ses facultés intellectuelles et une santé parfaite.

On ne rencontre pas un seul centenaire parmi les orateurs. Apollodore de Pergame mourut à 82 ans ; Mirabeau à 42, le général Foy à 50, Manuel à 52, Foy à 58 Benjamin Constant à 63, et Gambetta à 44. (R.)

(1) Excepté pour quelques cas, les nouvelles recherches statistiques n'ont pas confirmé cette manière de voir. Des calculs répétés ont montré que les professeurs et surtout les maîtres d'école n'arri-

Poëtes et artistes. — Il est une classe de gens qui, sur les tableaux de longévité, occupent un rang très distingué, ce sont les *poëtes* et les *artistes*, ces êtres privilégiés, habitués à vivre au milieu des jeux de leur fantaisie, et d'un monde créé par leur imagination, dont, en un mot, la vie est un rêve heureux. Anacréon, Sophocle, Pindare ont atteint une vieillesse très avancée. Young, Voltaire, Haller, Métastase, Klopstock sont devenus très vieux (1).

vaient, en moyenne, qu'à l'âge de 56 ans; et qu'un douzième d'entre eux seulement atteignait 80 ans. (S.)

(1) Parmi 400 peintres plus ou moins célèbres depuis Raphaël jusqu'à nos jours, une quarantaine seulement ont atteint de 70 à 99 ans. Ce sont : Charles Lebrun 71, le Poussin 71, Van Ostade 75, Léonard de Vinci 75, David 77, Greuze 79, Teniers 80, le Primatice 80, Claude Lorrain 82, le Tintoret 82, Jordaens 84, Teniers 84, Mignard 85, Hyacinthe Rigaud 86, Jean Bellin 90, le Titien 99. Girardon et Michel-Ange ont approché de ce terme; le premier est mort à 85 ans, le second à 90.

Néanmoins à ces exemples on peut opposer ceux de Raphaël qui vécut 37 ans, du Corrège qui en vécut 40, de Henri Regnault, qui mourut à 27 ans et 3 mois.

La vie moyenne des artistes et des écrivains est de 57 ans; à peine un treizième dépasse 80 ans.

M. Albert de Lasalle a inventorié les bustes des compositeurs qui ornent les façades de l'Opéra. Ces arceaux de sculpture portent en légende, avec le nom du musicien, la date de sa naissance et celle de sa mort. Il lui fut facile de dresser le tableau suivant, qui indique l'âge auquel chacun des illustres artistes a rendu son âme à Orphée.

Voyez, et dites si la musique n'est pas l'élixir de longue vie dont on croyait la recette introuvable.

Gossec	mort à 90	S. Bach	mort à 65
Auber	— 90	Halévy	— 63
Monsigny	— 88	Boïeldieu	— 59
Chérubini	— 82	Beethoven	— 57
Rameau	— 81	Lulli	— 54
Haydn	— 77	Méhul	— 54
Spontini	— 77	A. Adam	— 53
Rossini	— 76	Donizetti	— 50
Hændel	— 74	Hérold	— 41
Lesueur	— 74	Weber	— 40
Gluck	— 73	Chopin	— 39
Piccini	— 72	Mendelssohn	— 38
Grétry	— 72	Mozart	— 35
Meyerbeer	— 70	Bellini	— 33

Parmi les acteurs et chanteurs, nous citerons mademoiselle Clairon, qui mourut à 81 ans, Vestris à 86. (R.)

Médecins. — Les *médecins*, qui distribuent si généreusement aux autres les moyens de conserver la vie et la santé, devraient, dans cette revue de gens âgés, occuper une place d'honneur. Mais, malheureusement, il n'en est pas ainsi. C'est d'eux qu'on peut surtout dire : *Aliis inserviendo consumuntur, aliis medendo moriuntur.*

Du moins parmi les médecins praticiens la mortalité est considérable, peut-être dépasse-t-elle même celle des autres professions. Ce sont eux, en effet, qui peuvent le moins observer les règles d'hygiène et les précautions qu'ils recommandent aux autres, et il existe peu d'états où il se fasse une consommation plus grande des forces physiques et intellectuelles. La tête et le corps, tout chez eux doit travailler. Néanmoins, c'est surtout pendant les dix premières années de pratique que règne cette grande mortalité. Lorsqu'il a triomphé de cette période d'épreuve, le médecin acquiert une certaine immunité, il résiste mieux aux fatigues et aux causes morbifiques. Grâce à l'habitude, les miasmes infectieux et les virus perdent de leur puissance sur lui ; il est moins impressionné par le spectacle quotidien de la souffrance, ainsi que par les nombreuses injustices et les déboires auxquels l'expose son état, et c'est ainsi qu'après avoir traversé sain et sauf la période périlleuse de son noviciat, un médecin peut, lui aussi, arriver à la vieillesse.

Notre ancêtre, Hippocrate, nous donne lui-même l'exemple ; il vécut jusqu'à 104 ans. Sa vie se passa à observer la nature, à voyager et à visiter les malades. Il habita des petites villes de préférence à de grandes cités.

Galien, Plater, Hoffman, Haller, Van Swieten, Boerhaave atteignirent un âge assez avancé (1).

(1) Les derniers résultats fournis par la statistique confirment ces données. La vie moyenne des médecins ne dépasse pas 50 ans, et à peine un seizième atteint 80 ans. (S.)

Des recherches de Casper (*), Neufville (de Francfort), Majer, etc.,

(*) Casper, *De la durée vitale probable chez les individus qui exercent*

Mineurs, fondeurs. — Certaines professions sont surtout remarquables en ce que ceux qui s'y livrent ne vivent que peu de temps (1). Cette remarque s'applique surtout aux *mineurs* et aux *fondeurs*, c'est-à-dire aux hommes qui vivent sous terre ou au milieu de vapeurs délétères. Il existe des mines, renfermant du cobalt et de l'arsenic, où les ouvriers ne dépassent pas 30 ans.

Longévité comparée (2). — On ne lira sans doute pas

il résulte que la durée de la vie est de 52 ans 3 mois pour les médecins : suivant Eischerich, il en meurt les 3/4 avant 50 ans, les 10/11ᵉˢ avant 60 ans, et les vieillards sont très rares parmi les médecins. Les labeurs intellectuels, les inquiétudes, les veilles, les dangers de la contagion rendent compte de ce fait.

On peut citer des exemples à l'appui : Bichat mourut à 31 ans (1771-1802), P.-A. Béclard à 40 (1785-1825), Stoll à 44, Laennec à 45.

Mais on rencontre encore des exemples de longévité parmi les médecins : eux aussi, ils consacrent leur vie à l'étude de la nature et lui doivent une juste immunité :

Nous ajouterons aux noms cités par Hufeland : Abou Beker Mohammed ou Rhasès, qui mourut à l'âge de 120 ans (860-980), après avoir pratiqué la médecine pendant 80 ans ; Averrhoes (1078-1198).

Fernel vécut 72 ans, A. Scarpa 85, J.-P. Frank 76 ans, John Hunter 65 ans (1728-1793), P.-H. Pinel 81 ans (1745-1826), J. Tenon, 92 ans, Percy 81 ans, Desgenettes 75 ans, J.-N. Corvisart 66 ans (1755-1821), Alibert 71 ans, Abernethy, Lawrence, François Chaussier 82 ans (1746-1828), A. Portal 90 ans (1742-1832), J.-D. Larrey 76 ans (1766-1842), Hahnemann, 88 ans (1785-1843), Capuron 83 ans (1767-1850), E. Serres 80 ans (1786-1868). (R.)

(1) La vie de fabrique, si répandue de notre temps, exerce aussi sur la durée de l'existence de ceux qui s'y livrent une influence pernicieuse d'autant plus grande que les causes nuisibles, telles que la température, les évaporations, les fatigues sont plus considérables. Dans plusieurs centres de fabrication, la vie moyenne est deux fois plus courte que dans les pays voisins. (S.)

(2) Il est utile que des recherches profondes soient faites sur la durée moyenne de la vie dans les différentes professions; car c'est là une de ces grandes questions que l'économie sociale adressera toujours à la statistique, pour connaître, du moins approximativement, les éléments qui doivent servir à la rétribution des travaux. L'homme qui exerce un métier malsain ou périlleux doit être, en effet, plus rétribué que celui qui, loin d'exposer ses jours, ne fait que s'entretenir dans un exercice salutaire. (R.)

la profession de médecin (*Ann. d'hyg.*, 1834, t. XI, p. 375) et *Sur la durée probable de la vie de l'homme* (*Ann. d'hyg.* Paris, 1838, t. XIX, p. 231).

sans intérêt une liste indiquant les divers degrés de longévité, d'après les professions et les occupations habi-
tuelles, que j'emprunte à la collection d'observations recueillies par le surintendant Schröter (1).

Sur 744 individus qui dépassèrent 80 ans, on a
compté :

Paysans	87	Fossoyeurs	6
Artisans (2)	71	Princes et comtes	5
Bourgeois	55	Ministres d'Etat	4
Prêtres	26	Jardiniers	4
Légistes	23	Professeurs	4
Officiers, parmi eux trois		Auteurs	3
maréchaux	21	Bergers	3
Philosophes	18	Maréchaux de cour	3
Soldats	12	Peintres	3
Négociants	11	Musiciens	2
Economes	10	Pharmaciens	2
Manœuvres	8	Nourrices	2
Médecins	6	Matelots	2
Chirurgiens	6	Astronomes	1
Cardinaux et évêques	6	Pape	1

On ne voit figurer sur cette liste que peu de membres
d'états autres que ceux ci-dessus désignés ; il est même
des professions qui ne fournissent aucun contingent,
tels que : les *mégissiers*, les *cordiers*, les *maçons*, ce
qui est remarquable pour cet état dont les membres sont
si nombreux, et ce qui prouve combien la poussière calcaire est nuisible ; les *imprimeurs*, les *orfèvres* (3), les
carriers et les *mineurs* (4).

(1) S. Schröter, *Das Alter und die Mittel alt zu werden, nebst
744 Beispielen.* Weimar, 1803.

(2) Parmi ceux-ci les cas les plus nombreux sont fournis par les
boulangers 3, les bouchers 4, les tanneurs 3, les meuniers 3, les
tailleurs 3, les cordonniers 5, les bonnetiers 11, les charpentiers 3.

(3) Les centenaires ne sont pas communs, parmi les individus
adonnés toute leur vie à l'art de la métallurgie. On cite cependant
Grandez, compagnon orfèvre, qui vécut 129 ans (1628-1754) ; il travaillait encore de son état peu de jours avant son décès. (R.)

(4) Les mines de Cornouailles en Angleterre, dit Lejoncourt (*),
qui occupent cent mille individus, ne comptent pas de centenaires
   Comme dernier exemple de longévité, malgré un travail malsain

(*) Lejoncourt, *Galerie des centenaires*, p. 88.

Comme terme de comparaison nous donnerons ici, d'après Casper (1), les proportions de la longévité plus ou moins grande dans diverses professions. En moyenne, la durée de la vie a été pour

les théologiens, de..........................	65 ans,1
les négociants (2).............................	62 ,4
les employés (sans distinctions)..........	61 ,7
les agriculteurs et sylviculteurs (3......	61 ,5
les militaires (4).............................	59 ,6
les avocats...................................	58 ,9
les artistes..................................	57 ,3
les professeurs..............................	56 ,9
les médecins.................................	56 ,9

et ordinairement funeste, citons Pierre Prin, souffleur de verre, qui vécut jusqu'à l'âge de 101 ans. (R.)

(1) Casper, *Sur la durée probable de la vie de l'homme* (*Ann. d'hyg.*, 1835, t. XIX, p. 231). (R.)

(2) Lejoncourt (*) dit n'avoir rencontré dans les siècles modernes qu'un seul centenaire parmi les gens de finances, c'est Jean Rica, agent de change, mort à Venise, le 8 février 1680, à l'âge de 116 ans; il était né à Maroc en 1564.

Benoiston de Châteauneuf (**) a remarqué de même que les hommes adonnés au petit négoce vivent plus longtemps que les capitalistes et les banquiers; tant agissent sur la santé les vives sollicitudes qu'entraînent, à leur suite, les intérêts de l'ambition et de la fortune. (R.)

(3) Les gens qui vivent aux champs et dans les bois ne nous fournissent pas seulement les exemples de la vie maximum, leur vie moyenne est aussi très élevée, elle est de 61 ans, et un septième d'entre eux atteint 80 ans. (R.)

(4) Après les campagnards, viennent les militaires, dont la vie moyenne est 59 ans et dont un huitième vit jusqu'à 80 ans. Bien que ces derniers mènent au grand air une vie régulière, ils sont exposés à beaucoup d'accidents; mais une fois que la vie s'est ancrée en eux, elle paraît pouvoir résister pendant fort longtemps. (S.)

« Les soldats d'infanterie, dit John Sinclair (***), qui ont survécu aux dangers de la guerre, ne sont pas moins remarquables pour leur grand âge; ils sont ordinairement forts et vigoureux; la régularité à laquelle ils ont dû s'accoutumer, tandis que leurs camarades insouciants et déréglés tombaient autour d'eux, l'habitude de se tenir droit et de marcher de même, ce qui devient pour eux un exercice naturel et salutaire, enfin l'heureuse conformation que leur a donnée la nature, tout est combiné en leur faveur. »

Les cas d'une longévité exceptionnelle ne sont pas rares dans

(*) Lejoncourt, *Galerie des centenaires*, p. 23.
(**) Benoiston de Châteauneuf, *De la durée de la vie chez le riche et chez le pauvre.* (*Ann. d'hyg.*, 1830, t. III, p. 5.)
(***) John Sinclair, p. 11.

Le rang élevé que les *employés* et les *négociants* occupent sur cette liste peut faire douter qu'une existence, liée pour ainsi dire à un bureau, soit aussi nuisible qu'on le croit généralement; les désavantages d'un tel genre de vie sont, sans doute, compensés par un certain bien-être, et par la variété des occupations. On remarque en effet que les employés subalternes ne vivent pas aussi longtemps que les fonctionnaires supérieurs.

CHAPITRE X

JEUNESSE ACTIVE ET TRAVAILLEUSE.
FUIR LA MOLLESSE

Des exemples de longévité extrême ne se montrent que dans les classes menant, au grand air, une vie de travail, pénible, laborieuse, tourmentée, simple et conforme aux lois de la nature; on les observe parmi les paysans, les jardiniers, les chasseurs, les soldats et les matelots. C'est seulement parmi ces classes sociales qu'on a vu l'homme atteindre l'âge de 140 ans.

Une jeunesse semblable devient une double cause d'une longue et robuste existence, d'abord en donnant au corps

l'armée anglaise. Au 1ᵉʳ janvier 1870, sur les 876 généraux des armées britanniques et de l'Inde, on en comptait 8 ayant plus de 70 ans de service.

Cependant la marine compte dans son sein des officiers généraux encore plus anciens que ceux de l'armée de terre.

En 1870, sur les 307 amiraux actuellement dans les cadres, 26, soit 9 pour 100, étaient entrés au service avant le commencement du siècle. Au premier abord, ces chiffres paraissent invraisemblables; rien de plus naturel cependant, quand on songe que les officiers de la marine anglaise entrent fort jeunes au service, que l'air de la mer est on ne peut plus favorable à la santé. De plus, depuis la mort de Nelson, la marine anglaise n'a eu que peu de combats à livrer, faute d'adversaires. (R.)

un degré de résistance et d'endurcissement nécessaire à la durée de la vie, ensuite en ce qu'elle rend possible ce qui fait la vie heureuse et longue, le progrès vers l'amélioration de sa condition.

Celui qui, dans sa jeunesse, a toutes les commodités et toutes les jouissances du superflu, n'a plus rien à désirer, et est ainsi privé du meilleur moyen de tenir en éveil et de conserver la force vitale, l'espérance et la confiance dans un meilleur avenir. Mais qu'au moment où l'âge survient l'homme soit frappé par les revers et les infirmités, alors il est doublement atteint, et sa longévité s'en ressent, tandis que le passage d'un sort sévère à un sort meilleur est la source constante de jouissances nouvelles, d'une nouvelle force, d'une nouvelle vie.

De même que la transition, à l'époque où l'âge mûr arrive, d'un climat rude et inclément à un climat plus doux contribue puissamment à la prolongation de la vie, de même en est-il pour la transition d'une vie pénible à une vie plus tranquille et plus agréable.

Je dois condamner encore une des plus grandes erreurs de notre système d'éducation actuelle, c'est la mollesse morale et physique. Par là, je comprends la tendance et l'habitude qu'on a de rendre aux enfants l'existence aussi commode que possible, et d'écarter de leur chemin tout obstacle, tout embarras, en un mot, tout ce qui pourrait les forcer à la lutte. Il en est ainsi au physique comme au moral. Pour le physique, je regarde comme agissant de cette façon les meubles favorables à la paresse, les sophas, les lits de plume, une chambre toujours trop chauffée, des aliments trop recherchés, et, au point de vue moral, une discipline trop molle et trop indulgente, l'absence de toute discipline, de tout frein, de toute punition; la méthode d'apprendre tout en jouant est une véritable absurdité, car il n'importe pas seulement de s'instruire, il faut aussi savoir comment on apprend, c'est-à-dire qu'il est bon, en s'instruisant, d'apprendre en même temps l'art d'apprendre, de s'habituer à se donner de la peine, à surmonter les difficultés et les obstacles. Un tel genre d'éducation produit la faiblesse et la lâcheté, car la résistance engendre seule la force; c'est en surmontant les obstacles et les ennuis qu'on acquiert de la décision, de l'énergie, du caractère. N'est-ce pas en nous soumettant, pendant toute notre vie, à la fatigue, au travail, à la contradiction, que le sort nous instruit et nous met en état, en fortifiant notre courage et nos forces, de nous élever au-dessus des vulgarités de cette terre? Les belles paroles de Goethe resteront éternellement vraies :

> Qui n'a jamais de pleurs arrosé son repas,
> Ô puissances du ciel, il ne vous connaît pas (1).

Maintenant qu'on s'imagine un jeune homme ainsi élevé, qui entre dans le monde, où on ne lui cédera jamais rien, mais où tout lui sera rendu amer; où ses vœux les plus chers seront rendus vains, et où, à chaque pas, il rencontrera un obstacle. Qu'arrivera-t-il, que doit-il arriver? Le découragement, le mécontentement de lui-même et des autres, un sentiment profond de son infortune, l'impuissance de rien changer, et, s'il lui reste encore quelque peu d'énergie, le désespoir. Pourquoi voit-on maintenant tant de jeunes gens hypochondriaques, las de la vie, mécontents de tout? « Parce qu'ils n'ont pas été fouettés, quand ils étaient jeunes, » me disait une vieille dame fort sage. Avait-elle tout à fait tort? Par ces mots, on doit comprendre non pas précisément des coups, mais une certaine sévérité dans l'éducation.

Jetons un regard autour de nous, et interrogeons l'expérience et l'histoire. Les hommes les plus grands et

(1) Gœthe, trad. inéd. de Ch. Meaux-Saint-Marc.

les plus énergiques furent ceux dont la jeunesse a été rude et difficile.

La première partie de la vie peut être active, fatigante, même besoigneuse et pénible, sans que cela empêche de devenir vieux, mais la seconde moitié a besoin de plus de tranquillité et d'uniformité. Il n'est pas d'exemple qu'un homme paresseux ait atteint une vieillesse avancée.

CHAPITRE XI

ABSTENTION DE L'AMOUR PHYSIQUE PENDANT LA JEUNESSE EN DEHORS DU MARIAGE

Celui qui, dédaignant la molle volupté,
A su garder intact son trésor de santé,
Celui-là, vrai héros, digne qu'on le renomme,
Peut dire avec orgueil ce fier mot : Je suis homme.

Comme un jonc élancé sur les bords d'un ruisseau,
Dans sa grâce candide il grandit libre et beau ;
La puissance d'un Dieu s'agite en sa poitrine :
C'est Appollon superbe et de force et de mine.

Dans son sein échauffé cette vigueur de Dieu
Prête un nouvel essor à son esprit en feu ;
Sur nos brouillards il plane, et, délaissant la terre,
Comme l'aigle au soleil, s'élance à la lumière.

Regardez : il s'avance, et dans sa majesté,
Sur terre il semble un Dieu plein de sérénité ;
Un air souverain règne en toute sa personne ;
Il ne demande rien : c'est lui plutôt qui donne.

Ses yeux étincelants ont la limpidité
D'une fontaine ombreuse, au cristal argenté ;
Le doux éclat du jour rayonne en son visage,
Et son front qui commande impose à tous l'hommage.

Les vierges n'ont des yeux, des soupirs, que pour lui ;
C'est lui qui fait leur joie, et qui fait leur ennui :
Mais heureuse cent fois celle qu'il a charmée,
Et qu'il appelle un jour sa femme bien-aimée (1) !

(1) Burger, trad. inédite de Ch. Meaux-Saint-Marc.

Il fut un temps où un jeune homme ne songeait nullement au commerce avec les femmes avant d'avoir atteint l'âge de 24 à 25 ans ; et, malgré cela, il n'était point question que cette abstention eût des suites fâcheuses ; on n'entendait point parler de ces maladies de continence ni de tous ces inconvénients, dont maintenant on se forge l'existence ; en revanche, on était grand, fort, et il se faisait des hommes qui, par leur taille, excitaient l'admiration des Romains.

Maintenant, on finit à l'âge où commençaient nos ancêtres ; on ne croit se débarrasser jamais assez tôt du fardeau de la chasteté, on se fait un ridicule fantôme avec les dangers imaginaires de l'abstinence charnelle, et l'adolescent, bien avant d'être complètement formé lui-même, commence déjà à dissiper les forces qu'il a reçues de la nature pour procréer à son tour. Les conséquences d'une telle conduite sont évidentes. Les hommes restent des êtres incomplets et inachevés ; à l'âge où nos aïeux commençaient à procréer, ils sont déjà usés et blasés ; une des jouissances, qui donnent le plus de prix à la vie, est devenue pour eux sans charmes.

Il est incroyable de voir jusqu'où peuvent aller sur ce point les préjugés, surtout quand ils flattent nos goûts. J'ai connu un individu, qui était persuadé qu'aucun poison n'était plus dangereux pour l'homme que les sucs générateurs, et qui, par suite, n'avait rien de plus pressé que de s'en débarrasser. Grâce à cette belle pratique, à vingt ans il ressemblait à un vieillard, et il mourut à 25 ans, décrépit et dégoûté de la vie.

Comment nos aïeux acquéraient-ils ce courage, cette force d'âme et de corps, qui en faisaient des hommes, dans le sens positif de ce mot ? c'était surtout grâce à leur chasteté et au ménagement de leur puissance génératrice ; leur jeunesse était consacrée à de grandes et difficiles entreprises et non pas à la volupté et aux plaisirs ; l'instinct génésique ne prenait pas chez eux le caractère d'une jouissance bestiale, mais celui d'une excitation morale, ennoblie par les grandes et nobles actions qu'elle stimulait. Chacun portait dans son cœur l'image de sa bien-aimée, qu'elle fût une réalité ou un rêve, et cet amour romantique, cette fidélité inviolable, servait de bouclier à la chasteté, raffermissait la vigueur, et donnait à nos aïeux le courage et la patience, en leur laissant sans cesse entrevoir la récompense amoureuse promise à leurs hauts faits. Quelque romanesque que tout cela puisse paraître, cependant un examen attentif montre combien il était sage d'utiliser ainsi l'instinct le plus puissant que la nature ait mis en nous.

Maintenant combien tout se passe autrement! Cet instinct qui, bien dirigé, pourrait être le germe des vertus les plus hautes, du plus sublime héroïsme, est devenu une sensiblerie ridicule, ou une jouissance brutale, à laquelle on se livre prématurément jusqu'au dégoût. L'amour qui, autrefois, vous préservait de la débauche, est devenu, chez nous, l'occasion d'un libertinage sans frein. La chasteté, base la plus sûre de la fermeté morale, et de la virilité du caractère, est un sujet de plaisanterie; elle est décriée comme une coutume pédante et vieillie, et ce qui, au temps passé, était la récompense la plus douce de travaux accomplis, de difficultés et de dangers surmontés, est devenu une fleur qu'effeuille chaque adolescent qui passe. Pourquoi la nature a-t-elle mis dans notre sein ce désir d'union, cette puissante, cette irrésistible impulsion vers l'amour? Certes ce n'est pas pour jouer au roman, et se perdre dans des extases extravagantes; c'est pour consacrer ainsi l'union intime, indissoluble, que contractent deux cœurs, pour jeter la base d'une heureuse génération, et pour rattacher notre existence, à l'aide de ce lien magique, au premier et au plus saint des devoirs. Quelle fortune si, reprenant sur ce point les anciennes coutumes, nous apprenions à ne pas cueillir les fruits avant d'avoir ensemencé.

On parle souvent de force et d'hommes forts ; je n'en crois rien, si je ne sais qu'ils ont d'abord la force de combattre leurs passions et de demeurer chastes ; car là est le triomphe, le seul signe de la vraie force d'esprit, et l'école où l'adolescent peut apprendre à devenir un homme fort. Dans l'antiquité, nous voyons que tous ceux auxquels on assignait un grand avenir devaient s'abstenir de l'amour physique. Tant on était persuadé que Vénus dérobait l'énergie virile, et que les hommes adonnés à la débauche étaient incapables de rien faire de grand et d'extraordinaire.

Sur ce qui précède j'établirai le principe suivant : Quiconque se soucie d'une vie longue et florissante évitera tout commerce avec l'autre sexe, en dehors du mariage, et restera chaste jusqu'à ce moment. La preuve de cette assertion c'est que :

1° L'amour, en dehors du mariage, à cause de ses nombreux changements, de ses excitations souvent renouvelées, entraîne facilement à l'abus des plaisirs, et que le mariage, au contraire, modère.

2° Le premier nous égare et nous livre prématurément aux jouissances sensuelles, ce qui est une des causes les plus actives du raccourcissement de la vie ; tandis que nous ne goûtons véritablement les joies du mariage qu'alors que nous y sommes déjà préparés au moral et au physique.

3° Il nous expose au danger constant de l'infection vénérienne, dont il est impossible de se mettre à l'abri.

4° Il nous fait perdre le goût et même l'énergie suffisante pour contracter une union légitime, et nous empêche, ainsi, de suivre la conduite la meilleure pour prolonger notre vie.

Mais, dira-t-on, avec notre alimentation succulente, avec le genre de vie que nous menons, comment nous sera-t-il possible de rester chaste jusqu'à vingt-quatre ou vingt-cinq ans, c'est-à-dire jusqu'au moment de notre mariage (1)? Que cela soit possible, je le sais par l'exemple d'un grand nombre de braves gens, qui ont pu, eux aussi, offrir le tribut de leur propre virginité aux jeunes vierges qu'ils épousaient. Mais pour cela il faut une grande fermeté de principes et de conduite, ainsi qu'une certaine direction des idées et de la vie, qui ne se rencontrent pas tous les jours.

J'exposerai ici les meilleurs moyens que je connaisse, pour arriver à se préserver de la débauche et à conserver la chasteté. Il faut :

1° Suivre un régime simple, et n'user qu'avec modération des aliments échauffants et trop nourrissants : comme la viande en excès, les œufs, le chocolat, le vin, les épices.

2° Prendre chaque jour beaucoup d'exercice, et même aller jusqu'à la fatigue, afin d'employer ses forces et de détourner l'excitation des organes de la génération. En un mot, dans la maxime, *jeûne et travaille*, réside un talisman contre les tentations du démon de la luxure.

---

(1) Beaucoup de gens se figurent que la continence peut avoir les conséquences les plus funestes. Je ne cesserai de rappeler que les sucs générateurs ne sont pas seulement excrémentitiels, mais qu'ils sont aussi destinés à être repris dans le sang et à contribuer à notre renforcement. J'appellerai, à ce propos, l'attention sur une disposition spéciale, propre à assurer sous ce rapport notre liberté morale, et qui est le privilège de l'espèce humaine. Il s'agit de ces évacuations spontanées des sucs génitaux, qui se produisent de temps en temps (*pollutiones nocturnæ*) chez l'homme, *menstruæ* chez la femme. L'homme doit être toujours prêt à procréer, mais il ne doit pas y être forcé par un appétit bestial, et c'est dans ce but qu'existent ces pertes, qui sont particulières à l'espèce humaine. Elles soustraient l'homme au joug des instincts purement brutaux, l'aident à les soumettre au frein des considérations et des lois morales, et sauvent ainsi sa liberté. L'être humain des deux sexes est, de cette manière, préservé des conséquences fâcheuses que pourrait avoir pour lui la non-satisfaction de l'instinct génital, il n'est soumis pour cet acte à aucune nécessité irrésistible, semblable à celle qui s'impose aux animaux, et il peut, s'il n'a pas permis à cet instinct génésique de le dominer, se décider en toute liberté, agir ou s'abstenir. Ceci prouve que la nature physique de l'homme a été calculée de manière à ce qu'il atteignît le plus haut degré de la perfection morale, et que c'est là une de ses qualités les plus essentielles et les plus inhérentes. (H.)

3° Occuper son esprit à l'étude de sujets sérieux, qui le détournent des idées sensuelles.

4° Éviter tout ce qui peut éveiller l'imagination en la portant vers des idées de débauche, par exemple : les discours obscènes, la lecture de romans ou de poèmes licencieux, qui paraissent uniquement destinés à échauffer l'imagination des jeunes gens. Il faut aussi fuir la compagnie des femmes de mœurs légères, et la danse, ou du moins certaines espèces de danse, etc.

5° Avoir continuellement présents à l'esprit les dangers et les conséquences du libertinage.

D'abord les conséquences morales. Quel est l'homme, ayant un peu de conscience, qui s'oublierait au point de chercher à corrompre un être innocent, ou à fouler aux pieds la foi jurée lors du mariage ? Ne s'exposerait-il point alors au remords éternel d'avoir, dans le premier cas, flétri une fleur prête à s'épanouir, d'avoir condamné pour la vie au malheur et aux regrets un être innocent, dont les fautes ultérieures et les désordres pèseront sur la responsabilité de son corrupteur ? Dans le deuxième cas, n'aurait-il pas commis un crime plus abominable que le meurtre et l'incendie, en empoisonnant, à jamais, le bonheur intérieur d'une famille ? Qu'est-ce en effet que la possession des biens matériels, si on la compare à la possession du cœur de son épouse, qu'est-ce que le vol de la richesse par rapport à celui de la vertu, et du bonheur moral ?

Celui qui cède à ces instincts de luxure ne pourra donc, pour les satisfaire, que s'adresser à des créatures perdues et trafiquant de leurs charmes. Mais alors, quel abaissement du caractère, quelle perte du vrai sentiment de l'honneur ! Rien n'émousse le sens pour tout ce qui est noble et élevé, rien ne détruit la force et la trempe de l'esprit, ne dégrade l'être tout entier, comme ces désordres et ce libertinage.

Quant aux suites physiques de l'amour en dehors du

mariage, elles ne sont guère moins tristes, car, dans ce cas, on est sans cesse exposé à l'infection vénérienne. Aucune position sociale, aucune apparence de santé ne peut être un gage de sécurité. Malheureusement, on passe, sans y réfléchir, par-dessus ces considérations, à présent que la fréquence de ce mal a rendu la foule aussi indifférente à ses suites qu'à celles d'un rhume de poitrine ou de cerveau.

Pourtant, voyons donc ce que c'est en réalité que d'être infecté du virus vénérien, et tout homme raisonnable conviendra, alors, que c'est un des plus grands malheurs qui puisse frapper un homme (1). En effet, les premiers effets d'une pareille infection, c'est d'affaiblir et d'exercer souvent un redoutable travail de destruction ; souvent les os du palais et du nez sont dévorés, et le vénérien porte sur sa face l'enseigne de sa honte. Ensuite la médecine n'est pas en état de certifier que la maladie a cessé pour jamais d'exister, et que l'individu est désormais à l'abri de l'infection syphilitique. Ce virus peut, en effet, rester pendant quelque temps à l'état latent, ou revêtir un aspect différent, de manière à faire croire qu'il a disparu. Il résulte de là deux sortes de conséquences funestes : d'abord, c'est qu'on conserve dans le corps un principe vénérien méconnu, qui, sous des formes diverses, trouble et tourmente l'organisme ; ou bien, et cela n'est pas moins pernicieux, il arrive souvent qu'un individu qui a été infecté se figure qu'il l'est encore, rapporte à cette infection le moindre trouble qu'il ressent, et passe sa vie à se tourmenter avec cette idée mélancolique. J'ai vu les plus tristes exemples de cette sorte de maladie vénérienne imaginaire. Si elle s'accompagne d'un léger degré d'hypochondrie, il ne manque plus rien pour faire de cette appréhension une torture effroyable de l'esprit et pour bannir à tout jamais la tranquillité, le calme de l'âme.

(1) Voyez p. 124.

En outre, le mode de traitement de cette affection a quelque chose d'effrayant. Le contre-poison de la syphilis est le mercure, c'est-à-dire un poison d'une autre espèce ; et un traitement mercuriel, pour être complet et tel qu'il doit être, dans les cas de syphilis confirmée, n'est rien autre chose qu'une intoxication mercurielle artificielle, destinée à se substituer à l'intoxication vénérienne. Comme conséquence, il arrive souvent que c'est des restes du mercure, et non plus de ceux de la syphilis, que les malades demeurent souffrants. Les cheveux tombent, les dents se gâtent, les nerfs restent affaiblis, les poumons sont attaqués, et cela résulte du traitement antivénérien.

Enfin, une dernière conséquence, qu'apprécieront les gens de cœur, c'est que tout individu qui contracte le virus syphilitique ne le garde pas pour lui seul, mais il le reproduit et devient, pour les autres, une source empoisonnée. Son corps est le réceptacle, l'officine de cet abominable poison, il lui sert comme de dépôt, pour, de là, infecter l'humanité ; il est prouvé, en effet, que ce poison se reproduit, seulement, dans le corps de l'homme, et que, par conséquent, il disparaîtrait, si personne ne s'exposait à l'absorber pour le reproduire de nouveau.

6° Il est encore un motif d'être chaste qui sera compris par les hommes honnêtes : Qu'on pense à sa future fiancée, à son épouse et aux devoirs qu'on contractera vis-à-vis d'elle. Si déjà on sait qui elle est, si on la connaît, raison de plus. Mais, fût-elle encore pour vous une inconnue, la pensée de celle qui sera un jour votre femme, dont nous attendons fidélité, vertu et constant attachement, ne devra-t-elle pas être pour nous une raison nouvelle pour rester chaste et pur ? Nous devons si nous voulons être un jour complétement heureux, avoir de notre fiancée, ne fût-elle encore pour nous qu'un idéal, l'estime la plus profonde, nous montrer fidèle et constant, en un mot, nous rendre digne d'elle. Pourra-t-il prétendre à une épouse fidèle et vertueuse, celui qui, avant de se marier, se traîne dans les débauches et s'y déshonore ? L'aimera-t-il jamais d'un cœur pur et loyal, pourra-t-il lui promettre et lui garder sa foi, s'il ne s'est pas habitué à apprécier ces idées élevées et généreuses, mais s'est dégradé dans une sensualité bestiale ?

7° Il est encore un précepte que je ne dois pas omettre, à cause de son importance. Qu'on évite le premier acte charnel; il serait bientôt suivi d'un autre; celui qui a gardé vis-à-vis de l'autre sexe une sage réserve voit sa vertu en plus grande sûreté. Une certaine honte, une timidité, un sentiment d'appréhension de mal faire, en un mot, les impressions délicates qui se rattachent à la virginité l'effrayeront et le retiendront au moment où il sera le plus tenté. Mais une seule transgression détruit à jamais cette retenue. Le premier acte de cette espèce en rend parfois le renouvellement nécessaire, et éveille cet instinct qui sommeillait. Ce sens, comme tous les autres, se développe par la culture. En outre, ce n'est pas seulement la virginité physique, qui est un bien réel et presque divin, mais c'est aussi la virginité morale, et l'un et l'autre sexe doivent la conserver précieusement. Mais il suffit d'un seul instant pour qu'elles soient perdues toutes deux, et celui qui a succombé une fois succombera certainement encore.

Revenons maintenant à notre sujet principal :

> Multa tulit fecitque puer, sudavit et alsit,
> Abstinuit Venere et vino.

Dans ces paroles, se résume l'art de conserver la force et la vie pendant la jeunesse. Le travail, les labeurs, l'abstention de l'amour physique et du vin sont les règles fondamentales; du reste, nous l'avons déjà proclamé. Heureux donc celui qui est assez sage pour ménager ses forces. Il possède non seulement le secret de donner à sa vie plus de durée et d'énergie, mais encore, alors que sera venu le moment de communiquer l'existence à d'autres créatures, il aura le bonheur de goûter, dans toute leur plénitude, les félicités de l'amour dans le mariage et de voir sa force et son énergie, qu'il a su ménager, passer à des enfants robustes, tandis que celui que les excès ont énervé sera puni non seulement dans sa vie, qui sera abrégée, mais encore dans celle de ses malheureux descendants, qui seront pour lui l'image de sa honte.

Telle est la récompense de l'homme assez fort pour patienter ainsi pendant quelques années. Je connais peu de vertus qui, sur cette terre, reçoivent une pareille récompense. La chasteté a encore cet avantage, qu'en nous facilitant le bonheur dans la famille elle nous fournit un nouveau moyen de prolonger la vie.

CHAPITRE XII

BONHEUR DANS LE MARIAGE.
ÉDUCATION DES ENFANTS

Le mariage. — Le mariage donne un but à l'instinct génital et le règle. — Le mariage modère et régularise l'excitation sensuelle. — Longévité des gens mariés. — Le mariage est la joie. — Longévité comparée de l'homme et de la femme.

Le Mariage. — Une des opinions les plus fausses et les plus nuisibles, c'est que le mariage n'est qu'une invention politique et toute de convention. Il fait au contraire partie de la destinée la plus essentielle de l'homme, et constitue une fraction indispensable de la vie du genre humain.

Sous le nom de *mariage*, je comprends l'union fixe et

sainte de deux personnes de sexe différent, et dont le but est de se protéger mutuellement, d'élever et d'instruire des enfants. C'est de cette intime alliance, fondée sur les motifs les plus graves, que dépend le bonheur dans la vie privée comme dans la vie publique. Le mariage, en effet, est indispensable à la perfection morale des hommes. Par cette union étroite de son être avec celui d'un autre, de son intérêt avec un intérêt différent, l'homme triomphe de l'égoïsme, cet ennemi le plus à craindre de toutes les vertus, il devient plus humain, plus compatissant pour ceux qui souffrent, et se rapproche de plus en plus de la perfection. Sa femme, ses enfants le rattachent au reste de l'humanité et au bonheur général, son cœur est sans cesse réchauffé et soutenu par les doux sentiments de la tendresse conjugale et paternelle, et il est préservé de cette froideur mortelle, qui s'empare si facilement du cœur de l'homme vivant seul. Les devoirs de la paternité accoutument son intelligence à l'ordre, au travail et à une manière de vivre digne et sensée. Le commerce des sens est alors ennobli ; il cesse d'être un instinct bestial, pour devenir un acte de la plus noble moralité, qui contribue à apaiser les passions violentes, les dispositions chagrines, les habitudes mauvaises. Il en résulte encore une influence heureuse sur la félicité publique, sur le bien général ; aussi est-ce avec la conviction la plus profonde que j'affirme la maxime suivante : Les heureux mariages sont les bases les plus solides d'un État, de la prospérité et du bonheur publics.

Un célibataire est toujours plus égoïste, plus indépendant, plus changeant ; il obéit plus facilement à ses passions et à ses caprices, et s'intéresse plus à lui-même qu'à l'humanité, à sa patrie et à l'État. Un faux sentiment de liberté le domine, l'éloigne du mariage et se fortifie encore chez lui par le célibat. Rien n'est plus propre à favoriser les changements et les révolutions que l'augmentation du nombre des citoyens célibataires.

La dépendance dans laquelle deux époux sont l'un par rapport à l'autre dispose à obéir à la loi; la préoccupation qu'entraînent une femme et des enfants à soutenir oblige au travail et à l'ordre; l'homme, par ses enfants, est intimement lié à l'État, l'intérêt de ce dernier devient son intérêt propre, ou, comme le dit Bacon, celui qui se marie et a des enfants a donné à l'État un frein pour le maintenir, il est devenu son obligé; mais aussi, seul, il constitue le vrai citoyen, le véritable patriote.

Enfin, ce n'est pas seulement la prospérité actuelle de l'État, qui repose sur cette institution, c'est aussi celle des générations futures, car le mariage seul peut fournir à l'État des citoyens loyaux et honnêtes, accoutumés dès leur jeunesse à respecter l'ordre, et à accomplir leur devoirs civiques.

Il ne faut pas croire que l'État pourra jamais remplacer cette sorte d'éducation patriotique, que la sage nature fait sortir des cœurs du père et de la mère. Hélas! c'est une mauvaise mère que l'État!

Déjà quel triste sort attend, même au physique, les malheureux enfants, fruits de la débauche, et abandonnés à leur naissance dans les hospices d'enfants trouvés, pour y être élevés aux dépens de la charité publique. Les mœurs elles-mêmes souffrent de pareils errements. Il est reconnu que plus les enfants naturels sont nombreux, dans un État, plus il recèle de germes de corruption, plus il est exposé aux désordres et aux révolutions.

Et pourtant, il y a des hommes politiques qui, égarés par des considérations économiques mal fondées, sont arrivés à croire que le mariage pouvait devenir dangereux pour l'État, que le célibat préparait des serviteurs plus fidèles, de meilleurs citoyens, etc. O vous, grands de ce monde, voulez-vous assurer le bien général et particulier, voulez-vous donner la sécurité à votre puissance? eh bien, alors, honorez le mariage et protégez-le. Regardez chaque nouvelle union comme une pépinière de bons citoyens, et chaque bonne et heureuse famille, comme une garantie pour l'ordre public.

Ce but, auquel tend l'institution du mariage, ne serait pas complètement atteint, s'il n'existait pas, pour la compléter, des établissements d'éducation bien ordonnés. Car c'est l'éducation qui fait l'homme ; sera-t-il bon, sera-t-il méchant, c'est elle qui en décide. Les lois et les châtiments peuvent bien mettre obstacle aux déportements des méchants, encore n'y réussissent-ils pas toujours ; mais ils ne peuvent parvenir à former un homme. Cela seul que nous apprenons, dans notre enfance et dans notre jeunesse, parvient à pénétrer notre nature, à devenir nôtre et s'identifie à ce point avec nous-mêmes que, de toute notre vie, fût-ce bon ou mauvais, nous ne parvenons jamais à nous en défaire. Passé cet âge, ce que nous apprenons reste toujours pour nous quelque chose d'accidentel et d'étranger, cela ne pénètre que la surface, mais ne devient pas une partie inhérente à nous-mêmes (1).

(1) On sait combien de préjugés, de vices, de superstitions, tels que la peur des fantômes, de l'orage, etc., peuvent être inculqués dans l'esprit des enfants assez profondément pour devenir plus tard indéracinables. C'est une raison de plus pour qu'on utilise cette période pour jeter dans ces jeunes intelligences les germes de la vertu, du bien et des nobles instincts ; dans la suite, ils seront indestructibles, et l'homme acquerra ainsi un naturel bon et vertueux, ce qui vaut au moins autant que tous les principes fournis par la culture de l'esprit et par la raison. Ce que nous disons s'applique surtout à la croyance en Dieu et dans l'immortalité. Celui qui n'acquiert pas ces croyances, dès son enfance, ne les possédera que difficilement pendant le reste de sa vie et ne les conservera jamais, avec autant de fermeté, ainsi que nous le montrent maints tristes exemples. On soutient à présent que les enfants ne doivent point apprendre ce qu'ils ne peuvent comprendre ; je consens à accorder cela d'une manière générale : je ne demande d'exception que pour ces deux préceptes. En effet, la philosophie critique convient elle-même que l'un et l'autre ne peuvent être ni prouvés ni expliqués, que ce sont des articles de foi ; et cependant ils sont indispensables pour vivre honnête et heureux ! Pourquoi attendre, pour croire à ces idées, le moment où la foi devient si difficile, si impossible même ? La période de l'enfance est celle de la foi : c'est à ce moment que ces vérités si élevées et si consolantes peuvent s'inculquer dans les tendres es-

Je ne puis passer sous silence les belles paroles que Platon a dites à propos de l'éducation, je voudrais qu'elles fussent gravées dans le cœur de tous ceux qui nous gouvernent : « Celui, dit-il, qui est chargé de surveiller l'instruction de la jeunesse, et ceux qui les choisissent doivent songer que cette fonction est, de toutes celles de l'État, la plus honorable. Quoique, par son naturel, l'homme soit civilisable, cependant c'est seulement par l'éducation qu'il devient supérieur aux autres animaux, et qu'il se reproche le plus de la divinité. S'il grandit sans recevoir d'éducation, ou s'il n'en reçoit qu'une mauvaise, il devient alors le plus féroce des animaux. Ainsi le législateur doit-il faire de l'éducation de la jeunesse le but de ses premiers soins, de son attention la plus assidue. S'il veut dignement accomplir ce devoir, il dirigera son choix sur ceux de ses concitoyens les plus distingués par leurs vertus, et leur confiera la direction de l'éducation de la jeunesse. »

Qu'on pardonne cette digression à mon cœur, qui ne peut laisser échapper aucune occasion de montrer tout ce qu'il y a de divin et de bienfaisant dans le mariage, cette institution qui se base sur la nature physique et morale de l'homme, et qui, malheureusement, est à présent si mal jugée et si mal appréciée par beaucoup de gens.

Maintenant revenons au but principal de ce chapitre, à l'influence exercée par le mariage sur le bonheur physique de l'homme. C'est avec raison qu'on lui a assigné une place parmi les moyens de prolonger la vie.

prits ; elles resteront dès lors les fidèles compagnes de la vie. Nul doute, nulle raillerie, nul raisonnement ne pourra les déraciner, et elles subsisteront même malgré le témoignage de la raison, car elles se sont identifiées à l'homme. Quel appui pour la vertu, quelle élévation de l'esprit au-dessus des douleurs et des vulgarités de cette vie, quelle force et quelle résignation ne donne pas aussi cette foi si simple ! Enfants, quelle éternelle reconnaissance ne devrez-vous pas à vos parents, s'ils vous ont transmis ce précieux présent, le plus beau qui soit au monde. (H.)

En effet :

1° Le mariage donne un but à l'instinct génital et le règle. — Il préserve à la fois d'une prodigalité épuisante, comme d'une épargne glaciale et contre nature. Autant je prêche pour la continence à l'époque de la jeunesse, car à cette époque je la crois indispensable au bonheur et à la durée de la vie ; autant je suis convaincu qu'il serait aussi préjudiciable, à l'âge de la virilité, de comprimer cet instinct naturel que de le satisfaire, alors qu'il est prématuré. Pour certaines parties grossières de l'économie, il y a dans cette fonction une occasion d'excrétion ; en outre, et cela est bien plus grave, en négligeant d'une manière trop absolue d'exercer ces organes, ils sécrètent de moins en moins, et livrent à la résorption des produits de plus en plus restreints ; le sang en reçoit donc une quantité chaque jour moindre, et, de cette manière, il finit par y avoir perte pour l'organisme. Déjà la loi de l'harmonie exige que cette fonction soit maintenue active. Aucune des forces que recèle notre nature ne doit rester inactive ; toutes doivent être exercées proportionnellement à leur puissance.

2° Le mariage modère et régularise l'excitation sensuelle. — Cela même qui écarte le libertin du mariage est précisément ce qui rend celui-ci nécessaire et salutaire, en empêchant cette excitation débilitante qu'entraîne toujours le changement en amour. Il en est du mariage comme d'une nourriture simple et uniforme, par rapport à un régime composé et recherché ; la première, seule, donne, avec la tempérance, une longue vie.

Longévité des gens mariés. — L'expérience nous apprend que tous ceux qui atteignirent un âge avancé étaient mariés (1).

(1) La plupart de ceux qui ont vécu longtemps ont préféré l'état de mariage au célibat, et ont laissé une nombreuse postérité. L'on peut contester que le célibat produise les maladies, mène à l'irrégularité ou aigrisse le caractère ; mais ce qu'on ne saurait contester,

Certains d'entre eux même avaient eu plusieurs femmes, qu'ils avaient épousées, en général, lorsqu'ils étaient déjà vieux. Il y a peu d'exemples, à l'exception des ermites, qu'un célibataire atteigne une vieillesse très grande, c'est-à-dire dépasse 100 ans. Cette règle s'applique aussi bien aux femmes qu'aux hommes, et de là, il semble résulter qu'une certaine régularisation de l'action des forces génératrices est profitable à la longévité. Elle contribue à la somme des forces vitales, et la puissance d'engendrer paraît être en intime relation avec la puissance de se maintenir et de se régénérer. Mais cette

c'est que le nombre de célibataires, qui ont eu une longue vie, n'est pas comparable à celui des gens mariés. Cette assertion, dit-on, est applicable aux deux sexes, mais surtout aux mâles.

Le docteur Rush, de Philadelphie, assure n'avoir jamais vu qu'un seul célibataire excéder 80 ans (*).

D'autre part, selon Kant, le célibat serait l'état le plus apte à prolonger la durée de la vie. Il invoque, comme Hufeland, l'expérience, et cite les célibataires qui ont eu une verte et saine vieillesse.

Je crois que, à ce sujet, il faut s'entendre et faire une distinction qui mettra tout le monde d'accord : s'il s'agit des gens heureux en ménage, il est vrai que le mariage est favorable à la longévité ; dans le cas contraire, l'avantage est certainement aux célibataires. Dans un mariage heureux, tout est profitable au bonheur, au bien-être, à la santé, à la longévité, car la vie coule sans secousse et sans agitation. Dans un mariage malheureux, tout est angoisse, tourment, trouble et inquiétude : est-il une constitution assez robuste, une âme assez ferme pour résister à d'aussi cruelles atteintes ?

Il est vrai que, lorsque l'âme est trop fortement préoccupée d'un objet, lorsqu'elle est éprise d'une idée sublime et persistante, il y a vocation pour le célibat, et il devient très utile, sinon nécessaire. Michel-Ange répondit, quand on lui proposait de se marier : « La peinture est une jalouse, qui ne souffre point de rivale. »

Newton ne s'est pas non plus marié.

Molière eut à se repentir toute sa vie d'avoir épousé la Béjart, une femme sans cœur, qui ne comprit jamais le génie de ce grand homme.

Byron déserta le foyer domestique, pour suivre les courses aventureuses de sa destinée.

Kant lui-même en est un exemple : entraîné vers les études élevées de la métaphysique, il absorba dans les créations de son génie toute la somme de vitalité qu'il eût pu dépenser dans les devoirs du mariage. (R.)

(*) John Sinclair, p. 13.

puissance génératrice doit être à la fois réglée et modérée, aussi le mariage est-il le seul moyen de la conserver (1).

La meilleure preuve de cette proposition nous a été donnée par un Français, nommé de Longueville. Cet homme vécut 110 ans, et se maria dix fois. Il épousa dans sa 99me année sa dernière femme, et en eut un fils, qui vint au monde alors qu'il était âgé de 101 ans (2).

(1) Sur 100 individus qui arrivent à l'âge de 70 ans, on compte 11 garçons, 27 hommes mariés, 23 filles et 28 femmes ; ces nombres prouvent l'influence favorable que le mariage exerce sur la prolongation de la vie dans les deux sexes, mais surtout chez le sexe masculin. Chez les femmes, la grossesse et l'allaitement peuvent contrebalancer une partie des avantages dus à des plaisirs réguliers, à l'assistance mutuelle que se prêtent deux époux, enfin à une vie en général mieux réglée.

Quoique les mariages contribuent à prolonger la vie individuelle, cependant il ne faut pas conclure, de leur nombre ni de leur fertilité, que la vie d'une population en général en devient par cela même plus longue. Le degré de la mortalité est au contraire plutôt proportionnel à la fécondité, et les individus faisant partie d'un peuple remarquable par ses qualités prolifiques ne peuvent en général prétendre à une vie extrêmement longue. Si le nombre des mariages donne approximativement le chiffre des naissances (4 à 5 enfants par famille), il donne, en outre, le chiffre proportionnel de la mortalité ; aussi un écrivain moderne a pu dire avec raison : « le mariage est le régulateur de la mort. » Dans les villes, où les naissances sont plus nombreuses que dans les campagnes, la mortalité est plus considérable ; dans le nord de l'Europe, où il naît moins d'enfants que dans le sud, les cas de mort sont proportionnellement moins nombreux. A Einbeinstock, dans les Erzgebirge saxonnes, il y a une naissance sur 19 habitants, et une mort sur 26 ; la moitié des enfants y meurt avant d'atteindre sa septième année ; au contraire, à Leysin, en Suisse, on trouve une naissance sur 48 habitants et une mort sur 49. (S.)

(2) Deparcieux (*) avait constaté qu'on vit plus longtemps dans l'état de mariage que dans le célibat. Le nombre des garçons âgés de plus de vingt ans, morts de 1716 à 1746, c'est-à-dire dans un espace de 30 ans, était un peu plus de la moitié de la somme des hommes mariés et veufs, morts dans le même laps de temps. Il n'y avait que 6 célibataires qui eussent passé l'âge de 90 ans, tandis que l'on comptait 36 hommes, mariés ou veufs, qui avaient dépassé cet âge. Le nombre des filles mortes à partir de l'âge de 20 ans était à peine le quart de la somme des femmes mariées ou veuves, mortes au-des-

(*) Deparcieux, *Essai sur les probabilités de la durée de la vie humaine*, 1746, p. 101.

Le mariage est la joie. — Le mariage procure la plus pure, la plus régulière, la plus conservatrice de toutes les joies, celle de l'intérieur. Sans contredit, c'est celle qui correspond le mieux aux besoins de la santé physique et morale, et qui est le plus propre à maintenir notre esprit dans cet équilibre moyen, si avantageux à la prolongation de la vie. Il modère nos espérances et nos desseins chimériques ou exagérés, et diminue ainsi nos sujets d'inquiétude. Tout ce qui nous touche est adouci et atténué par cette union intime de notre existence avec celle d'un autre être.

Ajoutez à cela les soins attentifs et la douce sollicitude, qu'aucun autre état social ne pourrait nous assurer d'une manière aussi constante ; enfin n'oublions pas

sus du même âge ; enfin il n'y avait que 14 filles qui eussent passé l'âge de 90 ans, tandis que 112 femmes mariées ou veuves avaient été au delà de cet âge.

D'après le docteur Stark (*), entre l'âge de 20 à 25 ans, il meurt une fois plus de célibataires que d'hommes mariés ; cette inégalité dans la mortalité diminue pendant les années qui suivent, mais l'avantage reste toujours aux hommes mariés. Ainsi, depuis 20 ans jusqu'à la fin de la vie, l'âge moyen atteint par les hommes mariés est de 59 ans 1/2, tandis que celui des célibataires n'est que de 40. En d'autres termes, passé l'âge de 20 ans, les hommes mariés ont la chance de vivre 19 ans 1/2 de plus que les célibataires.

Après 25 ans, la vie moyenne pour les hommes mariés est d'un peu plus de 60, tandis qu'elle n'est pas tout à fait de 48 pour les célibataires.

Une moitié à peu près des célibataires meurent avant d'avoir atteint l'âge de 30 ans ; au contraire, la très grande majorité des hommes mariés ne meurent qu'entre 60 et 80 ans.

En ce qui concerne les femmes, la différence dans la durée de la vie entre celles qui sont mariées et celles qui ne le sont pas est moins grande que chez les hommes ; cependant elle est encore en somme notablement à l'avantage des premières. Les femmes mariées meurent à la vérité en plus grand nombre que les filles, durant trois périodes quinquennales de la vie, savoir de 15 à 20, de 20 à 25, et de 25 à 30 : mais elles prennent leur revanche de 30 à 40, période où les filles meurent à leur tour en plus grand nombre : de 40 à 50 ans, l'avantage revient aux filles : au delà, il ne cesse plus d'être du côté des femmes mariées. (R.)

(*) Stark, *De l'influence du mariage sur la mortalité moyenne des deux sexes en Écosse*, traduit par J.-R. Fonssagrives (*Ann. d'Hyg. publique*, 1868, tome XXIX, p. 34).

HUFELAND. 17

le sentiment bienfaisant qui, dans la possession d'enfants sains et bien élevés, nous fait voir cette espèce de rajeunissement, dont l'octogénaire Cornaro nous a tracé une image si touchante ; en pensant à tout cela, on ne doutera plus un instant de l'importance du mariage.

Pour quitter le monde, nous passons presque par les mêmes changements qu'il nous a fallu traverser en y arrivant ; les deux points extrêmes de la vie se touchent. C'est par l'enfance que commence la vie, c'est par l'enfance qu'elle finit. Nous finissons par retourner à l'état débile, qui fut celui de nos débuts. Il faut qu'on nous soutienne, qu'on nous porte, qu'on nous fasse prendre notre nourriture. Alors, nous avons, de nouveau, besoin de nos parents et nous les retrouvons dans nos enfants, qui sont heureux de nous rendre une partie des bienfaits qu'autrefois ils ont reçus de nous. A leur tour les enfants prennent la place de leurs parents, redevenus enfants par les progrès de l'âge et de la faiblesse.

Quant au célibataire, il est privé de cette bienfaisante ressource. Comme un tronc frappé de mort, il reste seul et abandonné, et cherche vainement à se procurer, à l'aide de secours mercenaires, l'aide et les soins que seuls peuvent inspirer l'instinct et les liens créés par la nature.

> Quoi que tu fasses, tu resteras éternellement seul,
> Jusqu'au moment où la nature toute puissante te réunira
> [au grand tout] (1).

Longévité comparée de l'homme et de la femme. — Un nombre plus grand de femmes que d'hommes devient vieux, mais les hommes seuls atteignent les limites extrêmes de la vie. L'équilibre parfait et la flexibilité de l'organisation chez la femme lui permettent

____

(1) Schiller.

plus qu'à l'homme de durer pendant un certain temps et d'éviter les causes de destruction, mais, pour atteindre un âge très avancé, la vigueur virile paraît nécessaire. Aussi trouve-t-on plus de femmes que d'hommes qui deviennent vieux, mais moins de femmes que d'hommes qui atteignent aux dernières limites de l'âge.

Parmi les 744 observations dont il a été déjà question (1), on trouve 254 femmes ayant dépassé 80 ans. Sur ce nombre, 27 étaient restées filles, et 9 d'entre elles appartenaient aux classes élevées ; 29 avaient encore leur mari, de ces dernières 6 étaient riches : les 198 autres étaient veuves, et 41 étaient riches.

Ce qui nous frappe dans cette liste, c'est le nombre bien plus considérable des femmes mariées que des filles.

Le tableau ci-après nous donnera les nombres proportionnels de l'extrême longévité chez l'homme et chez la femme. Pour être plus sûr des résultats de ce calcul, je n'ai pris que des nombres recueillis en deux villes, où j'étais certain que depuis longtemps on notait avec soin l'âge de toutes les vieilles gens, hommes et femmes. En prenant des exemples dans l'histoire ou dans les chroniques journalières, on risque d'être induit en erreur, car on y trouve bien plus d'hommes que de femmes, la vie des premiers étant, en général, plus intéressante à raconter (2).

(1) Voy. p. 267.
(2) Buffon (*) a bien reconnu cette inégalité ; il a vu qu'à Paris un nombre donné de femmes vit plus longtemps que le même nombre d'hommes. Cette différence paraît avoir été constatée pour la première fois par Kersboom, en Hollande, dès 1738 ; Deparcieux (**) l'a retrouvée en France en 1760, Wargentin en Suède quelques années plus tard, et les statisticiens qui sont venus depuis ont été unanimes à cet égard.

(*) Buffon, *Hist. nat.* Edition in-4, tome II, p. 589.
(**) Deparcieux, *Essai sur la durée de la vie humaine.* Paris, 1756, in-4, p. 83.

A Weimar, dans l'espace d'environ 20 années, moururent, âgés de 80 ans et plus :

Age.	Hommes.	Femmes.	Age.	Hommes.	Femmes.
			Report....	54	61
80.........	19	18	87.........	3	7
81.........	5	6	88.........	2	7
82.........	8	6	89.........	5	4
83.........	7	10	90.........	2	4
84.........	7	9	92.........	»	2
85.........	3	4	97.........	»	1
86.........	5	8		»	»
A reporter	54	61		66	86

Cette loi a été confirmée à Genève, par Odier (*), en Angleterre, par Finlaison, en Belgique, par Quetelet (**) et ailleurs encore.

Mourgues et Monkredon, xvii⁰ siècle, trouvaient extraordinaire que dans le dénombrement de Montpellier, on rencontrât plus de femmes que d'hommes, parmi les vieillards de 60 à 80 ans, un nombre double parmi ceux de 80 à 90 ans, et un nombre quadruple de 90 à 100 ans.

Un recensement qui fut fait à Paris, il y a 50 ans, prouva qu'en dix ans il s'était trouvé dans la capitale 3.600 femmes de 80 à 85 années pour 2.800 hommes du même âge; 307 femmes et 186 hommes entre 90 et 95 ans, et enfin 50 femmes contre 29 hommes de l'âge de 95 à 100 ans.

Benoiston de Châteauneuf (***) dit aussi que la durée moyenne de la vie est un peu plus grande chez la femme que chez l'homme. Il a montré que cette inégalité s'étend à tous les âges. Sur 1.000 individus de chaque sexe, il compte de la naissance à 10 ans, 534 garçons et 579 filles ; à 20 ans, 485 hommes et 527 femmes; à 50 ans, 307 hommes et 332 femmes; à 60 ans, 229 hommes et 255 femmes; à 70 ans, 133 hommes et 151 femmes ; à 80 ans, 44 hommes et 53 femmes. Enfin, sur 17.000 naissances masculines, un seul individu parvient à 100 ans, tandis qu'il y a 2 femmes centenaires pour le même nombre de naissances.

L'inégalité qui existe entre les hommes et les femmes, au point de vue de la longévité, est destinée à rétablir entre les deux sexes l'équilibre dérangé par la prédominance des naissances masculines. En France, il naît 17 garçons pour 16 filles, mais l'inégalité ne tarde pas à se prononcer en sens inverse. A un an, on trouve déjà, sur 1000 naissances de chaque sexe, 858 enfants femelles pour 823 enfants mâles ; à 20 ans, le nombre des hommes est de 624, celui des femmes de 652. D'après Demonferrand, la différence devient plus faible à 60 ans, où elle n'est plus que de 363 à 365, et à 70, de 229

(*) Odier, *Bibliothèque britannique*, 1797. *Partie physique*. Tome IV, p. 328, et 1814, t. LIX, pp. 220 et 230.

(**) Quetelet, *Ann. de l'observ. de Bruxelles* et *Physique sociale*. Bruxelles, 1869.

(***) Benoiston de Châteauneuf, *De la durée de la vie humaine*. (*Ann. d'Hyg.*, 1846, tome XXXVI, p. 254).

A Berlin, pendant la seule année 1804, sur une population d'environ 200.000 âmes, moururent âgés de 80 ans et au-dessus :

Age.	Hommes.	Femmes.	Age.	Hommes.	Femmes.
			Report....	52	87
80.......	5	22	89........	2	3
81.......	8	8	90........	3	7
82.......	11	11	91........	»	1
83.......	7	11	92.......	»	5
84.......	4	11	93........	»	1
85.......	3	6	96........	1	»
86.......	6	8	97........	»	1
87.......	6	5	99........	»	1
88.......	2	5	100.......	»	2
A reporter	52	87		58	108

à 231 ; enfin elle disparaît presque à 80 ans, où elle est de 76 à 77, et elle est nulle à 90 ans, où chaque sexe compte 8 représentants.

Wargentin a trouvé qu'en Suède, il meurt 1/10 ou 1/11 d'hommes de plus que de femmes. Dans ce pays, la vie des femmes est beaucoup plus certaine que celle des hommes depuis 20 jusqu'à 30 ans ; la différence est moins grande dans l'enfance et la vieillesse, et elle s'évanouit presque entièrement de 30 à 35 ans.

En Norwège l'âge normal de la mort est plus tardif que chez nous : il atteint 74 ans pour les hommes et 75 pour les femmes.

En Belgique, d'après Quetelet, les garçons sont plus nombreux au-dessous de 13 ans : on en compte alors 373 contre 335 filles ; mais de 16 à 50 ans le nombre de celles-ci augmente dans le rapport de 482 à 462. Au-dessus de 50 ans, on trouve 183 femmes pour 165 hommes, et sur 5 nonagénaires, il y a 3 femmes.

A Berlin, sur 1.000 personnes, les deux sexes présentent les rapports suivants : à un an, il y a 718 garçons pour 734 filles ; mais la différence ne tarde pas à devenir beaucoup plus grande : à 60 ans, on ne trouve plus que 178 hommes pour 217 femmes ; à 70 ans, 93 hommes pour 130 femmes ; à 80 ans, 29 hommes pour 43 femmes, et à 90 ans, un seul homme pour 5 femmes.

Les femmes offrent donc plus d'exemples de longévité que les hommes, si ce n'est toutefois pour les cas de longévité phénoménale ; on raconte cependant que Marion Delorme atteignit 137 ans (*).

M. de Pétigny a obtenu de pareils résultats : partout il a constaté que les femmes avaient un grand avantage sur les hommes, nonseulement pour la vie probable après 40 ans, mais encore pour la vie moyenne ou la durée absolue. A Cahors, par exemple, la vie probable, à la naissance, est de 45 ans pour les hommes et de 50 ans pour les femmes, tandis qu'à Blois, où la vie moyenne n'est que de 22 ans pour les hommes, elle est de 27 pour les femmes, effrayante

(*) Voy., p. 112, quelques exemples de longévité chez les femmes.

Ainsi pour l'âge de 80 à 100, le nombre des femmes a de beaucoup l'avantage; il est presque double. Mais en avançant encore vers une vieillesse plus grande, la pro-

différence, qui paraît due à l'extrême mortalité des enfants dans ce dernier pays.

Dans les derniers recensements de la population dressés sur 102.831 individus ayant dépassé l'âge de 90 ans et dont l'existence a été constatée dans les grands États, on compte 60.303 femmes et 42.525 hommes.

La grande longévité du sexe féminin se traduit d'une façon encore plus sensible dans le nombre des êtres humains à qui la chance (si c'en est une) permet d'atteindre et même de dépasser la centaine. En Italie, par exemple, on a trouvé 241 femmes centenaires pour 141 hommes; en Autriche, 229 femmes pour 183 hommes; en Hongrie, 526 femmes pour 524 hommes, etc.

En Autriche, le nombre des sexagénaires est de 1.508.359, soit 7.5 de la population totale.

Disons cependant qu'il meurt plus de femmes que d'hommes, parmi les personnes de 20 à 35 ans, époque de la vie où les femmes ont à supporter tant de pénibles devoirs, tant de souffrances et de chagrins.

On croyait aussi, naguère, qu'il mourait plus de femmes que d'hommes de 45 à 50 ans, qui est un temps critique pour elles. Réveillé-Parise (*) dit que, quand elles sont arrivées sans accident dans cet âge crépusculaire, toute probabilité de vie semble augmenter; mais Benoiston de Châteauneuf s'est assuré que cette disproportion, très faible en France, est nulle dans d'autres pays de l'Europe, où sans doute les femmes montrent plus de prudence et moins d'entraînement pour les plaisirs. On a même constaté qu'à Berlin et à Saint-Pétersbourg la différence de la mortalité des sexes entre 45 et 50 ans était à l'avantage des femmes. Deparcieux a même remarqué le premier que la période communément regardée comme critique pour les femmes, c'est-à-dire celle qui s'étend de 45 à 50 ans, est même moins meurtrière pour elles que pour les hommes. Plusieurs auteurs ont confirmé cette observation. On voit pourtant que la différence entre le nombre des hommes et celui des femmes est très petite à 60 ans.

Mais c'est surtout dans la première enfance, parmi les nouveau-nés, qu'il meurt beaucoup plus de garçons que de filles. Ensuite, quand l'âge critique est passé, à cette période de la vie où les femmes n'ont plus rien à redouter ni des irrégularités de la menstruation, ni des soins maternels, ni de l'amour, ni de la jalousie ni de l'abandon, plus d'infirmités à conjurer, plus de tourments à craindre; alors, devenues hommes à leur tour pour l'affranchissement d'un dur esclavage, elles jouissent d'autant d'énergie que nous, sans avoir nos ambitions, nos faiblesses, sans être exposées aux mêmes dangers, et presque toujours elles nous survivent. A la vérité, par compensation

(*) Réveillé-Parise, *Traité de la vieillesse*. Paris. 1853. p. 465.

portion devient au contraire fortement en faveur du sexe masculin.

Les cas suivants ont été colligés dans une période de 110 années et plus, pendant laquelle on peut être sûr qu'à cause de leur caractère merveilleux on les a recueillis sans s'inquiéter si les sujets de ces observations étaient des hommes ou des femmes.

Age.	Hommes.	Femmes.	Age.	Hommes.	Femmes.
			Report....	38	7
110......	5	2	120 à 125.	9	6
111......	4	»	125 à 130.	4	3
112......	6	1	130 à 140.	2	1
113......	4	1	140 à 150.	1	»
114......	4	»	150 à 160.	2	»
115......	2	2	160 à 185.	2	»
116 à 120	13	1		»	»
A reporter.	38	7		58	17

Trois fois plus d'hommes que de femmes.

à tous les maux de leur jeunesse, les femmes ont pour elles la sobriété, la modération, la régularité, la constante protection du toit et le climat du foyer, l'affection et le dévouement de l'autre sexe, ainsi que l'habitude des soins hygiéniques, dont l'influence est si grande pour la santé : elles montrent en un mot plus de docilité aux conseils de la médecine et de la sagesse. En outre, tous les maux ne sont pas pour elles : presque toujours la goutte, la gravelle, les calculs et l'apoplexie les épargnent ; souvent aussi elles sont à l'abri de graves accidents et de très grandes maladies : les anévrismes, les hernies, les fluxions de poitrine, etc., atteignent rarement les femmes. Ajoutez d'ailleurs que l'état de mariage n'a pas pour elles tous les dangers qu'on lui attribue, puisque les célibataires de leur sexe comme ceux du nôtre vivent, en général, trois ou quatre années de moins que des gens mariés.

Notons toutefois que de Pétigny a constaté qu'une femme sur 12, et une fille sur 11, parviennent à 80 ans ; de sorte que les vieilles filles auraient un petit avantage sur les femmes.

« Le genre de vie, dit Noirot (*), ne joue donc ici qu'un rôle secondaire, la plus-vitalité de la femme est à son maximum, dans le sein maternel : sur 100 morts-nés du sexe masculin, on n'en compte que 80 du sexe féminin. Extrêmement prononcée dans les premiers mois de l'existence, elle s'atténue insensiblement. Elle devient presque nulle à l'âge adulte, c'est-à-dire précisément à l'époque de la vie où les causes accidentelles dont on pourrait invoquer l'influence commenceraient à se faire sentir. » (R.)

(*) Noirot, *l'Art de vivre longtemps*. Paris, 1868. p. 62.

Casper (1) donne les résultats suivants pour l'extrême longévité :

	Hommes.	Femmes.
de 100 à 110 ans...............	18	12
de 110 à 120.....................	12	5
de 120 à 130.....................	2	4
de 130 à 140.....................	6	3
de 140 à 150.....................	10	7
de 150 à 160.....................	9	»
de 160 à 170.....................	2	2
de 170 à 180.....................	4	2
	60	29

CHAPITRE XIII

CALME DE L'ESPRIT

Tranquillité de l'âme. — Confiance dans la Providence. — Jouir de l'heure présente. — Contentement de l'esprit. — Confiance dans l'humanité. — Espérance. — Joie. — Occupations de l'esprit. — Franchise du caractère.

Le repos de l'esprit, la gaieté, le contentement sont la base, non seulement du bonheur, mais encore de la santé et de la longévité. Peut-être me dira-t-on que ce sont là des avantages que nous ne sommes pas maîtres de nous donner ; qu'ils dépendent de circonstances indépendantes de notre volonté. Je ne crois pas qu'il en soit ainsi, car, sans cela, les puissants et les riches devraient être les gens les plus heureux et les plus contents, et les pauvres devraient être toujours tristes et malheureux ; or l'expérience nous enseigne le contraire. On trouve certes plus de bonne humeur parmi les classes inférieu-

(1) Casper, *De l'influence du mariage sur la durée de la vie humaine* (*Ann. d'Hyg.*, 1835, t. XIV, p. 5) ; *De la durée probable de la vie* (*Ann. d'Hyg.*, 1838, t. XIX, p. 231). (R.)

res que parmi les gens riches et haut placés. Il existe
donc des sources de contentement et de tranquillité d'esprit qui résident en nous et que nous devons soigneusement chercher et utiliser. Qu'on me permette d'énumérer ici quelques-uns de ces moyens, dont je dois la connaissance à une philosophie bien simple de la vie, et que
je prie mes lecteurs d'accepter comme des règles
d'hygiène, comme des conseils donnés par un médecin,
dans l'intérêt de la durée de leur existence.

Tranquillité de l'âme. — Avant tout, il faut combattre ses passions. Un homme qui est sans cesse agité
par elles se trouve, sans cesse, dans un état d'exaltation
extrême, et ne peut jamais parvenir à cette tranquillité
de l'âme, si nécessaire à la prolongation de la vie. Il augmente ainsi sa consommation vitale, et bientôt son organisme est usé (1).

(1) « Il faut, dit le médecin chinois déjà cité (*), régler son cœur
et ses affections. Le cœur est dans l'homme ce que les racines sont
à l'arbre et la source au ruisseau. Il préside à tout, et dès qu'on a
su le régler, les facultés de l'âme et les cinq sens sont pareillement
dans l'ordre ; c'est pourquoi notre premier soin doit être de veiller
sur les désirs et sur les affections de notre cœur.

« Pour y réussir, ne vous occupez que de pensées qui vous portent
à la vertu. Ne vous bornez pas à la seule étude de votre propre perfection ; efforcez-vous encore de rendre votre vertu bienfaisante et
utile. C'est pourquoi vous vient-il une pensée, allez-vous prononcer
une parole, méditez-vous quelque projet ? réfléchissez-y auparavant,
et demandez-vous à vous-même : ce que je peux, ce que je veux dire
ou faire est-il utile ou nuisible aux autres? S'il est utile, parlez ou
agissez, sans que les difficultés vous rebutent. S'il est nuisible, ne
vous permettez jamais ni ces pensées, ni ces entreprises.

« Conservez la paix dans votre cœur. Quand un homme n'a le
cœur rempli que de vues agréables et propres à entretenir l'union
dans la société civile, ses sentiments éclatent au dehors sur son visage ; la joie et la sérénité intérieure qui l'animent éclairent son extérieur, et il n'y a personne qui ne s'aperçoive des vraies et solides
douceurs, qu'il goûte au fond de l'âme.

« Réfléchissez souvent sur votre propre bonheur. On est heureux,
quand on sait connaître son bonheur. Pour mieux sentir le mien,
je pense que je vis à mon aise dans ma maison, tandis que tant de

(*) *L'art de se procurer une vie saine et longue,* par un médecin chinois
dans la 36ᵉ année du règne de l'empereur Khang-hi (an 1697 de l'ère chrétienne). Traduit par le P. d'Entrecolles.

Confiance dans la Providence. — Qu'on s'accoutume à voir dans la vie non pas un but, mais un moyen de perfectionnement continuel, qu'on se persuade que le

voyageurs ont à souffrir les incommodités de la poussière, du vent et de la pluie. Quand je me compare à ces infortunés, et que je me vois exempt des maux dont ils sont environnés, puis-je n'être pas content de mon sort.

« Le célèbre Yen, mon compatriote, avait une belle maxime : « Si votre fortune, disait-il, devient meilleure, pensez moins à ce que vous n'avez pas qu'à ce que vous avez, autrement vous désirerez toujours, et vous ne verrez jamais vos désirs satisfaits. Si vous venez à déchoir de votre première condition, dites-vous à vous-même : ce qui me reste me suffit : on peut me ravir mes biens, mais on ne ravira jamais la tranquillité de mon cœur, qui est le plus grand de tous mes biens. »

Tandis que la crainte nous livre sans défense à l'ennemi, la volonté, qui est le plus énergique des stimulants, met l'organisme dans un état d'activité, qui repousse toutes les influences nuisibles.

Gœthe raconte que, s'étant trouvé exposé à la contagion d'une fièvre putride épidémique, qui devait inévitablement le frapper, il était parvenu à s'y soustraire par la seule action d'une volonté ferme.

Un médecin allemand, à une époque où l'armée prussienne était décimée par le typhus, ressentit le matin en s'éveillant tous les symptômes qui annoncent le début de cette terrible affection. Néanmoins il se dit que le devoir l'appelait vers d'autres individus plus malades que lui. Il se leva avec peine, fit son service, et, se trouvant mieux, se rendit à un repas auquel il était invité. La gaieté, un léger excès de bon vin achevèrent ce qu'une volonté ferme avait commencé. Il rentra, se mit au lit, transpira abondamment, et le lendemain il était complétement rétabli.

Un sentiment profond d'abnégation et de dévouement produit donc des merveilles.

On sait que les femmes qui allaitent leurs enfants sont presque inaccessibles aux influences morbifiques. Dans une épidémie de fièvre puerpérale qui régna à l'hospice de le Maternité de Paris, les mères nourrices échappèrent seules à cette maladie.

Fabrizzi, atteint d'une maladie réputée incurable (hydropisie générale symptomatique d'une albuminurie), s'était retiré dans une campagne isolée pour se préparer à la mort. A peine arrivé dans la retraite qu'il s'est choisie, une famille éplorée vient le supplier de voir un enfant, qui avait eu la tête écrasée par la roue d'une charrette. Il fait un effort sur lui-même, trouve l'enfant sans connaissance, le trépane et le sauve. La famille l'entoure, arrose de larmes ses mains bienfaisantes, et prie Dieu de le récompenser. Le docteur Fabrizzi demeure quelque temps ému et pensif. « Puisque ma vie n'est pas inutile, se dit-il à lui-même, elle ne me sera pas enlevée, Dieu me la conservera pour que je puisse achever ma mission de

sort de notre existence est soumis à des destins plus élevés, à une puissance supérieure, et qu'on garde, inébranlable au milieu des diverses vicissitudes de la vie, cette croyance, que les anciens nommaient *confiance dans la Providence*.

On aura ainsi le meilleur fil conducteur pour se guider dans le labyrinthe de la vie, et le meilleur bouclier contre tout ce qui voudrait attaquer la tranquillité de notre âme.

Jouir de l'heure présente. — Vivez, dans la bonne acception du mot, au jour le jour, c'est-à-dire utilisez chaque jour, comme s'il devait être pour vous le dernier, ne vous inquiétez pas du lendemain (1). Malheureux mortels, sans cesse préoccupés de ce qui peut arriver, vous sacrifiez le présent à des plans et des projets d'avenir. Le présent pourtant engendre l'avenir, et celui qui sait utiliser chaque jour, chaque heure, peut se reposer chaque soir avec ce sentiment de tranquille satisfaction que donne la certitude d'avoir réellement vécu

dévouement, envers les pauvres malades. » Pendant qu'il se livre à ces réflexions, il sent en lui-même une force inconnue. Pour la première fois, depuis huit mois, il dort la nuit suivante d'un sommeil réparateur. Rempli de confiance, il voit se dissiper les formidables symptômes de sa maladie, et quelques jours après il était rétabli.

La domination de soi-même est souvent un moyen curatif puissant. Kant, qui a beaucoup étudié le pouvoir physique de l'esprit sur le corps, a fait remarquer que la plus grande partie de nos maladies nerveuses opiniâtres, et celles que l'on nomme *spasmes*, ne sont que l'effet de la paresse et de l'inertie de l'esprit. C'est le résultat d'un lâche abandon aux sentiments corporels.

Pinel a observé que, sous l'influence du mouvement général et passionné produit par la Révolution française, une foule d'individus maladifs et languissants depuis des années étaient redevenus bien portants et forts, et que les maux de nerfs, qui sont surtout l'apanage des personnes opulentes, avaient disparu. (R.)

(1) Un mélange de bonne humeur et de gaieté de caractère, autrement dit d'enjouement, contribue à la longévité. C'est à cette cause, dit Sinclair (*), qu'on peut attribuer le grand âge qu'ont atteint plusieurs seigneurs français, surtout avant la régence d'Orléans. (R.)

(*) John Sinclair, p. 9.

cette journée, et d'avoir accompli sa tâche, et avec la conviction d'avoir travaillé à améliorer son avenir.

Contentement de l'esprit. — On doit chercher à se faire sur toutes choses des idées aussi justes que possible, et l'on découvrira, alors, que la plupart des maux, en ce monde, viennent de l'ignorance, de l'intérêt mal entendu et de la précipitation, et que l'important n'est pas ce qui nous arrive, mais ce que nous en ressentons. Celui qui possède cet heureux caractère devient indépendant des circonstances extérieures. Weishaupt a dit, sur ce sujet, de nobles paroles : « Il est donc évi- « dent que la sagesse est la seule source du plaisir et « que la folie est la source des ennuis. Il est évident « que, en dehors de la complète soumission à la volonté « de la Providence, en dehors de la conviction que tout « est organisé pour le mieux, en dehors du contente- « ment que nous inspirent le monde et notre position, « tout est folie et source de mécontentement (1). »

Confiance dans l'humanité. — Qu'on se fortifie et qu'on se fortifie toujours dans la foi et la confiance en l'humanité, et dans toutes les vertus qu'elle inspire, bienveillance, philanthropie, cordialité, charité. Qu'on regarde tous les hommes comme bons, jusqu'au moment où on acquerra des preuves irréfragables du contraire ; même alors on devra regarder les méchants comme des malheureux qui se trompent, et qui méritent plutôt notre pitié que notre haine (2). Ils seraient sans doute bons, s'ils n'étaient égarés par l'erreur, l'ignorance, ou des intérêts mal compris. Malheur aux hommes dont la philosophie, en cette vie, est de ne se fier à personne. Leur vie est une continuelle guerre offensive et défensive, et il leur faut renoncer à tout contentement, à toute

---

(1) Weishaupt, *Apologie du mécontentement et du mal.*

(2) J'ai toujours remarqué, a dit Lamartine, que la bonté était un élément de longévité : l'amour qui crée conserve aussi ; la haine au contraire ronge et détruit. (R.)

gaieté. Plus on veut du bien à ceux qui vous entourent, plus on contribue au bonheur des autres, et plus soi-même on est heureux.

Espérance. — Pour la satisfaction et la tranquillité de l'âme, il faut toujours conserver l'espérance. Celui qui peut espérer prolonge sa vie, non seulement d'une manière idéale, mais encore d'une manière positive, par le repos et l'égalité de l'humeur qu'il acquiert en espérant (1).

Mais l'espérance limitée à ce monde ne suffit pas, il faut posséder celle qui, dépassant ces limites, s'élance au delà de la tombe. D'après ma conviction, la croyance dans l'immortalité est la seule qui donne du prix à notre vie terrestre, et qui puisse nous aider à la rendre supportable et légère. Foi, espérance, vous êtes des vertus divines! Qui pourrait, sans vous, supporter une vie pleine de mensonges et de tromperies, enveloppée à son

(1) L'attente d'un événement suprême peut entretenir et soutenir, par une espèce d'artifice, les restes d'une vie qui s'éteint.

En 1672, pendant l'invasion des Français en Hollande, une femme très âgée, atteinte d'une maladie gangréneuse, et chez laquelle tout annonçait une mort prochaine, avait eu la douleur de voir sa fille arrachée de ses bras. Agonisante, elle faisait comprendre par des gestes et des mots entrecoupés qu'elle ne pouvait mourir sans être fixée sur le sort de son enfant. Elle était depuis plusieurs jours froide, sans pouls, privée de sentiment, quand tout à coup elle entend la voix de sa fille. Elle reprend connaissance, se jette à son cou, et meurt en l'embrassant.

Le fait suivant, observé par Devay, est encore un exemple frappant de ce que peut l'influence d'un sentiment profond d'attente et de volonté, pour retenir le sens intime dans un organisme épuisé. Une femme âgée de 52 ans avait été apportée à l'hôpital dans un état voisin de l'agonie. Elle était arrivée au dernier degré de la décomposition scorbutique, et tous les matins, à la visite, chacun s'étonnait de la revoir encore vivante. C'est que la malade, plongée dans la plus complète indifférence par rapport à ce qui la concernait, attendait chaque jour avec anxiété un beau-frère, avec lequel elle voulait se réconcilier. Le parent arrive. A peine a-t-elle causé avec lui qu'elle rend le dernier soupir.

L'espérance n'est salutaire que parce que c'est une joie anticipée, et qu'en outre elle sert de soutien à la volonté, qui est une des forces vives de l'organisation. (R.)

origine et à son terme de sombres ténèbres, et dans laquelle le présent n'est qu'un rapide instant, déjà enfoui dans le passé, lorsqu'il entre dans l'avenir. Vous êtes le seul appui des faibles, le réconfort du voyageur fatigué ; celui qui n'honore pas en vous les plus hautes vertus doit du moins vous regarder comme les sentiments les plus indispensables en ce monde et, par égoïsme même, sinon par amour, chercher à vous posséder en secret. On peut dire, à ce propos, que la religion, en reliant ces vertus morales aux plus hautes vérités divines, et en unissant l'éternité avec le temps, peut être considérée comme un moyen de prolonger la vie. En effet, plus elle vous met en état de combattre les passions, plus elle vous donne l'abnégation et le repos de l'âme; plus elle rend vivaces en vous l'espérance et la foi, plus elle contribue à la prolongation de la vie.

Joie. — La joie est encore une grande panacée vitale. Il ne faut pas croire que, pour l'éveiller, de grands succès, de grandes faveurs, de la fortune soient nécessaires. Par cette disposition d'esprit, dont nous avons tracé l'image, on se rend sensible à la joie, et les occasions de la ressentir ne manquent pas à qui possède cette dispotion; vivre, même, devient pour lui une joie; il ne faut donc négliger aucune occasion propre à la faire naître, quand elle est pure et sans violence (1).

(1) La joie et la gaieté, en déterminant un mouvement d'expansion dans l'économie, et en portant les mouvements vitaux vers la périphérie, contribuent à régulariser les fonctions et à prolonger l'existence. La gaieté assainit le corps comme les rayons du soleil assainissent une habitation.

Les anciens disaient que le rire retardait la vieillesse, et que si Vénus était toujours jeune et belle, c'est qu'elle était sans cesse accompagnée des jeux et des ris.

Héraclite, qui ne riait jamais, mourut éthique à 60 ans.

Democrite, qui riait toujours, vécut gras et dispos jusqu'à l'âge de 104 ans.

« De la gaieté, de l'exercice, point d'excès, et moquez-vous de moi, » disait un vieux médecin.

Tandis que la tristesse et le chagrin enveniment les plaies, en dé-

Il n'est aucune joie plus saine, aucune plus propre à prolonger l'existence que celle que nous procure la vie domestique, dont nous jouissons entourés de gens gais et bienveillants, au milieu d'une belle nature. Un jour passé à la campagne, au milieu d'un air pur, en compagnie de gais amis, est certainement un moyen de prolonger la vie, plus actif et plus sûr que tous les élixirs vitaux imaginables. Il faut alors que le rire, cette manifestation corporelle de la joie, ne reste pas en arrière. C'est l'exercice du corps le plus salubre de tous, car il émeut à la fois l'esprit et le corps, il active la digestion, la circulation du sang, l'évaporation, et éveille dans tous les organes la force vitale.

primant les forces vitales, les affections morales douces et excitantes favorisent au contraire leur guérison.

Erasme avait un abcès au poumon. Une lettre, qu'il reçut, le fit tellement rire que l'abcès perça, et que cet accident fut suivi d'une prompte guérison. C'est alors que le célèbre satirique songea à écrire l'*Eloge de la folie*.

Pechlin rapporte avoir vu une femme, chez laquelle un accès de rire détermina un accouchement, dont on désespérait.

Tissot cite l'observation d'une femme dont l'intestin paresseux ne reprenait son activité fonctionnelle que sous l'influence du rire.

Il parle aussi d'un ulcère qu'une femme âgée portait depuis deux ans a la hanche, et qui, après avoir résisté à tous les moyens, se guérit, avec une rapidité merveilleuse, lorsque la malade eut revu un fils chéri, dont l'absence lui avait causé de vives inquiétudes.

La joie, même lorsqu'elle n'est qu'intermittente, imprime une heureuse modification aux fonctions de l'économie. Mais il faut qu'elle soit douce, calme et continue. Les éclats d'une joie tumultueuse n'ont qu'une action passagère et peuvent même, lorsqu'ils sont trop violents, amener un état de prostration physique et intellectuelle.

« Les joies bruyantes et bavardes, disait Bacon, dans un langage plus médical que poétique, sont les diarrhées de l'âme; elles débilitent l'organisme. »

L'enjouement habituel, le contentement intime, la sérénité de l'âme peuvent seuls procurer une longue carrière.

Dans une liste de 1712 personnes, qui ont vécu à peu près un siècle, dit J. Sinclair (*), Fontenelle, qui n'a pas accompli sa centième année, est le seul auteur de marque qu'on y trouve; et c'est dans la douceur uniforme et dans l'enjouement de son caractère qu'on peut trouver la cause de sa longue carrière; car il a été *jeune* jusqu'au dernier moment de sa *vieillesse*. (R.)

(*) John Sinclair, p. 10.

Occupations de l'esprit. — Certaines occupations de l'esprit, certains divertissements méritent encore d'avoir une place ici, en supposant qu'on observera sur ce point les recommandations que j'ai déjà faites, lorsqu'il s'est agi de mettre en garde contre leur abus. Ce sont là de grandes jouissances, des plaisirs distingués, que l'homme seul peut goûter, et qui peuvent contribuer à la réparation vitale. Parmi ces plaisirs de l'esprit, se placent au premier rang les lectures agréables, la pratique de sciences intéressantes, la contemplation et l'étude de la nature, dont on recherche les secrets, la découverte de nouvelles combinaisons d'idées propres à démontrer des vérités encore inconnues, les entretiens intéressants et spirituels, etc... (1).

Franchise du caractère. — Enfin, parmi les qualités propres à prolonger la vie, on doit ranger la franchise du caractère. Nous savons combien est préjudiciable à la longévité cet art, qui force l'homme à simuler plusieurs heures par jour un caractère étranger au sien, l'art du comédien. Eh bien! qu'arrivera-t-il à ceux qui, sur la scène du monde, jouent sans cesse un pareil rôle, et jamais ne se laissent voir tels qu'ils sont? Ces hommes vivent toujours dans la fausseté, dans le mensonge, dans la contrainte. On les rencontre surtout dans les classes les plus raffinées et les plus civilisées de la société. A

(1) L'inaction du cerveau doit abréger l'existence. On a cherché la raison de la longévité de l'homme dans les lois de sa croissance ; mais cette théorie n'est juste qu'au point de vue végétatif.

Un auteur belge a dit, avec raison, que si l'homme est de tous les êtres celui qui vit le plus longtemps, c'est parce qu'il pense. C'est au peu de développement des facultés mentales qu'il faut attribuer la courte durée de la vie des nègres, qui, d'après Davy, ont une existence moins prolongée que les autres hommes.

Il en est de même des idiots, qui ne vivent jamais plus de 30 ans (Esquirol), quoique toutes les fonctions s'opèrent chez eux d'une manière normale.

Au nombre des causes complexes, dont l'action a contribué à augmenter la longévité, il faut placer la propagation de l'instruction dans les classes populaires. (R.)

mon sens, il n'est pas d'état qui soit plus contraire à la nature.

Il n'est déjà pas beau de porter un vêtement qui n'a point été fait pour nous, qui nous gêne et entrave nos mouvements, mais qu'est-ce que cela, comparé à cette contrainte morale, qui nous fait revêtir un caractère qui n'est pas le nôtre, et nous habitue à parler, à agir, à nous comporter d'une manière constamment contraire à celle que nous inspire notre nature; on est alors obligé de réprimer ses instincts et ses volontés les plus naturelles, pour en simuler d'autres, qui vous sont étrangères, il faut tenir constamment en jeu ses nerfs et ses fibres, pour soutenir le mensonge continuel d'une pareille existence. Un état aussi contre nature n'est qu'une convulsion continue, qui doit avoir de tristes résultats. Une inquiétude constante, l'anxiété, les troubles de la circulation et de la digestion, une contradiction physique aussi bien que morale en sont les conséquences. En outre, les malheureux mortels, qui se sont engagés dans cette voie, finissent par ne pouvoir plus en sortir, et cette nature simulée devient à la fin pour eux une autre nature. Ils sont perdus pour eux-mêmes, et ne peuvent plus se retrouver. Enfin cet état de simulation s'accompagne d'une fièvre nerveuse insidieuse, d'irritation à l'intérieur, de contractions à l'extérieur, où ces infortunés finissent trop tard, hélas ! par déposer leur masque.

CHAPITRE XIV

JOUISSANCES SENSUELLES ET INTELLECTUELLES PRISES AVEC MODÉRATION

Elles agissent d'une double façon sur la prolongation de la vie ; d'abord en exerçant une action directe sur la force vitale qu'elles éveillent, qu'elles élèvent et fortifient, ensuite en augmentant la virtuosité de l'organisme, et en maintenant ainsi dans une activité plus grande les plus importants organes de la digestion, de la circulation et des sécrétions. Une certaine culture, un certain perfectionnement de notre sensibilité sont donc salutaires, et même nécessaires, parce qu'ils nous rendent plus capables de sentir ces jouissances, seulement il ne faut pas les pousser trop loin, parce qu'alors ils dégénéreraient en une sensiblerie morbide.

Il ne faut pas non plus que nos sens en général soient trop violemment excités, car la même jouissance qui, prise modérément, a un effet bienfaisant, portée à un degré trop élevé, nous use et nous épuise (1).

Toutes les sensations agréables qui nous arrivent par l'entremise de la vue, de l'ouïe, de l'odorat, du goût et du toucher sont de celles dont nous parlons ici ; il s'agit donc des sensations causées par la musique, la *peinture*, la *poésie*, et surtout par cette faculté, qui augmente encore les plaisirs que les beaux-arts nous donnent, et peut même les renouveler pour nous, par l'*imagination*.

De toutes ces jouissances, c'est la *musique* qui me semble devoir tenir le premier rang ; car nulle sensation ne peut aussi rapidement qu'elle, ni aussi pro-

---

(1) Les anciens faisaient consister le bonheur dans le raffinement de la santé ; les modernes, dans une fièvre nerveuse qui brise le corps et l'âme. (R.)

fondément, agir sur les dispositions, l'activité et la régularité de l'opération vitale. Malgré lui-même notre être tout entier prend le ton et la mesure que la musique lui imprime, le pouls bat plus vite ou plus lentement, la passion s'éveille ou se calme, suivant que l'y invite ce langage des âmes, qui, sans être parlé, uniquement par le son et l'harmonie, agit sur notre être intime, et le touche souvent d'une manière plus irrésistible que l'éloquence elle-même. Il est à souhaiter qu'on puisse faire de la musique un usage plus fréquent, et plus approprié aux indications qu'elle pourrait remplir.

CHAPITRE XV

CULTURE DES FORCES INTELLECTUELLES ET CORPORELLES

Ce n'est que par la culture que l'homme parvient à son dernier point de perfection. Au point de vue du moral comme du physique, un certain degré de développement, de raffinement, d'ennoblissement, est nécessaire, si l'ont veut jouir complètement des privilèges de la nature humaine. Un homme grossier et inculte n'est certes plus un homme, ce n'est qu'une brute humaine, qui possède la faculté de devenir un homme, mais qui, tant que cette faculté reste inculte, n'occupe pas un rang plus élevé, dans la nature , que les animaux qui l'avoisinent. Le caractère particulier à l'homme, c'est la perfectibilité, et le point capital, pour lui, ce n'est pas tant l'être que le devenir.

L'influence que la culture intellectuelle et corporelle exerce sur le perfectionnement du corps, et sur la prolongation de la vie est extraordinaire. On croit qu'elle affaiblit et abrège l'existence ; mais on la confond alors avec l'excès de culture, qui rend l'homme trop délicat et trop raffiné. Celle-ci est aussi nuisible, aussi contre-nature que l'autre extrême, l'absence de culture, qui laisse les facultés des hommes incultes ou peu cultivées ; ces deux manières d'agir raccourcissent la vie. Ni le délicat qui vit trop par les sens ou par l'esprit, ni la brute sauvage n'atteignent les limites naturelles de la vie humaine. Au contraire, un degré convenable de culture de l'esprit et du corps, et surtout la formation harmonique de toutes les forces sont nécessaires à l'homme s'il veut conserver au point de vue physique, et à celui de la longévité, ses avantages naturels sur les autres animaux.

Il est bon de préciser l'influence qu'exerce une culture intellectuelle et corporelle bien dirigée, sur la prolongation de la vie, afin de pouvoir la distinguer de celle qui est produite par une mauvaise méthode. Voici les effets que la première exerce sur la longévité.

Elle favorise le complet développement des organes, et produit une existence plus entière, plus parfaite et une réparation plus abondante. Combien un homme, dont l'esprit est cultivé, n'a-t-il pas de moyens de se réparer, qui manquent à l'homme inculte.

Elle rend la structure du corps plus délicate et plus fine, et empêche la dureté trop grande des tissus, qui est un obstacle à la longévité. Elle nous protège contre les causes, qui usent et détériorent la vie, causes si funestes à l'homme sauvage ; par exemple, elle nous défend du froid, de la chaleur, des intempéries, de la famine, des substances nuisibles ou vénéneuses, etc.

Elle nous enseigne à guérir les difformités et les maladies, et à utiliser les forces de la nature pour améliorer la santé.

Avec le concours de la raison et de l'instruction morale, elle modère et régularise les passions et les instincts purement brutaux ; elle nous apprend à supporter noblement l'infortune, les injustices, etc., et diminue ainsi notre consommation vitale, qui, sans cela, trop active, nous aurait bientôt détruit.

Elle noue nos relations sociales et rend possibles l'assistance mutuelle, la police, les lois, qui ont sur la vie une action si immédiate.

Enfin elle nous enseigne une foule de facilités et d'agréments pour la vie, qui, s'ils ne sont pas indispensables à la jeunesse, deviennent très utiles aux vieillards. L'alimentation perfectionnée par l'art culinaire, la locomotion facilitée par des moyens artificiels, le repos, la réfection rendue plus parfaite, tels sont les avantages, grâce auxquels un homme civilisé peut dans la vieillesse conserver plus longtemps sa vie que s'il vivait dans l'état de nature.

Nous voyons maintenant quel genre de culture est propre à prolonger la vie. C'est celle qui, au physique comme au moral, a pour but d'obtenir le développement le plus complet possible de nos forces, et en conservant toujours la plus haute moralité pour règle, car c'est à celle-ci que, dans les choses humaines, on doit tout rapporter, si on veut le bon, le juste, le vraiment bienfaisant.

CHAPITRE XVI

VIE A LA CAMPAGNE

La vie à la campagne. — Longévité comparée des villes et des campagnes.

La vie à la campagne. — Heureux celui à qui le sort a permis de rester fidèlement attaché à la terre notre mère, et de trouver ses plaisirs, son travail, le but de ses efforts dans un étroit commerce avec la nature. Il est à la source véritable de l'éternelle jeunesse, que donnent la santé et le bonheur. Le corps et l'âme jouissent de la plus douce harmonie, du bien-être le plus complet. La simplicité, la gaieté, l'innocence, le contentement l'accompagnent en cette vie, et il atteint le but le plus élevé de la vie, que notre organisation nous permette. Je ne puis m'empêcher d'intercaler ici, ce que Herder (1) a dit sur ce sujet :

> J'approuve mon ami, qui, désertant la ville,
> Choisit à la campagne un Tusculum tranquille.
> De nos maisons pourquoi l'énorme entassement?
> Pour écraser nos fronts, menacés constamment?
> Pour nous cacher du ciel l'éclatante lumière?
> Pour nous ravir le jour et l'air si nécessaire?
> Ah! le monde naissant, dans l'aube de candeur,
> Tournait-il contre soi cette homicide ardeur?
> Aux champs fleurit la joie et fleurit l'innocence,
> Qui remplit le cœur pur de sa douce présence;
> Aux champs, on voit le ciel; l'air dilate le cœur :
> Heureux le campagnard, s'il savait son bonheur!
> Est-ce aux tristes cités que l'aimable nature
> A caché le bonheur sous verroux et serrure?
> Non, il respire aux champs l'air de la liberté;
> Chacun peut en jouir, et, dans la pauvreté,
> Il compte pour trésor ce que donne la terre,
> L'or des moissons, l'argent d'une eau courante et claire;
> Sa chapelle est un arbre, où le chœur des oiseaux
> Le charme doucement, de chants toujours nouveaux.
> L'oiseau chante en prison? mais ce chant de tristesse,
> Est-ce un remercîment qu'à son maître il adresse?
> Oh! non pas! il maudit sur un ton irrité
> Le méchant qui ravit sa chère liberté.
> La nature, aux champs, règne; et l'art, sa parodie,
> N'en peut que faiblement rendre la comédie.
> Vois ce bosquet si vert : c'est un charmant palais,
> Qui t'abrite gaîment sous ses ombrages frais.
> Un monarque persan, dans son palais de marbre,
> Dort-il paisiblement comme toi sous ton arbre?
> Misérables cités! Privé des vrais plaisirs,
> L'esprit ne s'y repait que de changeants désirs;
> Tout est, dans les cités, affectation pure

(1) Herder, trad. inédite, par M. Ch. Meaux-Saint-Marc.

(Même le pauvre cœur), fard, grimace et peinture ;
Marbres, bois précieux y brillent à l'envi ;
L'homme et la femme y sont de bois, de marbre, aussi.
O pauvreté des champs, véritable richesse !
Les prodigues saisons, dès que la faim te presse,
T'y comblent de leurs dons : de beaux fruits pour repas,
Pour table une charrue et des feuilles pour plats,
Un broc de bois, pour vin une fraîche fontaine,
Dont l'eau fait circuler la santé dans ta veine,
Et t'invite au sommeil par son bruit caressant ;
Près de toi, l'alouette au ciel monte et descend,
Sur ta tête elle plane immobile, et babille,
Puis, à tes pieds, soudain, s'abat sur sa famille.

En réalité, si l'on voulait tracer la théorie idéale de la santé et de la longévité, on arriverait à peindre l'image que nous présente la vie à la campagne. Nulle part n'existe réuni, comme là, tout ce qui est nécessaire pour vivre longtemps ; nulle part on ne trouve un concours de circonstances aussi favorables à la conservation de la santé et de la vie. La jouissance d'un air sain et pur, l'exercice quotidien en pleine campagne, une nourriture simple et frugale, une régularité constante dans les habitudes, l'aspect d'une charmante nature, et cette satisfaction intime, ce calme intérieur, cette gaieté, qui remplissent notre cœur ; n'y a-t-il pas là une source inépuisable de réparation pour la vie ?

En outre, la vie à la campagne dispose l'esprit à des goûts tout à fait opposés aux passions, aux excentricités, aux excès, d'autant plus qu'elle vous soustrait au vertige, aux excitations, à la corruption des villes, si propres à entretenir ces penchants vicieux. A l'intérieur et à l'extérieur, tout contribue à maintenir le calme de l'esprit et l'égalité de l'humeur si favorable à la conservation de la vie ; certes, on peut goûter alors une foule de joies, d'espérances, de plaisirs, mais tout cela est sans violence, sans excitation passionnée, par suite de l'influence calmante de la douce nature. Nous ne devons donc pas nous étonner de trouver les exemples de la plus grande longévité parmi ceux qui ont adopté ce genre de vie.

Il est à déplorer que cette existence, qui est la plus naturelle à l'homme, et qu'il menait à son origine, soit maintenant peu considérée par la majorité ; de sorte que l'heureux campagnard attend avec impatience le moment de transformer son fils en un vaurien d'étudiant, et que la mésintelligence entre l'habitant des villes et celui des champs paraît chaque jour augmenter. Certes, il vaudrait mieux, dans l'intérêt particulier et général, qu'une grande partie du fer, qui sert maintenant à faire des canifs et des couteaux à papier, fût employée à construire des socs de charrue et des faucilles, et que beaucoup des mains, occupées à griffonner du papier, se contentassent de sarcler et de labourer la terre. Pour bien des gens, écrire n'est en définitive qu'un travail manuel, comme labourer, et celui-ci est plus utile. De plus, si je ne me trompe, les événements politiques pourront bien un jour nous ramener à ce genre de vie. L'homme sera contraint de revenir à cette mère nature, à cette terre dont, sous tous les rapports, il s'est trop éloigné.

Il est vrai que nous ne pouvons pas tous être laboureurs. Mais ne serait-ce pas meilleur, si les savants, et tous ceux qui se livrent au travail de tête, partageaient leur existence en deux portions ; s'ils imitaient les anciens qui, malgré leurs occupations philosophiques et politiques, ne regardaient pas au-dessous de leur dignité de se livrer de temps en temps à la vie des champs, et de redevenir tout à fait campagnards ? Certes les conséquences si tristes de la vie sédentaire et du travail intellectuel seraient écartées, si celui qui s'y livre pouvait, tous les jours, pendant quelques heures, ou tous les ans, pendant quelques mois, prendre la houe et la bêche, et cultiver son champ ou son jardin ; on n'atteindra pas l'effet salutaire qu'on se propose, si, comme telle est maintenant la coutume, on va à la campagne, mais pour y porter ses habitudes, ses soucis, ses livres et, en définitive, pour lire et travailler de tête, en plein air, tout comme on le faisait enfermé dans sa chambre. La vie rustique que nous recommandons rétablirait l'équilibre entre le corps et l'esprit, équilibre si souvent rompu par le travail du bureau ; grâce à l'union de ces trois remèdes souverains : l'exercice du corps, le bon air, le repos de l'esprit, chaque année, il se produirait une sorte de réparation, de rajeunissement, d'une utilité immense pour la durée et la félicité de la vie. Je ne crois point trop dire, lorsque j'affirme qu'une semblable habitude serait profitable non seulement aux fonctions physiques, mais encore à celles de l'intelligence. Les rêves et les visions enfantés dans le cabinet d'étude seraient, il est vrai, moins fréquents ; il arriverait moins souvent qu'on s'imaginât que le monde entier se résume dans notre propre personne, et est contenu entre les quatre murs de notre chambre ; mais notre esprit, plus accessible à la vérité, mieux portant, plus chaud, mieux pénétré du sens de la nature, ressemblerait alors à celui des philosophes de la Grèce et de Rome, qui devaient ces qualités à leur contact habituel avec la nature.

Pour que cette conduite soit possible, il faut, avant tout, conserver le sens de la nature. Ce sens se perd facilement chez ceux qui vivent continuellement dans le monde de l'abstraction, qui sont absorbés par les affaires, ou enfoncés dans les vapeurs de leur salle d'étude ; dès que nous l'avons perdu, la nature la plus belle n'a plus pour nous aucun attrait, et nous restons insensibles en présence des campagnes les plus charmantes, du ciel le plus splendide. On parvient à se préserver de cette insensibilité, en ne restant jamais trop longtemps sans se remettre en contact avec la nature, en s'arrachant, le plus souvent possible, à un monde artificiel et tout de conventions, en cultivant dès la jeunesse les sciences naturelles, le dessein qui permet de reproduire les aspects variés de la campagne, enfin, par la lecture des poètes, qui ont chanté les merveilles de la nature.

Longévité comparée des villes et des campagnes. — La vie à la campagne et dans les petites villes est propice à la longévité ; au contraire, la vie dans les grandes villes lui est défavorable. Dans les grandes villes, la mortalité annuelle est du 25me au 30me de la population ; elle n'est à la campagne que du 40me au 50me (1).

(1) Le problème est cependant plus complexe encore, car il faut distinguer à la ville et à la campagne le riche et le pauvre.

Si la longévité se rencontre plus particulièrement à la campagne chez les cultivateurs ou les artisans, il en est autrement dans les villes ; ici le riche l'emporte sur le pauvre.

Les classes aisées de Paris vivent 42 ans, les classes pauvres ne traînent leur malheureuse existence que pendant 24 ans ; argument irrésistible contre ceux qui pensaient ou qui pensent (s'il peut s'en trouver encore) que la pauvreté est favorable à la durée de l'existence, parce qu'elle exempte d'un grand nombre de maladies causées par le luxe et les richesses. L'homme opulent devrait, d'après ce système, pour arriver à une longue vie, imiter les habitudes et le régime de paysans.

Villermé (*) a comparé la mortalité respective des deux arrondissements de Paris qui présentent la plus grande opposition sous le rapport de l'aisance des habitants.

Or, le résultat de 5 années d'observations a été de donner, pour le nombre des décès dans l'arrondissement où les riches sont en plus grande proportion, un décès sur 50 personnes par année. L'autre arrondissement, au contraire, en a offert 1 sur 24.

Un fait très remarquable, que Villermé a constaté en compulsant les registres des hôpitaux, c'est que l'indigence, qui rend à Paris la mortalité si considérable, ne paraît pas exercer la même influence sur les maladies. Elles ne sont pas plus fréquentes parmi les pauvres, mais elles sont plus souvent mortelles. Il a été conduit à ce résultat par un rapport, bien singulier, entre le degré d'aisance et le danger des maladies :

Parmi les ouvriers les plus aisés, comme les bijoutiers, les compositeurs d'imprimerie, etc., on ne trouve qu'un mort sur 11 malades entrés à l'hôpital ;

Parmi les couturières, 1 sur 8 ;

Parmi les cordonniers ou couvreurs, 1 sur 7 ;

Parmi les maçons, 1 sur 6 ;

Parmi les manœuvres, 1 sur 5 ;

et dans la classe la plus misérable, celle des chiffonniers, on trouve 1 mort sur 4 malades.

(*) Villermé, *Mémoires sur la mortalité en France, dans la classe aisée et dans la classe indigente.* Mémoire lu à l'Académie des sciences, 1824 (*Mem. de l'Acad. de méd.,* 1828, t. I, p. 51).

On observe encore des différences, suivant que la population est plus ou moins dense, l'agriculture plus ou moins pratiquée, et le pays plus ou moins salubre.

Certaines grandes villes n'ont pas une mortalité de beaucoup supérieure à celle des compagnies. C'est ainsi qu'on peut citer Berlin et Saint-Pétersbourg, où il ne meurt qu'un individu sur trente ; au contraire, à Amsterdam et à Vienne, la mortalité est de 1 sur 24.

Le séjour des villes augmente surtout les cas de mort chez les enfants, et, en général, la moitié d'entre eux succombe avant d'atteindre la dixième année, tandis qu'à la campagne ce n'est qu'à 20 ou 30 ans que cette première moitié a disparu. Le degré le moins élevé de la mortalité humaine est de 1 sur 60, et on l'a observé dans quelques endroits de la campagne.

CHAPITRE XVII

EXERCICE CORPOREL

Lorsque j'examine la structure physique d'un homme, a dit le grand Frédéric, il me semble que la nature nous a bâtis, plutôt pour être des postillons que des savants

En général, l'influence morbifique de la misère porte sur les enfants et les vieillards. Parmi les personnes dans la force de l'âge, la différence de mortalité paraît moins sensible.

Venant enfin à l'examen des causes qui produisent cette différence de mortalité entre les pauvres et les riches, M. Villermé a opposé, en général, la situation des gens aisés qui, logés dans des appartements commodes et salubres, n'y manquant d'aucune des choses confortables ou nécessaires à la vie, à la condition des pauvres, qui, livrés à un travail excessif, tourmentés du chagrin de ne pouvoir suffire aux besoins de leur famille, entassés dans des logements étroits, humides et privés de la lumière du soleil, s'abandonnent à des excès dans lesquels ils cherchent une triste diversion à leurs maux, et avancent ainsi le terme de leur existence. (R.)

toujours assis. Certes, quoique l'expression soit un peu rude, elle contient néanmoins beaucoup de vérité. L'homme est et reste une créature intermédiaire, oscillant entre l'ange et la brute ; et, s'il est vrai qu'il manquerait à sa haute mission en obéissant seulement à ses instincts bestiaux, il oublierait également son rôle ici-bas, s'il voulait n'être qu'un esprit, ne faire que penser et sentir. Il doit exercer, dans une même proportion, ses forces physiques et morales, afin de remplir la mission qui lui est dévolue, et, d'ailleurs, le maintien de cet équilibre est presque indispensable à la durée de la vie. L'harmonie des mouvements est la base fondamentale de la santé, de la réparation régulière et de la durée du corps ; or, elle ne peut s'établir, si nous restons constamment assis immobiles, occupés à étudier. La tendance à prendre de l'exercice corporel est aussi naturelle à l'homme que l'envie de manger et de boire. Voyez l'enfant ; se tenir en repos est pour lui un supplice. Certes, c'est être dans un état contre nature et maladif, que de pouvoir rester assis toute une journée, sans sentir le désir de se remuer un peu. L'expérience nous apprend que ce sont ceux qui ont le plus exercé leurs corps, surtout en plein air, qui ont atteint la vieillesse la plus avancée.

Je regarde comme une condition indispensable, pour prétendre à une longue vie, de prendre, chaque jour, de l'exercice en plein air, au moins pendant une heure. Le moment le plus favorable est avant le repas, ou trois à quatre heures après. Lorsque l'estomac est plein, l'exercice est préjudiciable, et peut même devenir dangereux, quand on a beaucoup mangé.

C'est en agissant ainsi que les courtes excursions, les courses à cheval, les danses à allures calmes et autres exercices gymnastiques sont très utiles, et il serait très désirable que nous imitassions un peu plus les anciens, qui avaient réglé ces importants adjuvants de la santé, de manière à en faire un art, qu'ils pratiquaient avec un grand soin (1).

(1) Il faut faire exécuter au corps des mouvements d'ensemble qui exercent tous les muscles, plutôt que ces exercices violents et souvent dangereux, qui conviennent tout au plus à des acrobates.

Au tour de force, qui n'a pour principal mérite que de flatter l'amour-propre des habiles, il faut qu'on substitue l'exercice gradué, rhythmé et proportionné aux aptitudes de chacun.

La gymnastique, pour être pratiquée avec fruit, n'exige pas un grand gymnase ; la chambre la plus modeste suffit : de simples appareils, bien maniés, mettent en jeu un grand nombre de muscles et d'articulations.

Elias se contentait d'un trapèze, de quelques ressorts, des haltères, des massues, etc., et même de simples mouvements des membres ou du tronc dans des attitudes diverses ; cela suffit pour amener des contractions dans les muscles, condamnés à un repos presque absolu.

C'est surtout à la vulgarisation de cette gymnastique que Ling, et après lui Schreber, Leblond, Couvreur, Angerstein et Eckler (*) se sont consacrés. Cette gymnastique ne doit pas être dédaignée ; non seulement elle peut concourir au développement de l'enfant et de l'adolescent, mais elle est surtout utile dans la convalescence des maladies.

A l'homme et à la femme, occupés de travaux, qui ne leur permettent point de se livrer aux exercices corporels, nécessaires à l'entretien de leur santé, la *gymnastique de chambre* est appelée à rendre de grands services : c'est d'ailleurs la seule à laquelle on puisse soumettre les malades pour ramener les mouvements des membres, dont les fonctions ont été arrêtées par une fracture, par une luxation, ou par une phlegmasie quelconque.

Toutefois, cette gymnastique ne vaut pas celle qui se fait en plein air ou dans un gymnase, là où tous les appareils sont mis avec ordre à la disposition des élèves et des professeurs.

Il y a, entre les exercices partiels faits chez soi et les leçons suivies dans un bon gymnase, la même différence qui existe entre l'usage des eaux thermales prises en petite dose, à domicile, et la cure à la source même, avec tous ses accessoires.

Mais pour bien faire comprendre l'influence de la gymnastique, il importe de démontrer l'influence de l'exercice sur notre organisme. Cet exercice a pour but, il n'en faut point douter, de développer la force physique de celui qui s'y livre. L'enfant qui, chaque jour, pratique ces exercices gymnastiques développe en lui la puissance musculaire. Tout effort appelle dans les organes une circulation plus active, partant, une combustion plus parfaite des éléments nutritifs qui y pénètrent avec le sang. Sous l'influence de ces exercices, le

(*) Couvreur, *les Exercices du corps*. Paris. 1890. — Leblond, *la Gymnastique et les exercices physiques*. Paris, 1888. — Angerstein et Eckler, *la Gymnastique à la maison*. Paris, 1892, et *la Gymnastique des demoiselles*. Paris, 1892.

Ces exercices sont surtout utiles lorsqu'ils agissent
non seulement sur le corps, mais encore sur l'esprit.
Ainsi une promenade, pour qu'elle soit aussi salutaire
qu'elle peut l'être, devra être faite, non pas seul, mais
en compagnie d'un ou de plusieurs compagnons ; s'il
est possible elle fera parcourir un pays attrayant, et aura
un but fixé à l'avance.

Les exercices corporels ne doivent pas, cependant, être
trop violents, pour rester salutaires. Quelle doit donc
être leur durée, et le degré de leur intensité ? En général,
la loi la plus sûre, c'est de ne pas les pousser jusqu'à ce
qu'il en résulte une forte transpiration ou une fatigue
exagérée.

cours de ce liquide se précipite, la peau fonctionne avec plus d'é-
nergie, toutes les fonctions organiques sont surexcitées.

Observons ce qui se passe journellement sous nos yeux. Prenons
l'enfant, par exemple, nous verrons que lui-même nous initie à ses
besoins. Quiconque a vu sortir de classe un certain nombre d'enfants a pu être frappé d'un fait bien général : c'est le besoin de
sauter et de crier. L'enfant court et crie au hasard ; il obéit à un
double besoin : 1° celui d'exercer ses muscles ; 2° celui de faire pénétrer une plus grande quantité d'air dans sa poitrine, et de mettre
en mouvement tout son appareil respiratoire.

Pourquoi ne pas mettre en jeu et d'une manière utile ce besoin de
dépense musculaire et nerveuse? Pourquoi ne pas chercher à harmo-
niser ces mouvements et ces cris, non seulement au point de vue de
la force, mais aussi au point de vue de l'adresse et de l'instruction
de l'enfant ? Il faudrait, en un mot, associer à l'enseignement de la
gymnastique celui du chant. Il faudrait que le professeur de gymnastique appliquée à l'éducation physique fût un homme instruit ;
qu'il eût une connaissance nette de l'anatomie et de la physiologie,
qu'il comprît le but des exercices auxquels se livrent les enfants,
qu'il connût les dispositions morbides que la gymnastique peut combattre, enfin, qu'il fût en mesure d'enseigner les éléments de la musique, et ainsi il développerait et fortifierait les poumons.

Dans les écoles des villages, il appartient à l'élève d'organiser lui-
même son enseignement gymnastique en mettant à profit les arbres
pour grimper, l'eau pour nager, l'espace pour marcher et courir (R.)

CHAPITRE XVIII

VOYAGES

Je ne puis me dispenser de consacrer une place spéciale à cette charmante distraction, que je recommanderai comme devant être utile à la vie. Le mouvement continu, le changement de spectacle, l'amusement qui en résulte pour l'esprit, l'air sans cesse nouveau que l'on respire, exercent sur l'homme une action merveilleuse, et contribuent puissamment au renouvellement et au rajeunissement de la vie. La consommation est, il est vrai, légèrement augmentée, mais ce désavantage est plus que compensé par l'accélération de la réparation qu'entraîne, pour le physique, une digestion meilleure et plus active, et pour le moral, la succession d'impressions agréables, et l'absence de préoccupations personnelles. A ceux surtout que leur état oblige d'être presque constamment assis, qui sont continuellement préoccupés de sujets abstraits ou de travaux absorbants, à ceux dont l'esprit est la proie du dégoût de toutes choses, de la tristesse et de l'hypochondrie ou bien, et c'est la chose la plus triste, à ceux qui sont privés du bonheur domestique, à tous ces gens je recommande les voyages, comme un des meilleurs moyens de prolonger leur vie (1).

Mais bien des gens n'usent pas de ce moyen de manière à en tirer les avantages qu'il peut procurer, aussi croyons-nous devoir indiquer ici la méthode de voyager la plus profitable à la santé et à la longévité.

1° Les voyages les meilleurs, ceux qui sont les plus salutaires, ce sont les voyages à pied, ou mieux encore,

(1) Voy. A. Donné, *Hygiène des gens du monde, exercices et voyages de santé*, 2ᵉ édition, p. 35. (R.)

à cheval. Ce n'est que dans le cas où les forces sont insuffisantes, et où l'on doit faire un trajet considérable, qu'il faut recourir à la voiture.

2° Lorsqu'on voyage en voiture, il est bon de changer fréquemment de position, tantôt de s'asseoir, tantôt de s'étendre, etc... On évite ainsi les inconvénients de la voiture, qui tiennent à ce que l'ébranlement produit par les cahots est toujours dans la même direction. Lorsque ce mode de voyager doit se prolonger d'une manière continue pendant longtemps, la position couchée est la plus supportable.

3° La nature est ennemie de toute transition brusque. On ne devra donc jamais conseiller aux gens, dont la vie habituelle est sédentaire, d'entreprendre tout à coup un voyage long et pénible. Ce serait comme si on faisait boire du vin pur à celui qui n'a jamais bu que de l'eau. Il faut, dans ce cas, que la transition soit lente, et qu'on commence par des exercices et des excursions peu considérables.

4° Les voyages, dont le but est de conserver la santé et la vie, doivent surtout ne pas devenir des sortes de tortures; on se réglera du reste sur le plus ou moins de forces que possède chaque individu. La moyenne de marche doit être, en général, de dix ou quinze kilomètres par jour pour l'espace parcouru, et, tous les trois ou quatre jours, on doit prendre un jour de repos.

Le voyage de nuit doit être évité; en empêchant de prendre le repos nécessaire, en nuisant à la transpiration et en vous exposant à respirer un air malsain, cette manière de voyager est toujours nuisible. On peut faire, pendant le jour, une double quantité de travail, quand on respecte le repos de la nuit.

5° Il ne faut pas croire que parce qu'on voyage la sobriété n'est pas nécessaire. A la vérité, on ne doit pas s'inquiéter de l'espèce des mets et des boissons, et le mieux est de suivre le régime habituel au pays que l'on visite. Mais qu'on ne mange pas avec excès ; car, pendant la marche, la force corporelle a trop à faire pour s'occuper beaucoup de l'estomac, et le mouvement devient bien plus pénible, quand l'estomac est surchargé. En particulier il faut éviter l'abus, si fréquent en voyage, des mets et des boissons échauffants. Le voyage, par lui-même, est une cause d'excitation, et par conséquent nous avons moins besoin alors d'un régime échauffant que lorsque nous menons une vie tranquille. Si nous n'observons pas cette précaution, nous nous exposons aux irritations, aux inflammations, aux congestions sanguines, etc... La meilleure conduite, en voyage, c'est de prendre des aliments souvent, mais peu à la fois, de boire plutôt que de manger et de choisir des mets faciles à digérer, mais très nourrissants, quoique simples, non échauffants et difficiles à frelater. Ainsi, dans la campagne et dans les mauvaises auberges, le plus sûr est de se contenter de lait, d'œufs, de pain bien cuit, de fruits ou de viande fraîchement cuite. Je mettrai surtout en garde contre le vin qu'on vous vend dans ces gargottes ; mieux vaut ne boire que de l'eau pure ou mélangée de poudre de limonade, d'une bonne liqueur qu'on emporte sur soi, et qu'on mélange avec l'eau. Dans le cas où l'eau a une mauvaise odeur, on la désinfecte à l'aide de la poudre de charbon (1).

6° On évitera l'excès de fatigue et l'épuisement des

(1) Nous devons cette invention, aussi belle que bonne, à M. Lowitz de Saint-Pétersbourg. L'eau la plus infecte peut, grâce à ce moyen, être en moins de vingt minutes débarrassée de son mauvais goût et de sa mauvaise odeur, et être transformée en eau potable.

On prend des charbons, qui ont passé par la chaleur rouge, on les réduit en poudre, et l'on mêle dans un quart d'eau une cuiller ordinaire de cette poudre ; puis on laisse reposer pendant quelques minutes. Ensuite on transvase dans un autre verre, en filtrant à travers du papier, et l'eau arrive dans le verre, incolore, dénuée d'odeur et de mauvais goût, en un mot pure et bonne à boire.

On peut encore renfermer cette poudre de charbon, préparée comme nous l'avons dit, dans des vases bien bouchés et l'emporter avec soi en voyage, car elle se conserve. (H.)

forces. Indiquer la juste mesure est aussi difficile pour l'exercice que pour le boire et le manger. Mais la nature nous a donné pour cela un excellent guide, c'est la lassitude qui remplace ici la satiété pour l'alimentation. La lassitude est la voix de la nature qui nous avertit de l'épuisement de nos forces disponibles, et il faut se reposer quand on est las. Mais, même sur ce point, on peut fausser le vœu de la nature, et nous arrivons à sentir aussi peu l'avertissement de la lassitude que le débauché habituel ne sent la satiété, surtout lorsqu'à l'aide de mets et de boissons excitants on donne à ses nerfs une énergie factice. Il est pourtant encore d'autres signes qui viennent nous avertir que nous dépassons la limite de nos forces, il est bon de ne pas les oublier. Lorsqu'on commence à être maussade et susceptible, lorsque le sommeil vous gagne, qu'on bâille souvent, et que cependant le sommeil ne vient pas, alors qu'on se repose un peu, quand l'appétit se perd, quand au moindre mouvement les artères palpitent, la transpiration et même un tremblement se manifestent, quand la bouche devient sèche ou amère, alors, il est grand temps de chercher à se reposer et à se refaire, si on veut éviter une maladie imminente.

7º En voyageant, la transpiration insensible peut facilement être troublée, et les refroidissements sont la cause la plus habituelle des maladies qui se déclarent alors. On évitera donc tout brusque passage du chaud au froid et réciproquement, et celui dont la peau est très sensible à ces variations de température fera bien de porter en voyage une chemise de flanelle légère.

8º La propreté est doublement utile en voyage, et on ne peut trop recommander les fréquentes ablutions de tout le corps avec de l'eau fraîche ; cette pratique contribue, d'ailleurs, beaucoup à soulager de la fatigue.

9º En hiver, ou dans les climats froids, on pourra prendre un exercice plus considérable qu'en été et dans les climats chauds, où la transpiration nous enlève de suite une moitié de nos forces ; la marche sera aussi plus salutaire le matin, de bonne heure, que dans l'après midi.

10° Les personnes sanguines, sujettes aux hémorrhagies pulmonaires ou autres, ne devront entreprendre un voyage qu'après avoir consulté leur médecin.

CHAPITRE XIX

SOINS PROPHYLACTIQUES ET THÉRAPEUTIQUES

Maladie et traitement. — Préservation des maladies. — Causes des maladies. — Diagnostic des principales prédispositions morbides et manière de les guérir. — Utilisation convenable de la médecine et du médecin. — Pharmacie de famille et de voyage.

Ce sont les maladies qui viennent d'habitude abréger notre vie et même en trancher subitement le fil. La médecine a pour but de veiller sur la vie et de la conserver, elle peut donc être considérée comme un auxiliaire de l'art de conserver la vie, et être utilisée à ce point de vue.

C'est pourtant sous ce rapport qu'il se commet maintes fautes. Tantôt on croit qu'on ne peut pas trop faire emploi de cet art bienfaisant, et l'on médicamente trop ; tantôt, au contraire, on a peur de la médecine comme d'un art mystérieux, et on ne l'utilise pas assez ; tantôt enfin on s'est fait de fausses idées sur les médecins et sur leur science, et on emploie les uns et l'autre tout de travers. En outre, il se produit une masse d'écrits populaires qui ont répandu dans le public une foule de notions médicales mal digérées, et ont entraîné les plus grands abus dans la pratique de la médecine, en même temps qu'ils ont été très préjudiciables à la santé générale.

Tout le monde ne peut être médecin. La science qui nous enseigne l'art de guérir est si difficile et si vaste qu'elle exige une étude approfondie et persistante et même une éducation spéciale des sens et de l'esprit. Connaître quelques recettes et quelques médicaments usités en médecine, ce n'est pas, ainsi que beaucoup de gens le croient, être médecin. Ces recettes et ces formules sont seulement des résultats de la médecine, et on n'est digne du nom de *médecin* que lorsqu'on sait voir les rapports qui unissent la médication avec les causes de la maladie, peser les raisons qui doivent nous décider en faveur de tel ou tel des traitements, en un mot, quand on a étudié l'art médical. Il est clair, d'après cela, que la médecine ne peut être du domaine du grand public.

Seule une partie de la science médicale, celle qui enseigne d'une manière générale la structure du corps humain, et qui donne les moyens de prévenir les maladies et de conserver la santé individuelle ou publique, seule cette partie de la médecine peut et doit être l'objet de l'enseignement et des études générales (1); quant à la partie qui s'occupe du traitement des maladies, une fois déclarées, il faut la réserver aux médecins.

Maladie et Traitement. — Ceci devient déjà évident, lorsqu'on comprend bien ce que c'est que la maladie et le traitement.

Qu'est-ce que recourir à une médication et guérir ? Rien autre chose, si ce n'est faire naître dans l'organisme, sous l'influence d'un agent étranger, un changement spécial, à l'aide duquel l'état contre nature, auquel nous avons donné le nom de *maladie*, sera détruit. Donc la maladie et la médication sont deux choses contre

(1) Voyez Dalton, *Physiologie et Hygiène des écoles, des collèges et des familles*. Paris, 1870. — Couvreur, *les Merveilles du corps humain*. Paris, 1891. — Saint-Vincent, *Nouvelle médecine des familles*, 11ᵉ édition, Paris, 1894. (R.)

nature, et l'emploi d'un médicament n'est rien si ce n'est l'excitation d'une maladie artificielle, destinée à se substituer à celle qui s'est produite spontanément. On le voit bien, lorsqu'un individu bien portant prend un médicament, il devient toujours plus ou moins malade. Ainsi donc l'emploi d'un médicament est toujours par lui-même nuisible, et ne peut être justifié, ni être utile que lorsqu'il est administré dans un but thérapeutique. Personne n'a le droit de se rendre ou de rendre les autres malades, si ce n'est celui qui est bien au courant des relations existant entre le médicament et la maladie, et celui-là, c'est le médecin. En outre, en agissant autrement, il peut se faire que ou le remède était inutile, et alors on a rendu malade quelqu'un qui ne l'était pas, ou le médicament était contraire, et c'est une nouvelle maladie qu'on a donnée au malheureux patient, qui n'en avait qu'une; enfin le remède, que l'on administre, n'a, parfois, d'autre effet que d'augmenter encore les désordres existants. Quand on est malade, mieux vaut ne rien prendre que d'user de drogues nuisibles.

De ce qu'un laïque ne doit pas exercer la vraie médecine, résulte cette importante question : Comment faut-il se servir de la médecine, si on veut l'utiliser comme un moyen propre à prolonger la vie? Je vais tâcher de répondre à cette question, et de donner les règles qu'on doit observer pour atteindre le but désiré.

Mais d'abord qu'on me permette de dire quelques mots sur une partie de la question qui, il est vrai, est surtout intéressante pour les médecins, mais qui néanmoins est trop importante pour être omise ici ; il s'agit de bien savoir quel est, à proprement dire, le rôle de la médecine pratique par rapport à la prolongation de la vie ? Peut-on lui donner le titre d'agent provocateur ? Certes oui, en tant qu'elle nous guérit de maladies mortelles. Mais, sous d'autres rapports, elle n'a pas droit à ce titre, et je désire soumettre quelques remarques à l'appréciation de mes confrères en médecine, dans l'intention d'établir que le rétablissement de la santé et la prolongation de la vie ne sont pas toujours une seule et même chose ; car il ne s'agit pas seulement, en médecine, de guérir une maladie, mais encore de voir comment elle a été guérie. Nous avons déjà vu que les médicaments guérissent une nouvelle affection artificielle. De son côté, toute maladie entraîne avec elle une excitation, une perte de force. Dans le cas où le médicament est plus violent dans son action que la maladie, on a, il est vrai, guéri le malade, mais, en le guérissant, on l'a plus affaibli, et par conséquent on lui a enlevé plus de durée vitale que ne l'eût fait la maladie elle-même. C'est ce qui arrive, lorsqu'à propos des cas les plus légers on a recours aux médications les plus violentes et les plus actives.

En outre, on peut guérir une maladie de plusieurs manières et par des moyens différents. La différence consiste en ce qu'on dirige la crise, tantôt sur un certain organe, tantôt sur un autre, ou bien en ce que la maladie résiste, plus ou moins longtemps, à la méthode de médication adoptée. Les divers traitements, appliqués à une même maladie, peuvent tous, il est vrai, ramener la santé, et pourtant n'avoir pas la même valeur relativement à la longévité. Plus une médication demande de temps pour agir, plus elle permet à la maladie de durer et d'affaiblir les forces, plus elle atteint les organes nécessaires à la vie, en y transportant les désordres artificiels qu'elle crée, plus enfin, et souvent sans nécessité, elle enlève de forces aux malades, par des saignées répétées, par exemple, et par une diète trop prolongée, plus elle épuise alors la source de la vie, et rend la longévité difficile, quand bien même elle guérit la maladie.

Enfin on ne doit pas oublier qu'il est des maladies qui peuvent être utiles et même nécessaires à la prolongation de la vie. Certaines affections ne sont autre chose qu'un effort de la nature pour rétablir dans l'économie l'équilibre rompu, ou pour expulser certains éléments nuisibles, pour détruire certaines stases.

Si le médecin prend la faiblesse, qui est l'effet de la maladie, pour sa cause actuelle, et gorge le malade de remèdes excitants et fortifiants, ou bien s'il ne s'attache qu'à réprimer les symptômes apparents, sans s'inquiéter de la cause latente qui les produit, alors, tous ses efforts ne tendent qu'à paralyser ceux que la nature fait elle-même, pour guérir la maladie ; il nourrit le germe, le principe matériel du mal, qui peut-être eût été détruit par le travail de la nature abandonnée à elle-même, et rend la maladie plus grave, plus incurable. Il n'y a que trop d'exemples de malades qui, ainsi traités, se sont crus guéris de leur fièvre, de leur dysenterie, de leurs hémorrhoïdes, etc., et qui ont été consécutivement atteints de fièvre hectique, d'hypochondrie, de maux de nerfs, etc. Pareilles cures, si elles guérissent pour le moment le malade, d'un autre côté abrègent la somme de sa vie (1).

Maintenant je vais répondre à la question, qui me sera faite sans doute par ceux qui ne sont pas médecins. Que doit-on faire pour se préserver des maladies, et comment doit-on les traiter, lorsqu'elles sont déjà déclarées ; comment doit-on, surtout, mettre à profit les ressources de la médecine et celles qu'offre le médecin, pour qu'elles concourent à la conservation et à la prolongation de la vie?

Préservation des maladies. — Pour qu'une maladie se développe, il faut le concours de deux choses : d'a-

---

(1) Raymond (de Marseille) a écrit un livre intitulé : *Traité des maladies qu'il est dangereux de guérir*. Paris, 1816. — Une dame qui se moquait des médecins disait à ce propos : « Pourquoi faire un livre ? toutes les maladies ne rentrent-elles pas dans le même cas ? » (R.)

bord celui de la cause morbifique, ensuite une prédisposition de l'individu à être affecté par cette cause ; il y aura donc deux voies à suivre pour nous préserver de la maladie : d'abord écarter les causes morbifiques, ensuite détruire la prédisposition. C'est sur ces principes que reposent toute l'hygiène médicale et toutes les méthodes préservatives.

Le premier procédé, qui est le plus habituel, est le moins sûr ; car, tant que nous n'aurons pas pu nous isoler complètement, dans notre vie, il nous sera impossible aussi d'éviter les diverses causes de maladie ; d'ailleurs, plus on est parvenu à s'y soustraire, plus ces causes agissent avec violence quand elles vous atteignent ; par exemple, le refroidissement est surtout dangereux pour ceux qui ont l'habitude de se tenir toujours à l'abri du froid.

Le deuxième procédé est préférable. On cherchera donc à se garantir contre les causes morbifiques qui peuvent être évitées, mais pour celles qui ne le peuvent pas, mieux vaudra de tâcher de s'y accoutumer, et de rendre l'organisme insensible à leur attaque.

Causes des maladies. — Les principales causes morbifiques, auxquelles on peut parvenir à se soustraire, sont : l'incontinence dans le boire et dans le manger, le libertinage, trop s'échauffer et se refroidir, le passage trop rapide du chaud au froid, les passions violentes, une trop grande tension de l'esprit, trop ou pas assez de sommeil, la diarrhée ou la constipation, les poisons, etc.

Il faudra d'ailleurs chercher à habituer le corps à l'action de ces causes morbifiques, s'efforcer de lui donner une sorte d'endurcissement antipathologique.

Pour arriver à ce but, la meilleure méthode, c'est *l'exercice* quotidien en plein air. Cet exercice doit être fait avec persévérance ; qu'il fasse beau ou qu'il fasse laid, qu'il y ait ou non du vent, de la pluie ou de la neige, on devra chaque jour se promener en plein air, à pied, ou à cheval. Cela contribue beaucoup à l'endurcissement du corps et à la longévité ; lorsqu'on en prend l'habitude quotidienne, ni le vent ni la pluie ne vous font plus aucun mal ; cette méthode doit, pour cette raison, être recommandée aux goutteux et aux rhumatisants. On ne doit pas se laisser aller à l'indolence, mais on doit chercher à se maintenir dans un état de réaction permanente, grâce aux mouvements musculaires, aux frictions, à la gymnastique. Plus le corps reste passif, plus il devient impressionnable.

Je prescrirai aussi les *lotions* de tout le corps avec de l'eau froide, répétées tous les jours.

J'engagerai à ne pas se tenir trop chaudement.

Enfin je recommanderai un certain degré de *liberté*, *d'indépendance* dans la manière de vivre ; c'est-à-dire, que j'engagerai à ne pas trop se considérer comme lié par certaines habitudes, certains usages, mais à se donner sur ce point un peu de latitude. Celui qui s'enchaîne étroitement à un genre de vie uniforme, que ce dernier soit bon ou mauvais, s'expose par cela seul à la maladie, car il n'a qu'à déroger à ces habitudes, qui sont devenues pour lui une seconde nature, pour s'exposer à devenir malade. Un peu d'irrégularité, par la petite perturbation qu'elle amène dans l'organisme, devient utile aux opérations vitales. Même des choses ordinairement nuisibles perdent de leur influence mauvaise, lorsqu'on s'y habitue. Ainsi donc, de temps en temps, ne pas dormir autant qu'à l'ordinaire, boire un petit coup de vin extra, manger davantage, ou des mets un peu plus lourds, s'exposer au froid ou au chaud, en prenant de l'exercice, en dansant, en montant à cheval, se donner parfois une bonne fatigue, et un jour même, par hasard, se soumettre au jeûne : voilà une série de choses qui contribuent à endurcir le corps, et à affermir la santé en la soustrayant à une accoutumance servile, que d'ailleurs il nous est impossible d'observer strictement.

Un point important, c'est que chacun tâche de connaître à quelles maladies il est principalement sujet, afin de combattre ces prédispositions, ou du moins de leur ôter l'occasion d'agir, et de se transformer en maladies effectives. Chacun doit ainsi se créer son hygiène particulière, chacun doit suivre le régime spécial, qui est approprié à ses prédispositions à contracter telle ou telle maladie. Il est vrai que l'indication de ce régime est surtout l'affaire du médecin, aussi conseillerai-je de l'interroger sur ce chapitre, et de lui demander à quelles maladies on est surtout sujet, et quel est le régime ordinaire qu'on doit suivre. Les anciens, là dessus, étaient plus raisonnables que nous. Ils se servaient de la médecine et des médecins, surtout pour leur demander un régime d'hygiène, et leurs recherches astrologiques, chiromanciennes et autres élucubrations avaient surtout pour but de déterminer leurs prédispositions morales et physiques, afin d'y conformer leur manière de vivre et leur hygiène. Certes, en faisant cela, ils faisaient mieux que de se servir de leur médecin, uniquement pour courir chez lui, tous les huit jours, afin de se faire prescrire un vomitif ou un purgatif. Il est vrai qu'il faudrait, pour suivre cette sage conduite, avoir affaire à un médecin raisonnable, clairvoyant et instruit; tandis que, pour ce commerce d'ordonnances, un simple charlatan suffit. Mais du moins cela peut servir à distinguer le faux prophète d'avec le vrai.

Diagnostic des principales prédispositions morbides et manière de les guérir. — Je vais tâcher de mettre celui qui n'est pas médecin en état de reconnaître ses prédispositions morbides et ses dispositions physiques :

1º Il faut d'abord interroger les *dispositions héréditaires*. Il existe certaines prédispositions morbides, qui nous ont été transmises par l'hérédité, par exemple la goutte, les hémorrhoïdes, la pierre, la faiblesse nerveuse, la phtisie pulmonaire. Dans le cas où ces maladies étaient enracinées chez les parents, avant l'époque de notre naissance, il en résulte pour nous une prédisposition imminente à en être atteints. Cependant, à l'aide d'un régime convenable, on peut réussir à les empêcher d'éclater.

2° Notre *première éducation* peut avoir déposé en nous des germes de maladie; principalement l'habitude d'être tenus trop chaudement, ce qui prédispose à transpirer, affaiblit la tonicité de la peau, et nous expose à contracter des rhumatismes. En outre, une instruction trop précoce et des habitudes d'onanisme dans la jeunesse affaiblissent le système nerveux et prédisposent aux maladies des nerfs.

3° Certains modes de *structure du corps* entraînent avec eux des dispositions morbides spéciales.

Celui dont le corps est haut et étroit, dont le cou est maigre, allongé et mince, la poitrine plate, les épaules aliformes, et dont la croissance a été rapide, celui-là doit surtout se mettre en garde contre les maladies des poumons, surtout tant qu'il n'a pas dépassé 3o ans.

Celui dont le corps est trapu et ramassé, dont la tête est grosse et le col court, de sorte que la tête paraît enchâssée dans les épaules, celui-là est exposé aux coups de sang, et doit éviter tout ce qui peut les provoquer.

Enfin, les gens plus ou moins difformes ont presque toujours une prédisposition plus ou moins grande au trouble de la circulation dans les poumons ; rarement ils deviennent phtisiques.

4° Il faut étudier le *tempérament*. Dans le cas où il est sanguin ou bilieux, il y a plus de dispositions à l'inflammation ; s'il est flegmatique ou mélancolique, c'est aux maladies de langueur ou aux affections nerveuses qu'on est exposé.

5° *Le climat, l'habitation* peuvent être des causes

prédisposant aux maladies; frais et humides, ils peuvent vous exposer aux fièvres muqueuses et nerveuses, aux fièvres intermittentes, à la goutte, aux rhumatismes.

6° Tout homme, au point de vue physique, a son *côté faible*, et c'est là que les causes de maladies agissent de préférence. Il est donc important de connaître quelles parties, quel organe du corps sont particulièrement faibles. Celui dont les poumons sont délicats sera fréquemment malade de la poitrine, et contractera à tout propos des catarrhes ou des bronchites. L'estomac est-il mauvais, les causes morbifiques agiront sur lui, et exciteront des douleurs gastriques, des indigestions et éructations. Dès qu'on connaît la partie ou l'organe, on acquiert la possibilité de se préserver des maladies et de contribuer à la prolongation de sa propre vie, en protégeant ces organes susceptibles contre les causes morbides, et en les fortifiant pour faire perdre cette susceptibilité. Il est donc important de savoir quel est l'organe ou la partie de l'organisme qui est le plus faible, c'est pourquoi je vais indiquer ici divers symptômes, capables de servir d'indicateurs.

Qu'on cherche, avant tout, l'organe ou la partie sur lequel les émotions, les affections de l'âme agissent le plus violemment; cet organe, cette partie sera la plus faible de l'individu. Si ces émotions éveillent la toux, rendent la poitrine douloureuse, c'est le poumon qui est l'organe le plus faible; si elles pèsent sur l'estomac et donnent des nausées, des vomissements, c'est l'estomac. Qu'on observe aussi où les autres causes, capables de rendre malade, font sentir leur action réfléchie; par exemple celle d'un excès de fatigue, d'un refroidissement, d'un échauffement, d'un exercice exagéré. Est-ce la poitrine, qui souffre dans tous ces cas? C'est qu'elle est la partie la plus faible de l'organisme. La région du corps, où d'habitude le sang et les humeurs se portent avec le plus de force, est aussi importante à connaître. La partie qui ordinairement est la plus colorée et la plus chaude, où la transpiration s'établit, alors que le reste du corps reste sec, est celle où la maladie se fixera de préférence. On peut encore assurer que l'organe dont on abuse le plus, et qu'on surmène, deviendra plus faible que les autres ; comme il en sera par exemple du cerveau chez le savant, de la poitrine chez le chanteur, de l'estomac chez le goinfre.

Je veux maintenant indiquer les prédispositions morbides les plus dangereuses, afin que ceux qui ne sont pas médecins n'ignorent pas leurs symptômes, et connaissent le régime qu'elles réclament.

La prédisposition à la *phtisie pulmonaire* accompagne la structure corporelle que nous avons décrite ; elle se déclare avant 3o ans, car plus tard elle devient beaucoup moins fréquente : elle est presque toujours héréditaire. Ceux qui, sans cause appréciable, s'enrouent fréquemment, de sorte que, souvent, au moment où ils parlent, la voix leur manque, ceux qui, pendant qu'ils courent, qu'ils causent, qu'ils gravissent un escalier ou une hauteur perdent haleine ; ceux qui ne peuvent faire une inspiration entière, ou retenir leur respiration, sans ressentir une douleur dans la poitrine, et sans éprouver l'envie de tousser ; ceux-là sont prédisposés à la phtisie. Il en est de même de ceux dont les joues sont comme peintes en rouge, ou chez qui cette rougeur se montre de temps en temps, sur les deux joues ou sur une seule ; de ceux qui, après les repas, rougissent et ont les mains chaudes, de ceux qui ressentent souvent des élancements dans la poitrine, de ceux qui le matin expectorent de petits grumeaux, semblables à des grains de millet, ou ayant l'apparence du fromage ou du suif, si on les écrase, ou exhalant une odeur fétide ; de ceux qui, à la moindre émotion, s'ils ont peur, s'ils se mettent en colère, ressentent des douleurs dans la poitrine, ou com-

mencent à tousser, de ceux encore qui, au moindre
refroidissement, à la moindre erreur de régime, voient
encore leur poitrine s'endolorir et la toux survenir, de
ceux enfin qui s'enrhument facilement et ne peuvent
alors se guérir. Si à ces symptômes s'ajoutent des crachats sanguinolents venant des poumons, alors l'immi-
nence de la phthisie est grande.

Que celui qui éprouve ces accidents s'abstienne des
boissons échauffantes, vin, eau-de-vie, liqueurs; des
épices, des exercices trop violents, comme de la danse,
de la course, etc., des plaisirs fréquents de l'amour. Il
ne devra pas non plus rester longtemps assis, la poitrine
comprimée soit par des vêtements qui la serrent, soit par
le rebord de la table sur laquelle il travaille; enfin il
s'abstiendra de chanter, ou de crier pendant un temps
un peu long.

Comme traitement, ceux qui sont prédisposés à la
phtisie pourront recourir au moyen suivant, qui est des
plus simples, je l'ai vu fortifier des poumons naturellement faibles, et les préserver d'une phtisie menaçante;
il est surtout efficace chez les enfants. Ce moyen consiste à faire tous les jours, pendant une heure avant
midi, et une heure dans l'après-midi, une promenade en
plein air; le meilleur serait de gravir une colline, puis
de descendre, et pendant ce temps de lire lentement et à
haute voix.

Une deuxième prédisposition est celle aux *hémorrhoïdes*. Elle existe d'abord comme conséquence de l'hérédité; on doit la craindre aussi lorsqu'on ressent parfois
dans la région du coccyx des douleurs, ou bien des élancements qui traversent le bassin, ou bien une empreinte
douloureuse au moment d'aller à la garde-robe; quand
on est sujet à la constipation, qu'on ressent de fréquentes démangeaisons ou de fortes transpirations à l'anus;
si l'on est sujet à de fréquentes céphalalgies, et si le sang
se porte facilement à la tête. Ceux qui éprouvent de ces

symptômes doivent s'abstenir non seulement de boissons fortes, mais encore de boissons chaudes, surtout de café, de thé, de chocolat, ils doivent se nourrir de légumes et de fruits, joints à la viande en petite quantité, ils ne mangeront ni pâtisserie, ni gâteaux, ni mets pouvant donner des flatuosités ; la station assise trop prolongée leur est contraire, et ils ont besoin, chaque jour, de prendre de l'exercice ; il ne faut pas encore qu'ils fassent, pour aller à la selle, des efforts trop violents et trop prolongés ; ils ne doivent ni comprimer ni serrer par des ceintures leur bas-ventre, mais s'ils peuvent le frotter doucement, tous les jours, pendant un quart d'heure, cela leur fera beaucoup de bien.

La prédisposition à l'*hypochondrie*, à l'*hystérie* et aux autres *maladies nerveuses* existe ordinairement quand on descend de parents nerveux eux-mêmes, lorsqu'on a été astreint de bonne heure à une vie sédentaire et studieuse, lorsqu'on a contracté des habitudes d'onanisme, lorsqu'on mène une existence solitaire, renfermée, et qu'on s'adonne aux liqueurs fortes. L'excès de lecture de romans et de livres sentimentaux peut produire le même effet; il en est de même d'une humeur changeante, qui vous fait passer sans motif et sans transition de la joie à la tristesse, et réciproquement. Les douleurs des organes digestifs sont une cause fréquente des maladies nerveuses; il en est de même des flatuosités, des angoisses, des pesanteurs, des tensions et autres sensations anormales, dont le bas-ventre est le siège. Ceux-là encore sont exposés aux troubles du système nerveux, qui, au moment où ils se lèvent, se sentent brisés, fatigués, impropres au travail, sensation qui, du reste, disparaît en partie aussitôt qu'on a pris un peu de nourriture fortifiante, une tasse de café, un peu de liqueur ; ceux qui ont un penchant exagéré pour la solitude, pour le silence, ou qui, timides, ont une certaine méfiance de l'humanité; ceux qui, lorsqu'ils mangent de l'oignon, des fèves, de la pâtisserie éprouvent des troubles digestifs et des douleurs dans l'abdomen, enfin, ceux dont les évacuations alvines sont difficiles, rares et denses.

Ceux qui présentent ces symptômes doivent éviter de mener une vie sédentaire, et s'ils ne peuvent le faire, ils doivent travailler en se tenant debout, ou plutôt comme cette attitude ne peut se conserver longtemps, en se mettant à cheval sur une espèce de tabouret ; il faut en outre qu'ils observent fidèlement la règle immuable de faire tous les jours de l'exercice pendant une heure ou deux. L'équitation est encore favorable à ces individus. Ils doivent aussi rechercher la société, surtout celle d'un ami dans lequel ils aient confiance, et ne doivent point céder à leur goût pour la solitude. Les voyages, les changements d'habitudes sont les principaux préservatifs de l'hypochondrie. On peut guérir de cette maladie, en obtenant du malade qu'il passe six mois à la campagne et s'occupe aux travaux des champs, en vivant comme un campagnard, car si on apporte avec soi le luxe des villes, c'est peine perdue. Il faudrait surtout conseiller à celui qu'on croit atteint de cette tendance à l'hypochondrie, d'embrasser n'importe quel état, plutôt que celui qui le contraindra à une existence sédentaire. Les frictions sur l'abdomen sont utiles. Le matin avant de se lever, on fait ces frictions, soit avec la main, soit avec une serviette, elles durent un quart d'heure, activent la digestion et la circulation dans le bas-ventre, et aident à l'expulsion des flatuosités, enfin elles fortifient. Une précaution qu'il faudra prendre, c'est d'empêcher ceux qui sont atteints de ces troubles nerveux de satisfaire à leur penchant à se médicamenter, surtout de se purger, ce qui augmente la faiblesse de leurs facultés digestives. Mieux vaut alors se mettre entre les mains d'un sage médecin, et suivre le régime qu'il indiquera. On évitera surtout de faire usage des gâteaux, du fromage, des mets à la farine, des haricots, de la graisse et de la bière forte.

La prédisposition au *rhumatisme* ou au *catarrhe* est commune. J'entends, par là, la tendance à prendre des refroidissements, et, sous l'influence du moindre courant d'air froid, du moindre changement de temps, de s'enrhumer de la poitrine ou du cerveau, d'être atteint d'un flux catarrhal. La cause de cette prédisposition réside dans une grande faiblesse et une sensibilité exagérée de la peau.

Le traitement consiste à faire chaque jour, sur le corps, des lotions d'eau froide et des frictions, à prendre, tous les jours aussi, de l'exercice en plein air : à se baigner une ou deux fois par semaine dans l'eau tiède, et à éviter l'habitation de pays et de logements humides. Dans le cas où la disposition au rhumatisme est trop avancée, pour qu'on puisse espérer s'en débarrasser, le meilleur moyen d'atténuer ses effets, c'est de se vêtir de flanelle.

La prédisposition aux *coups de sang* ne se produit ordinairement qu'assez tard. On la constate chez les individus dont la taille est petite, épaisse, trapue, le col court, la tête comme enfouie entre les épaules, la face ordinairement rouge et tuméfiée, qui sont sujets aux bourdonnements d'oreilles, au vertige, et aux nausées alors qu'ils sont à jeun.

Ceux qui présentent ces symptômes doivent éviter de surcharger leur estomac, car ils s'exposeraient à mourir tout à coup, étant encore à table; le soir surtout, ils ne mangeront et ne boiront qu'avec beaucoup de modération ; ils n'iront se coucher que quelque temps après leur repas; dans leur lit, leur tête sera maintenue un peu élevée; ils éviteront toutes les occasions de trop s'échauffer ou de se refroidir ; le froid aux pieds leur est surtout contraire.

Utilisation convenable de la médecine et du médecin. — Comment, lorsqu'une maladie est déclarée, doit-on se conduire, pour se servir avec à propos des médicaments ? Voici ce qu'il est important de faire :

1° Il ne faut pas recourir aux remèdes sans en avoir besoin, car ce serait vouloir se rendre malade, quand on ne l'est pas. Aussi est-ce une très mauvaise habitude que celle de se purger à certaines époques précises, et de recourir à d'autres moyens préventifs, uniquement pour empêcher un mal qu'on n'a pas. Bien souvent on se donne ainsi une maladie qu'on voulait éviter.

2° Mieux vaut prévenir les maladies que de les guérir, car, dans ce dernier cas, il y a toujours une plus grande perte de force vitale et un plus grand dommage pour la longévité. Il faudra donc mettre en pratique les moyens préventifs indiqués.

3° Aussitôt qu'on soupçonne l'existence d'une véritable maladie, il faut se tenir en éveil. Les débuts les plus anodins peuvent avoir pour suites une affection grave. Ordinairement, on commence par ressentir une fatigue insolite ; l'appétit est perdu, la soif exagérée. Le sommeil est agité et troublé par une foule de songes, les évacuations naturelles sont ou supprimées ou exagérées. En outre on éprouve du dégoût pour le travail, du mal de tête, et un frisson plus ou moins violent, suivi d'une brûlante chaleur.

4° Aussitôt que ces symptômes apparaissent, rien n'est plus nécessaire que de couper les vivres à l'ennemi, à la maladie, et d'imiter la conduite que tous les animaux, à leur grand bénéfice, suivent sous l'inspiration de leur instinct naturel. Qu'on cesse de manger, car la nature nous montre, par l'inappétence, qu'elle se sent incapable de digérer ; qu'on boive au contraire plus largement, mais que les boissons soient légères et aqueuses. Il faut aussi rester en repos, car la fatigue qu'on ressent prouve que la nature a besoin de ses forces pour combattre la maladie ; qu'on évite tout échauffement et tout refroidissement : sortir au grand air, ou se tenir enfermé au sein d'une atmosphère trop chaude sont également nuisibles.

Ces moyens si simples, fournis par la nature, sont seuls capables d'étouffer un nombre considérable de maladies à leur début.

Le vieux Maclean, âgé de 90 ans, vétéran du théâtre anglais, dit que, toutes les fois que, pendant sa longue carrière, il s'est senti indisposé, il allait se mettre au lit, sans prendre autre chose que de l'eau et du pain, et ce régime lui suffit pour se débarrasser des diverses incommodités légères dont il a eu à souffrir.

J'ai connu un digne colonel, âgé de 80 ans, qui, lorsqu'il se sentait indisposé, ne fit rien autre chose que se mettre à la diète, fumer sa pipe, et observer les précautions mentionnées plus haut, sans jamais prendre un médicament.

5° Si l'on peut consulter un médecin, il faut lui demander conseil non seulement pour se mettre immédiatement en traitement, mais surtout pour savoir son opinion sur notre état. Si l'on ne peut consulter, mieux vaut alors tenir la conduite négative que nous avons recommandée, que de faire, sans médecin, quelque chose d'actif et qui pourrait devenir nuisible (1). Aucun médicament ne peut être considéré comme indifférent. Un purgatif, un vomitif, administrés d'une manière inopportune, peuvent faire beaucoup de mal.

(1) C'est une idée reçue, dit J. Sinclair (*), que, après l'âge de 40 ans, chacun devrait être son propre médecin. Cette maxime ne serait-elle pas dangereuse? Ceux qui veulent être leurs propres médecins donnent ordinairement dans le charlatanisme. Et que peut-il y avoir de plus dangereux pour la constitution ? Pour que leurs effets soient salutaires, on ne doit prendre des médicaments que dans la plus absolue nécessité : avant de les commencer, l'on doit recourir aux meilleurs avis : souvent trop attendre avant d'en faire usage en diminue l'efficacité; l'on ne saurait prendre trop de précautions pour s'assurer de la nature, de la dose des remèdes qu'on doit employer et de la durée de la médication. (R.)

(*) John Sinclair, p. 18.

Le moyen le plus inoffensif qu'on puisse employer en pareille circonstance, si l'on veut recourir à un médicament, c'est la crème de tartre, à la dose de deux cuillers à thé, dissoute dans un verre d'eau sucrée ; ou bien la mixture suivante : faire chauffer dans un vase neuf 16 grammes de crème de tartre, jusqu'à ce que la poudre soit liquéfiée, retirer du feu, y couper un citron en tranches, puis, suivant le goût du malade, ajouter 1 gr. ou 2 gr. de sucre, et mettre en bouteille. On peut boire cette limonade tout le temps que dure la fièvre.

6° Avec le médecin, il faut être véridique ; on doit lui raconter les antécédents, autant qu'ils ont rapport avec la maladie dont on souffre, et n'omettre aucune des circonstances actuelles, surtout si on correspond par lettres. Qu'on se garde surtout, car c'est là une faute habituelle, de mêler ses raisonnements à son récit, ou d'indiquer le siège préconçu de sa maladie ; il faut simplement raconter ce qu'on sent, ce qu'on a matériellement observé, et faire ce récit aussi naïvement que possible.

7° Qu'on prenne, pour médecin, quelqu'un en qui on a confiance, et jamais un marchand d'arcanes, jamais un bavard ni un curieux, occupé à rabaisser ses collègues et à déprécier leur talent, car une telle conduite est une preuve certaine du peu de savoir et de la maladresse de celui qui la tient, ou bien, elle est inspirée par une conscience mauvaise et par un mauvais cœur. Ne pas s'adresser non plus au médecin qui emploie les remèdes les plus violents et a pour devise, comme on dit, *tout ou rien;* ni à celui qui aime le vin et le jeu ; ni à celui encore qui, au bout d'un clin d'œil, vous écrit une ordonnance. Un bon signe indicateur d'un bon médecin, c'est qu'il examine son malade soigneusement et à loisir.

8° Qu'on se garde surtout du médecin qui ne voit, dans l'exercice de son art, que l'argent et les honneurs qu'il peut lui procurer. Le vrai médecin ne doit pas

avoir d'autre intérêt que la santé et la vie de son malade.
Toute autre visée l'éloigne du droit chemin, et peut
avoir pour le malade les conséquences les plus fâcheuses. Un médecin sans conscience peut se trouver dans
des circonstances où sa réputation et sa fortune sont mises en danger, s'il tente de sauver le malade ; alors il
préférera le laisser périr, plutôt que de perdre sa réputation. Enfin les malades ne l'intéresseront que proportionnellement à leurs richesses et à l'élévation de leur situation.

9° Le meilleur médecin est celui qui est en même
temps un ami. Avec lui on ouvre son cœur, et on se met
en confiance. Il nous connaît et nous a vus pendant la
santé, ce qui contribue puissamment à instituer un bon
traitement au moment de la maladie. En outre, il s'intéresse à notre état, et il cherchera à l'améliorer avec
une sollicitude plus grande que le médecin auquel nous
sommes étrangers.

Qu'on fasse donc son possible, pour établir entre soi
et son médecin ces liens d'affection, et qu'on se garde
bien de les relâcher, en traitant, comme cela arrive souvent, mais surtout au détriment du malade, le médecin
avec peu de considération, avec méfiance, dureté, égoïsme
et orgueil.

10° Qu'on évite le médecin qui prépare des remèdes
secrets et en fait commerce. C'est un ignorant ou un
homme uniquement préoccupé de son intérêt, qu'il
place bien au-dessus de la santé et de la vie de son prochain. En effet, ou bien le secret qu'il exploite est sans
valeur, et, alors, est-il un fourbe plus abject que cet
homme qui trompe ses semblables, et leur dérobe à la
fois leur santé et leur argent ? Ou bien, ce remède est
de quelque valeur et pourrait être utile, alors il devrait
appartenir à l'humanité entière, et c'est une action im-
morale que de le tenir caché. Celui qui l'exploite ainsi
en secret se rend coupable vis-à-vis de tous ceux qui

en auraient besoin, et ne peuvent s'en servir, parce qu'ils ne le connaissent pas, qu'on ne peut partout se le procurer, et qu'un médecin ordinaire ne peut s'en servir.

11° C'est en choisissant son médecin qu'on doit faire surtout attention aux qualités morales. Où sont-elles plus nécessaires que dans cette profession ? L'homme auquel on confie aveuglément son existence, auquel l'impunité est assurée, car il ne relève que de sa conscience, qui, pour accomplir convenablement son devoir, doit être prêt à sacrifier tout plaisir, repos, même sa santé et sa vie, cet homme, s'il ne guide pas sa conduite d'après la moralité la plus stricte, si c'est l'intérêt qui est le mobile de ses actions, devient alors un des êtres les plus à craindre qu'il soit au monde, et on devrait le fuir plus encore que la maladie. Un médecin sans moralité n'est pas seulement un scandale, c'est un monstre.

12° Dès qu'on possède pour médecin un homme habile et honnête, il faut se confier entièrement à lui. Cela tranquillise le malade et facilite singulièrement la tâche sacrée du médecin (1).

(1) La confiance du malade en son médecin, même aidée par l'imagination, est le plus puissant auxiliaire de la nature dans son œuvre médicatrice. Non seulement elle seconde l'action des médicaments, mais elle communique une vertu curative à des substances complètement inertes.

Un malade demande un jour certaines pilules vomitives que le médecin refuse. Il insiste : l'homme de l'art fait semblant de céder, et lui administre des pilules de mie de pain dorées. Le lendemain, joie et remercîments du malade : le remède a provoqué un vomissement abondant, et amené un soulagement immédiat.

Un médecin anglais donnant des soins à un homme atteint depuis longtemps d'une paralysie de la langue, et que nul traitement n'avait pu guérir, voulut essayer sur ce malade un moyen de son invention, dont il se promettait un excellent résultat. Avant de procéder à l'opération, il lui introduisit dans la bouche un thermomètre de poche. Le malade s'imagina que c'était l'instrument sauveur, et s'écria, plein de joie, qu'il pouvait librement remuer la langue.

Le célèbre théologien Hemming ayant, en plaisantant, cité deux vers barbares, qui avaient, disait-on, le pouvoir de chasser la fièvre, un de ses auditeurs en fit l'essai sur un domestique et le guérit.

On peut nier la réalité de certains miracles : « Il faudrait être fou, disait J.-J. Rousseau, pour soutenir que Dieu ne peut déroger aux

Beaucoup de gens supposent que, plus ils rassemblent de médecins autour d'eux, et plus ils sont en sûreté. On dit vulgairement : Un médecin vaut mieux que deux, deux mieux que trois, trois, etc. La vérité est que la probabilité de la guérison diminue, comme le nombre des médecins augmente, et, quelquefois, leur multiplicité rend toute cure impossible. Il est vrai qu'il y a des cas, d'ailleurs fort rares, d'une maladie compliquée ou latente, qui exigent l'avis de plusieurs médecins; il faut alors les appeler, mais dans ce cas il ne faut réunir que ceux qui peuvent s'entendre ensemble, et sont prêts à écouter les idées de leurs consultants. En définitive, une pareille réunion de plusieurs médecins n'est utile que pour le diagnostic, et pour établir un plan général de traitement; il faudra toujours confier l'exécution à un seul d'entre eux, à celui qui inspire le plus de confiance.

lois qu'il a lui-même établies. » On doit toutefois reconnaître que l'imagination joue un rôle immense dans certaines guérisons réputées miraculeuses.

La foi est, en médecine comme en religion, une force réelle, une puissance effective.

C'est en impressionnant le moral des malades que Pyrrhus, roi d'Épire, et Vespasien ont rendu la vue à des aveugles, l'ouïe à des sourds, le mouvement à des paralytiques, le premier par l'imposition des mains, le second par l'application du gros orteil du pied droit.

C'est en frappant l'imagination par le prestige de leur majesté et l'éclat de leur puissance, que les rois de Hongrie guérissaient la jaunisse, maladie qui se produit ou se modifie, sous l'influence d'une commotion du système nerveux.

C'est en stimulant de la même manière un organisme frappé d'atonie, chez les sujets étiolés, lymphatiques, et à la suite d'un voyage au grand air, qui préparait les malades à recevoir la récompense de leur foi, que des rois de France ont pu guérir des tumeurs ou des plaies, ayant plus ou moins d'analogie avec les écrouelles. Ce don leur avait été accordé par l'intercession de saint Marcoul, gentilhomme normand et abbé, qui vivait vers l'an 560.

Henri IV était du nombre de ces rois privilégiés. Son médecin, Dulaurens rapporte que, sur mille écrouelleux, il en guérissait cinq cents. Or le Béarnais riait lui-même de ses guérisons et de la formule sacramentelle qui les opérait. À la bataille de Coutras, il s'écriait en allongeant de grands coups de sabre aux ligueurs : « Le roi te touche, Dieu te guérira! » (R.)

13º Il faut observer les crises, la manière dont la nature se soulage de préférence, et s'est secourue déjà dans de précédentes circonstances; par exemple, si c'est à l'aide de la transpiration, de la diarrhée, des épistaxis ou par les urines, que la crise a eu lieu précédemment. Le médecin doit connaître ces divers modes salutaires d'agir de la nature, car leur connaissance est très importante.

14º La propreté est une condition indispensable à observer dans toutes les maladies, car, sous l'influence de la malpropreté, une affection peut devenir putride et dangereuse. En manquant à cette recommandation, on est en outre coupable vis-à-vis de ceux qui nous entourent et du médecin qui nous soigne, car on peut les rendre malades. Par conséquent on doit chaque jour changer de linge, en prenant il est vrai certaines précautions, il faut renouveler l'air, faire enlever de la chambre du malade, le plus tôt possible, toutes les évacuations, et n'y laisser séjourner ni trop de monde, ni animaux, ni fleurs, ni vieux vêtements, ni restes de mets, etc., ni rien en un mot qui exhale de l'odeur.

Pharmacie de famille et de voyage.— Sans qu'on s'en doute, il existe dans tous les ménages un grand nombre de médicaments, et des meilleurs. Lors d'accidents subits, à la campagne, en voyage, nous nous trouvons souvent fort embarrassés, n'ayant pas de pharmacie à notre portée; nous sommes obligés d'envoyer à plusieurs heures de distance; cependant, le moment d'agir passe, tandis qu'à notre insu le remède même qui serait nécessaire au salut du malade, ou un médicament de même espèce, se trouve à notre portée. Chaque maison, quelque modeste qu'elle soit, peut être considérée comme une espèce de pharmacie, et toutes les choses que nous employons dans la vie ordinaire, et pour notre nourriture, peuvent au besoin devenir des médicaments. Je regarde comme un devoir de propager ces connaissances, non pas pour former des brouillons, mais pour indiquer les moyens qui, dans des cas légers, ou au contraire lorsque le danger est pressant, et que la perte d'une demi-heure décide de la mort ou de la vie, peuvent nous rendre les plus signalés services. Ces agents sont souvent sous nos yeux, sans que nous les apercevions, parce que nous sommes habitués à ce que tout remède vienne d'une pharmacie; c'est là, du reste, un reproche qui peut s'adresser même à bon nombre de médecins. Voici une liste de médicaments domestiques, qu'on trouve partout, même dans la cabane du plus pauvre paysan.

Sucre. — Le sucre est un des meilleurs calmants. Quand le corps est échauffé, rien n'est meilleur qu'une boisson faite avec 3o à 4o centig. de sucre dissous dans un verre d'eau. Il en est de même de son emploi contre la fièvre et contre les maladies inflammatoires, contre le catarrhe, et dans les émotions violentes, la peur, le chagrin, la colère; il a, alors, de plus l'avantage de calmer, et de faire évacuer la bile échauffée. Le sucre ajouté aux choses échauffantes modère leur action: ainsi, le café très sucré est bien moins excitant que lorsqu'il est pur et sans sucre.

Rien n'est meilleur contre le catarrhe gastrique et celui du poumon, contre la toux sèche, que de boire la solution sucrée dont nous avons donné la recette. Le sucre nettoie l'estomac et l'intestin, il purge quand on le prend en grande quantité. Dans tous les cas où l'estomac est surchargé d'impuretés, il est très utile ; après un repas trop copieux, j'ai vu tout malaise disparaître sous l'influence de l'ingestion de 3o centigr. de sucre. Le sucre agit alors comme le meilleur des digestifs. Il excite et accélère la digestion, et on peut employer le sucre, aussi bien que le sel, pour assaisonner les aliments et les rendre d'une digestion plus facile.

Vinaigre. — C'est un agent très employé, et très utile.

Dans tous les empoisonnements par les substances stupéfiantes, telles que l'opium, la ciguë, la belladone, la jusquiame, il est avec le café, surtout après que le poison a été évacué, le meilleur des contre-poisons; on en fait boire une copieuse dose et on en lotionne la tête et la région de l'estomac.

Lors d'une syncope, au lieu de tous les sels et de toutes les eaux odorantes, mieux vaut faire respirer du vinaigre, et en faire lotionner les tempes, la figure, les mains et les pieds.

Dans toutes les maladies putrides, ou si l'appartement est envahi par de mauvaises odeurs, rien ne vaut des aspersions de vinaigre, procédé meilleur que celui qui consiste à le projeter sur des charbons ardents et sur un poêle chaud, car il se dégage alors des vapeurs insalubres et nuisibles.

Dans toutes les fièvres, l'eau additionnée d'un léger filet de vinaigre constitue une excellente boisson.

Savon, cendre de bois, lessive. — Ces trois remèdes sont de la même famille, car leur action dépend de la potasse et de la soude qu'ils contiennent.

On peut employer l'eau de savon dans l'empoisonnement par l'arsenic et le sublimé; ce remède est plus efficace encore contre l'empoisonnement par l'acide sulfurique et les acides en général; on doit l'administrer alors en même temps qu'une copieuse quantité de lait. Contre certaines éruptions cutanées, rebelles au traitement, il est bon de laver les endroits où siège la maladie avec une solution tiède d'eau de savon.

Lait. — Agent précieux, et le plus utile dans les empoisonnements par les substances âcres, surtout par les minéraux. Il faut dans ces cas faire boire au malade assez de lait pour qu'il en soit littéralement gorgé; en même temps, on appliquera sur le ventre des linges imprégnés de ce liquide.

Crème, beurre, huile. — Comme corps adoucissants

la crème et le beurre sont d'un fréquent usage, mais il faut qu'ils soient frais, car dès qu'un corps gras devient vieux et rance, il cesse d'agir comme adoucissant et comme calmant ; au contraire, il irrite, et la graisse rance peut irriter et enflammer la peau, et est capable de provoquer le vomissement en irritant l'estomac.

Quand on emploie les corps gras comme lénitifs, ils ne doivent point être salés. Quand ils sont frais, le beurre et la crème peuvent, si l'on est pressé, remplacer toute espèce d'onguent pharmaceutique, lorsqu'il s'agit de calmer des douleurs internes, des crampes, des contractures des fibres. Dans ce cas, qu'on oigne et qu'on frotte l'endroit malade avec de l'huile ou du beurre tiède, et on obtiendra le même effet qu'avec les pommades émollientes les plus compliquées, venant des pharmacies.

Je connais un emplâtre pour les brûlures, qui, dans tous les cas, surtout dans ceux où la peau est entamée, agit de la manière la plus sûre et la plus rapide ; et l'on sait combien il est important de soulager, au plus tôt, les terribles douleurs causées par les brûlures aux enfants, par exemple, ou lorsqu'elles ont une étendue considérable. Je connais des cas où, les secours ayant été trop tardifs, ou bien un traitement intempestif tel que l'esprit-de-vin, la graisse et des moyens excitants ayant été employés, il en résulta des douleurs atroces, des convulsions, et enfin la mort. Dans tous les cas, l'onguent suivant est le plus facile à préparer rapidement et celui qui soulage le plus vite. On mêle en quantité égales, de l'huile d'olive, ou à son défaut de l'huile fraîche de lin, du blanc d'œuf et de la crème ; avec ce mélange on enduit des bandes de toile épaisses, qu'on applique sur les parties brûlées. Au bout d'un temps très court, il faut enlever les bandes, les enduire de nouveau et les remettre en place.

On ne saurait trop recommander l'usage interne de

l'huile ou du beurre fondu dans l'eau, contre certains empoisonnements. On peut en même temps boire du lait : tous les quarts d'heure une tasse. La meilleure huile pour l'usage médical est celle qui a été faite à froid et depuis peu. Les huiles grasses sont du reste à peu près semblables entre elles, néanmoins l'huile d'amandes, d'œillette et de lin sont particulièrement bonnes pour ces usages médicaux.

Contre les piqûres d'abeilles, de guêpes et d'autres insectes, rien n'est meilleur que de frotter, immédiatement pendant un quart d'heure, la partie blessée avec de l'huile.

Lorsqu'on a été mordu par des animaux venimeux, il est bon de faire, non seulement sur la morsure, mais encore sur tout le membre, des frictions avec de l'huile chaude. Il est des exemples de guérison sans qu'on ait eu recours à aucun autre remède.

Gruau d'avoine, orge perlé. — On en fait une gelée légère en les cuisant dans l'eau, où il vaut mieux ne pas les broyer, car sans cela il se dissoudrait trop de parties féculentes. Cette gelée d'avoine ou d'orge est d'une utilité multiple; elle est bonne contre la toux, la diarrhée, les vomissements spasmodiques, les coliques, les crampes d'estomac, la strangurie, la dysenterie; on peut la prendre aussi en lavements.

Lavements. — C'est une des ressources les plus utiles et les plus usitées de la médecine domestique, et dans presque chaque ménage on trouve les ingrédients et les moyens nécessaires à son application. Pour un lavement ordinaire on n'a besoin que de deux cuillers ordinaires de gruau d'avoine ou d'orge, ou de graines de lin, ou bien d'une égale quantité de fleurs de camomille ou de sureau, ingrédients dont d'ailleurs on peut fort bien se passer, si on ne les a pas sous la main. On fait bouillir dans quatre verres d'eau, et on ajoute à la décoction deux ou trois cuillers d'huile de lin ou d'olives, et deux petites cuillers de sel de cuisine. Si c'est pour un enfant, on ne met que la moitié des doses susmentionnées, et on remplace le sel par du sucre. Le liquide doit être tiède, à peu près à la température du lait qu'on vient de traire, et l'instrument ne doit pas contenir d'air quand il est plein. L'application est facile et chacun peut la faire. Le malade se couche sur le côté droit : on introduit alors prudemment la canule dans le gros intestin, après l'avoir enduite avec de l'huile : de la main gauche on la maintient en place, et de la main droite on fait jouer l'instrument (1). C'est, nous le répétons, une des ressources médicales domestiques les plus sûres et les plus bienfaisantes, car elle n'est point nuisible, et, dans la plupart des maladies, si elle ne guérit point, du moins elle soulage. Elle peut surtout rendre service dans les maladies des enfants, où un simple lavement suffit à empêcher les convulsions et les accidents nerveux, parfois même à les guérir ; le remède peut encore être utile contre la constipation, les coliques, les crampes, les vomissements, les douleurs des reins, les fièvres inflammatoires à leur début.

Eau froide et eau chaude.— Toutes deux sont d'excellents agents médicaux.

L'eau froide est utile dans toutes les blessures et les

(1) Quel progrès la science moderne de l'hydrobalistique médicale n'a-t-elle pas faits, depuis l'époque où il fallait deux personnes pour administrer au patient le lavement le plus bénin ! Aujourd'hui, l'instrument dont Molière a tiré un si bon parti pour faire rire nos ancêtres, et dont la vue parvient à nous dérider encore, est remplacé par l'irrigateur, trop connu, trop apprécié pour qu'il soit utile d'en faire ici l'éloge. Disons seulement qu'à cet appareil est due une brillante conquête, généralement ignorée, celle de l'Angleterre. Jusqu'au moment de son invention, les Anglais avaient repoussé, comme schocking, l'ancien quoique excellent procédé thérapeutique ; ils répugnent, comme chacun sait, à laisser un tiers s'introduire dans leur vie privée. L'irrigateur a détruit toute leur répugnance, et maintenant il n'est pas de droguiste anglais, qui ne pare la devanture de son officine des longs serpents de l'irrigateur, et ne donne ainsi un certain cachet de grâce à l'exhibition de ces machines salutaires. (R.)

foulures, et même dans les brûlures, lorsque la peau n'est pas entamée. Si on fait de suite et d'une manière continue des affusions d'eau froide, que l'on renouvelle aussitôt qu'elle se réchauffe, on empêche le gonflement, l'extravasation du sang, l'inflammation et les autres fâcheuses conséquences de la brûlure.

Lorsqu'on s'est brûlé, la conduite la meilleure à tenir, c'est de plonger la partie atteinte dans de l'eau très froide, et de l'y laisser jusqu'à ce que la douleur disparaisse.

Dans les hémorrhagies, les aspersions d'eau froide sont aussi un bon remède.

L'eau tiède est un des calmants le plus généralement utiles, qu'on l'emploie à l'intérieur ou à l'extérieur. A l'intérieur, prise en boisson, pure, ou, ce qui est mieux, additionnée d'un peu de mélisse, de camomille, qu'on donne en infusion théiforme, elle est très bonne contre les crampes d'estomac et d'intestin, les vomissements, les migraines.

Bains de pieds. — Encore un remède populaire. Il s'emploie surtout contre les maux de tête, le vertige, les tintements d'oreilles, les étourdissements, les attaques de dyspnée, les douleurs de poitrine, les crampes d'estomac, les coliques, les douleurs de reins, les refroidissements, quand le sang afflue trop fortement à la tête ou à la poitrine, et contre les accidents qu'entraîne la suppression des règles chez les femmes. Pendant la période d'écoulement du rhume de cerveau, il ne faut pas y recourir.

Mais peu de gens savent prendre un bain de pieds, comme il doit être pris. S'il est trop chaud ou trop prolongé, au lieu de calmer, il échauffe et excite. Voici donc la règle : on mêle à l'eau deux poignées de sel de cuisine ou bien on y ajoute, lorsqu'elle est bouillante, 3o centigr. de farine de moutarde, puis on y plonge les pieds, lorsque l'eau n'est plus que tiède. Celle-ci doit monter jusqu'aux mollets ; au bout d un quart d'heure, on se retire, on frotte et essuie les pieds avec un étoffe de laine, on prend garde de se refroidir, et pour cela mieux vaut se mettre au lit.

Graine de lin, farine de lin. — Elle est excellente pour faire des cataplasmes émollients, quand il faut par exemple ramollir des endurcissements inflammatoires, ou calmer des douleurs intérieures. On fait cuire de la graine de lin broyée, ou du tourteau de lin, avec de la fleur de sureau et du lait, jusqu'à ce que le tout soit réduit en une bouillie épaisse ; on étend celle-ci sur un morceau de linge, dont on l'enveloppe, on la laisse s'égoutter, et lorsque le cataplasme ainsi fait est seulement tiède, on l'applique.

On peut encore avec la graine de lin faire une boisson salutaire, lorsqu'on fait infuser quatre cuillers de cette graine dans quatre tasses d'eau bouillante, et qu'on ajoute à chaque tasse quelques gouttes de jus de citron. Cette infusion est très bonne contre la toux sèche et quinteuse, l'hémorrhagie, les coliques et surtout les douleurs de reins, et la dysurie.

Moutarde, raifort, poivre. — La moutarde et le raifort servent surtout à la confection de ces sinapismes si utiles contre les maux de tête et de dents, le vertige, les tintements d'oreilles, l'étourdissement, les douleurs d'estomac et de poitrine, les étouffements, la dyspnée, les douleurs dans les reins, etc. ; dans certains cas, par exemple dans les accidents congestifs, et dans les points de côté, ils peuvent sauver la vie. Voici comment on les prépare : on délaye 3o centigr. de farine de moutarde, à laquelle on ajoute une cuiller de raifort râpé, autant de levain et un peu de vinaigre, de manière à ce que le tout ait la consistance d'une masse emplastique ; on étend cette matière sur une compresse grande comme la main, et on l'applique, soit sur le bras, soit sur le mollet. Le sinapisme ainsi préparé ne doit rester en place que jusqu'au moment où le malade commence à ressentir une sensation de brûlure, et que la peau devient rouge. On l'enlève alors, et on fait disparaître les restes de l'emplâtre en lavant le membre avec de l'eau chaude. Si ce sinapisme laisse, après qu'il a été enlevé, de l'inflammation et de la douleur, le meilleur moyen de le calmer est d'oindre l'endroit douloureux avec de la crème douce ou du beurre frais. Dans les cas urgents, où il faut agir le plus tôt possible, on n'a qu'à mettre sur la peau du raifort râpé, ce qui, en très peu de temps, produit une vive cuisson.

Le poivre est un des meilleurs stomachiques qu'on puisse recommander, mais on doit l'employer non broyé, car alors il échauffe trop. Avaler tous les matins de huit à dix grains blancs entiers de poivre, et continuer ce régime pendant plusieurs mois est une des meilleures cures stomachiques qu'on puisse faire, quand l'appétit fait défaut, qu'il y a des flatulences, que la digestion se fait mal, etc.

Vin et eau-de-vie. — Le vin est le meilleur moyen de fortifier et d'activer la vie, et est surtout excellent contre la débilitation, l'affaissement, la tristesse, les défaillances, ou les accès de faiblesse. Néanmoins, dans les maladies, son usage est toujours dangereux, et il ne faut y recourir que d'après le conseil d'un médecin. On peut, lorsqu'on a affaire à des noyés, à des congelés, à des asphyxiés, leur administrer un peu de vin, quand ils recommencent à avaler. Dans les cas où l'on hésite à permettre l'usage du vin en boisson, on peut s'en servir pour lotionner les mains, les pieds et le visage, cela donne beaucoup de forces.

Les contusions extérieures, les coups se trouvent très bien de lotions vineuses ; dans le cas où un enfant a fait une lourde chute, je conseille de lui laver tout le corps avec du vin chaud, pour empêcher les suites de l'ébranlement qu'il a éprouvé, et qui peuvent nuire à sa croissance, ou lui causer quelque autre maladie. Les lotions quotidiennes avec le vin tiède sont encore bonnes pour les enfants disposés au rachitisme et qui sont en retard pour marcher.

L'eau-de-vie, à défaut de vin, peut remplacer celui-ci, et, en la mêlant avec quatre fois son volume d'eau, on l'emploie aux mêmes usages.

Fleurs de camomille, de sureau, de marjolaine ; menthe crépue, menthe poivrée, mélisse, mauve. — Ces plantes doivent être cultivées dans tous les jardins, être conservées à l'état sec dans tout ménage bien organisé. En tout cas, un pays ne doit pas en manquer, car elles sont d'un usage bon et fréquent.

Les fleurs de sureau, prises en infusion, servent contre le catarrhe;

La camomille, la mélisse, les menthes crépues ou poivrées sont utiles dans les douleurs nerveuses, les faiblesses d'estomac, les syncopes ;

La mauve; dans les maux de gorge; elle peut aussi servir à faire des gargarismes.

Toutes peuvent aussi être employées à l'extérieur en cataplasmes et en sachets contre les douleurs locales, l'érysipèle, la goutte et les crampes.

Laine, flanelle, toile cirée verte. — Ce sont de bons moyens contre les flux et les douleurs de goutte. On enveloppe la partie souffrante avec de la laine cardée ou de la flanelle; la première, à cause du suint qui y reste, est préférable.

Si cela ne réussit pas, on entoure de taffetas gommé.

CHAPITRE XX

SECOURS EN CAS DE MORT RAPIDE ET VIOLENTE

Préservation de la mort subite. — Secours en cas d'accident. — Asphyxies. — Congélation. — Empoisonnements.

Il est une cause de mort, qui, au milieu de la santé la plus florissante, dans toute la force de la vitalité, vient subitement interrompre et suspendre l'activité vitale. On donne à ce genre de mort le nom de *subit* et de *violent*. Arriver à y échapper est une partie importante de l'art qui a pour but de conserver et de prolonger la vie.

La mort violente est causée, soit par des lésions mécaniques, soit par des désordres organiques. Elle se produit de trois manières : ou bien elle rend les organes essentiels à la vie incapables d'exercer leurs fonctions ; ou bien elle anéantit la force vitale ; par exemple, c'est ainsi qu'agissent la foudre, les violentes affections de l'âme, la plupart des poisons ; ou bien enfin elle paralyse subitement l'activité vitale, sans laquelle aucune manifestation de la vie n'est possible ; il en est ainsi, quand la circulation est arrêtée, ou que l'air ne peut plus arriver aux poumons.

Pour nous défendre contre la mort violente et subite, il faut, ou ne pas s'exposer aux causes qui la provoquent, ou, dans le cas où celles-ci ont commencé d'agir, les rendre impuissantes (1).

Préservation de la mort subite. — Voyons d'abord la manière de s'en préserver.

Il est évidemment impossible d'empêcher toutes ces causes d'agir sur nous, car elles sont liées à notre vie et souvent à nos occupations journalières, de sorte que, pour les éviter, c'est la vie même qu'il faudrait quitter.

(1) Voyez Brouardel, *la Mort et la mort subite*. Paris, 1895. (R.)

Seulement nous pouvons rendre notre corps indépendant, à un certain degré, de leur action, et le mettre dans une telle disposition que, même en restant en contact avec ces causes, il n'en souffre plus ou n'en souffre que peu. Il existe donc un art objectif et subjectif de se garantir des dangers de la mort, et c'est dans le dernier surtout que l'homme peut acquérir une certaine habileté. Les procédés en sont très simples :

1° Qu'on cherche à rendre son corps habile dans tous les exercices physiques. Développées par l'habitude de courir, de grimper, de faire la voltige, de nager, etc., les forces du corps sont en état de le défendre contre tout ce qui peut être dangereux dans ces actions, et il y aurait bien moins de gens qui se noieraient, feraient des chutes ou deviendraient victimes de semblables accidents, si ce genre d'éducation était plus répandu.

2° On doit tâcher de se mettre au courant de l'histoire scientifique des diverses causes de ces dangers. Ainsi on doit pouvoir reconnaître les poisons, les effets de la foudre et la manière de s'en mettre à l'abri, les dangers des gaz méphitiques (1), du froid (2), etc.

3° Il faut vivre sans crainte, et se montrer ferme et philosophiquement indifférent. On doit aussi s'exercer à être maître de soi, car alors les accidents subits émeuvent moins, et on est toujours prêt à se défendre.

4° Il faut s'endurcir en toutes choses, de manière à ce que ni le froid, ni le chaud, ni les autres causes naturelles nuisibles ne puissent avoir prise sur vous. Celui qui suit cette conduite passera sain et sauf à travers des dangers auxquels d'autres moins exercés succomberont.

Secours en cas d'accident. — Occupons-nous maintenant de la conduite à tenir, lorsque le danger de

---

(1) Brouardel, *l'Asphyxie par les gaz et les vapeurs.* Paris, 1896.
(2) Voy. St-Vincent, *Nouvelle médecine des familles,* 11° édition. Paris, 1894.— Ferrand, *Premiers secours,* 4ᵉ édition, 1891. (R.)

mort est présent. Quels secours faut-il donner à un
noyé, à un pendu, à un asphyxié, à celui que la foudre
a frappé ou qui a pris du poison ? Il y a contre ces
accidents des remèdes, qui souvent sont parvenus à
sauver des gens paraissant déjà être la proie de la mort,
et, certes, la connaissance de ces remèdes est une partie de la médecine que chacun devrait connaître; car
chacun peut se trouver en présence de pareils cas, et
alors des secours rapides sont nécessaires. Chaque instant
est alors précieux; et le moyen le plus simple, employé
sur-le-champ, vaut mieux que toute la science d'un Esculape, venu une demi-heure plus tard. Le premier arrivé
devrait regarder comme un devoir de porter immédiatement secours, et être persuadé que la vie du patient
dépend d'une minute perdue.

Les morts subites, d'après leur genre de traitement,
peuvent être divisées en trois classes.

Asphyxies. — Les pendus, les noyés, les asphyxiés
dans les gaz méphitiques, ceux qui ont été frappés par
la foudre, les individus tombés en syncope appartiennent
à la première classe. Voici les moyens les plus efficaces
pour venir à leur secours :

1º Il faut avant tout retirer de l'eau le noyé, et dé-
pendre le pendu, en un mot faire disparaître la cause
de la mort. Cela suffit déjà, lorsque le malheureux est
secouru à temps, mais cela ne s'exécute pas toujours
bien.

2º On déshabillera immédiatement la victime de l'accident et on cherchera à la réchauffer. La chaleur est le
meilleur excitant de la vie. Le même moyen que la
nature emploie, pour éveiller partout la vie, est aussi le
meilleur pour la ranimer au besoin. Un bain tiède sera
le remède le plus efficace ; à son défaut, on couvrira le
noyé de cendres chaudes, de sable, ou de couvertures
épaisses, on fera chauffer des briques et on les appliquera
sur les diverses régions du corps. Si on n'emploie pas

cette médication, tous les autres moyens seront insuffi-
sants, et mieux vaut se contenter de réchauffer le patient que de le tourmenter avec des ventouses, des
frictions, des lavements, pendant qu'on le laisse mourir
de froid.

3° L'insufflation de l'air dans les poumons est le
moyen, qui, comme efficacité, vient après le réchauffement. Si on pouvait la pratiquer à l'aide d'une vessie
remplie d'oxygène, cela serait le meilleur ; mais comme
il y a urgence, et pour ne pas perdre un temps précieux,
il suffit que le premier venu insuffle sa propre haleine
dans la bouche du noyé en ayant soin de lui tenir le nez
fermé. Lorsqu'on remarque que les côtes se soulèvent,
on s'arrête un instant, et, en pesant légèrement sur la
région du diaphragme, ou en tirant doucement à soi
une serviette, dont on a entouré le ventre du patient,
on chasse l'air ; on insuffle de nouveau alors, et on
continue pendant quelque temps cette respiration artificielle.

4° On verse d'assez haut sur le creux épigastrique
quelques gouttes d'eau glacée ou de vin : cette pratique
a parfois ranimé de nouveau les battements du cœur.

On brosse, on frotte les mains et la plante des pieds,
le bas-ventre, le dos. On excite certaines régions très
sensibles du corps, la plante des pieds, la paume des
mains, en les piquant, en les pinçant, en y versant quelques gouttes de cire à cacheter. On porte les barbes d'une
plume, dans le nez, dans la gorge, ou bien on fait respirer de l'ammoniaque, et on en met quelques gouttes sur
la langue ; on présente aux yeux une vive lumière ; on
cherche à exciter le sens de l'ouïe, qui est le dernier à
disparaître, en poussant des cris, par le son d'une trom-
pette, ou en tirant un coup de pistolet.

On peut insuffler de l'air ou de la fumée de tabac
dans l'intestin. Dans ce dernier cas, deux fourneaux de
pipes en cornes placées l'une sur l'autre peuvent suffire ;

ou bien, si on dispose d'une seringue, on donne un lavement au jus de tabac, en ayant soin de ne mettre qu'un quart de décoction de tabac pour trois quarts d'eau ; on peut aussi donner un lavement à la moutarde, ou à l'eau mélangée de vinaigre et de vin.

Aussitôt qu'on remarque quelques signes de vie, on tâche de faire avaler au malade une cuiller de vin, et si on réussit, on en donne encore plusieurs autres. L'eau-de-vie mélangée avec deux tiers d'eau peut remplacer le vin (1).

Pour les gens foudroyés par le tonnerre, on pourra recourir aux bains de terre. On les place dans un fossé récemment creusé, et on les recouvre jusqu'au col de terre, qu'on vient d'extraire (2).

Dans le cas où les moyens bien simples que chacun peut et doit employer, pour sauver son semblable en danger, seront rapidement en usage, ils rendront plus de services que les secours des appareils les plus compliqués, qui n'arriveraient qu'une demi-heure plus tard. En tout cas, le temps qui s'écoule avant l'arrivée de ces secours serait ainsi utilisé, et on empêcherait la faible étincelle de vie qui subsiste encore de s'éteindre.

Congélation. — Les gens atteints de congélation doivent être rangés dans la deuxième classe des morts subites. Ils doivent être soignés d'une autre manière que ceux qui appartiennent à la première classe. La chaleur les tuerait. Il n'y a ici rien autre chose à faire que de les enterrer dans la neige jusque par-dessus les épaules, ou de les plonger dans un bain d'eau très froide, la plus froide qu'on puisse avoir, sans qu'elle soit gelée. La vie se rétablit d'elle-même, et, dès qu'il s'en manifeste quelques signes, on fait avaler au malade quelques gouttes

(1) Voyez Saint-Vincent, *Nouvelle médecine des familles*, 11e édition. Paris, 1894. — Ferrand, *Premiers secours*, 4e édition. Paris, 1891. (R.)

(2) Voy. Sestier, *De la foudre*. Paris, 1866. (R.)

de thé chaud mêlé de vin, et on le transporte dans un lit.

Empoisonnements. — La troisième classe est celle des empoisonnements (1). Contre eux, nous possédons deux remèdes inappréciables, qui conviennent à tous les poisons, qu'on trouve partout, sans recourir aux pharmacies, et qui peuvent être administrés sans qu'on soit médecin. C'est le lait et l'huile. Grâce à eux, on a pu empêcher le plus terrible des empoisonnements, celui par l'arsenic. Ils satisfont aux deux indications du traitement, ils font évacuer le poison, et le masquent ou l'affaiblissent. On fera donc boire au malade le plus de lait qu'il pourra; s'il vomit, tant mieux; à ce lait, on ajoutera tous les quarts d'heure une demi-tasse d'huile de lin, d'amandes, d'œillette ou d'olives, peu importe.

Si on sait que le poison est de l'arsenic, du sublimé ou un autre sel métallique, on fait fondre dans l'eau du savon et on fait boire au malade. Ce remède suffit en attendant le médecin et souvent rendra sa présence inutile (2).

(1) Voyez Amb. Tardieu, *Etude médico-légale sur l'empoisonnement*, 2ᵉ édition. Paris, 1875. (R.)

(2) Croit-on d'après certains symptômes qu'on a affaire à un empoisonnement, la première chose à faire c'est de débarrasser du poison. S'il a pénétré la peau, il faut la nettoyer : est-ce par la bouche, on doit, en faisant avaler une grande quantité de lait, d'huile, d'eau tiède ou bien en chatouillant l'arrière-gorge, chercher à faire vomir. Dans le cas où on ne réussit pas, ou bien si on ne réussit qu'à moitié, à faire évacuer le poison, il faut tâcher de le rendre inoffensif en le décomposant, ou en le rendant insoluble. Dans ce but, si on a affaire à l'empoisonnement par l'acide sulfurique ou par d'autres acides, on fait avaler de la craie, de l'eau de savon, de la magnésie calcinée; si ce sont des sels alcalins qui ont servi de poison, comme par exemple de la lessive, de la chaux, on administre du vinaigre, de l'huile ou des mucilagineux; contre l'arsenic, on emploiera la magnésie et le sesquioxyde de fer; contre le cuivre et le mercure, l'albumine, le sucre, le lait; contre l'antimoine, la décoction d'écorce de chêne ou le thé vert. En même temps, ou à défaut de ces contre-poisons, on pourra toujours avoir recours au lait, au blanc d'œuf mélangé d'eau, et à une boisson huileuse et mucilagineuse. S'il s'agit de poisons stupéfiants, tels que la jusquiame, la belladone, les champignons vé-

CHAPITRE XXI

LA VIEILLESSE ET SON TRAITEMENT

La vieillesse est une garantie de longévité. — Traitement de la vieillesse. — Rajeunissement chez les vieillards.

La vieillesse est une garantie de longévité.— La
vieillesse, bien qu'elle soit la conséquence naturelle de
la vie et le commencement de la mort, peut cependant
devenir elle-même un moyen de prolonger la vie. Elle
n'augmente pas, il est vrai, la force vitale ; mais elle en
diminue la consommation, et on peut affirmer que
l'homme, arrivé à la dernière période de la vie, termine-
rait plus vite sa carrière, à ce moment où ses forces sont
déjà diminuées, s'il n'était pas vieux.

Cette proposition semble paradoxale ; nous allons l'expliquer et prouver sa justesse. Dans sa vieillesse, l'homme
possède en réserve beaucoup moins de forces vitales, et
est moins capable de les restaurer. S'il déployait toujours
le même degré d'activité et de labeur que dans son jeune
âge, cette réserve de force s'épuiserait plus vite, et la
mort surviendrait plus tôt ; maintenant il est évident que
la vieillesse diminue l'excitabilité et l'impressionnabilité,
et par conséquent l'emploi et la perte des forces sont
amoindries, de sorte qu'avec une quantité moindre, on
peut se suffire pendant plus longtemps. La diminution
de l'intensité du processus vital, qui est la conséquence
de la vieillesse, prolonge la vie.

Cette même diminution de l'excitabilité diminue également l'action exercée par les influences nuisibles et
morbifiques ; par exemple les affections de l'âme, les cau-

néneux, il faudra, dès qu'on aura fait venir, administrer du café
très fort, faire boire du vinaigre, arroser la tête avec de l'eau froide,
et appeler un médecin pour qu'il continue le traitement. (R.)

ses irritantes, etc. Elle maintient plus d'uniformité et de tranquillité dans l'économie intérieure, et protège ainsi le corps contre maintes maladies. C'est ainsi qu'on remarque que les vieillards restent bien plus indemnes des maladies contagieuses que les jeunes gens.

Enfin la vieillesse a, pour elle, l'habitude de vivre, qui sans contredit contribue pendant les derniers temps à prolonger la vie. Une opération animale, qu'on a si longtemps poursuivie toujours de la même manière, devient si habituelle qu'elle se prolonge par cela même, alors que ses autres causes cessent d'agir. Il est souvent étonnant de voir comment la décrépitude sénile la plus complète se conserve quelque temps encore, au milieu des ruines de l'organisme. L'homme intellectuel, dans bien des cas, est déjà mort, tandis que l'homme végétatif, l'homme-plante subsiste encore. Cette habitude de la vie a encore pour conséquence que l'homme aime d'autant plus la vie qu'il devient plus vieux.

Maintenant si la vieillesse est convenablement traitée et soutenue, elle peut être utilisée comme un moyen de prolonger la vie, et comme on est alors forcé de déroger légèrement aux lois générales, il est nécessaire d'indiquer ici la marche à suivre.

Traitement de la vieillesse. — Les idées principales qui dirigeront ce traitement seront les suivantes :

On devra s'efforcer de diminuer la sécheresse et la rigidité sans cesse croissantes des fibres, qui finit par arrêter la machine humaine. On facilitera la réparation des pertes et la nutrition. On donnera au corps un peu d'excitation artificielle, parce que, pour compenser ce qui manque d'excitation naturelle, on favorisera l'élimination des éléments devenus inutiles, élimination si imparfaite dans la vieillesse, et qui amène l'impureté des humeurs, cause accélératrice de la mort.

De ces principes on tire les préceptes suivants :

1º A la vieillesse, la chaleur naturelle fait défaut. On

cherchera à l'entretenir extérieurement et à l'augmenter. Les vêtements seront chauds, ainsi que les chambres d'habitation et les lits, la nourriture sera calorifiante, et, s'il est possible, on ira habiter un climat chaud, qui, à cette période de la vie, est.favorable à la longévité.

2º La nourriture sera d'une digestion facile, plutôt fluide que solide, nourrissante sous un petit volume, et plus excitante qu'aux périodes antérieures de la vie. Les soupes chaudes épicées sont très bonnes, pour les vieillards, il en est de même des viandes délicates, suffisamment faites et rôties, des végétaux nourrissants, d'une bonne et forte bière, et surtout d'un bon vieux vin de Bordeaux, d'Espagne, de Tokay, de Chypre, du Cap, un tel vin est un des meilleurs excitants de la vie chez les vieillards ; il n'échauffe pas, mais soutient et renforce ; c'est le lait des vieillards.

3º Les bains tièdes sont fort utiles ; ils augmentent la chaleur, les sécrétions, surtout celles de la peau, et diminuent la sécheresse et la ridigité de l'organisme. Par conséquent ils répondent aux divers besoins de cette période.

4º Il faut éviter toutes les évacuations trop considérables, par exemple les saignées, à moins qu'elles ne soient rendues nécessaires par quelque circonstance particulière ; il en est de même des purgatifs violents, de la chaleur poussée jusqu'à la transpiration, des plaisirs de l'amour, etc. Tout cela épuise les forces.

5º A mesure que l'âge progresse, il faut s'habituer à une certaine régularité dans l'organisation de sa vie. Les repas, le sommeil, l'exercice, le repos, les évacuations, les occupations doivent avoir un ordre précis et le conserver. Une ordonnance ainsi mécanique de la vie et de ses habitudes contribue extrêmement, dans cette période de la vie, à la prolonger.

6º Le corps doit, il est vrai, prendre de l'exercice, mais non pas celui qui pourrait le fatiguer ou l'épuiser, ce qu'il faut c'est un exercice passif, comme d'aller en voiture, de se faire fréquemment masser et oindre avec des onguents parfumés, qui rendent la peau souple. Le vieillard doit surtout éviter tout ce qui peut ébranler violemment le corps ; ces ébranlements apportent toujours des principes de mort.

7° Les agréables occupations, les distractions sont à cette période de la vie d'une incroyable utilé. Seulement il faut se garder des passions vives et émouvantes, qui, dans la vieillesse, peuvent être une cause de mort subite.

Ce qui est le plus salutaire, c'est la gaieté, la bonne humeur, qui résultent du bonheur intérieur, de la satisfaction que vous inspire le souvenir du passé, d'une vie utilement employée, et de l'espoir dans l'avenir, qui s'étend au delà de la tombe. La disposition d'esprit que fait naître chez les vieillards la société des enfants et des jeunes gens leur est aussi salutaire ; les jeux innocents, les saillies juvéniles de ces jeunes créatures ont pour le vieillard quelque chose de rajeunissant.

L'espérance de la vie et les projets d'avenir sont aussi un bon moyen pour vivre longtemps. Des plans nouveaux, des entreprises nouvelles, pourvu qu'elles ne soient ni dangereuses ni trop inquiétantes, en un mot tout ce qui peut, avec l'aide de l'imagination, étendre le domaine imaginaire de la vie, peut aussi la prolonger matériellement. D'ailleurs les vieillards sont poussés dans cette voie par une sorte d'instinct. Ils commencent à bâtir, à dessiner leurs jardins, etc., et semblent prendre à cette douce illusion, qui les rattache à la vie, un indicible plaisir.

Rajeunissement chez les vieillards. — Chez plusieurs individus, une sorte de rajeunissement paraît possible. Chez beaucoup de vieillards qui vécurent extrêmement vieux, on vit, à l'âge de 60 ou 70 ans, alors que les autres hommes succombent, se produire de

nouvelles dents, de nouveaux cheveux ; une période de
vie nouvelle sembla recommencer pour durer encore
20 ou 30 ans (1). Il y a là une espèce de reproduction
par soi-même, qu'on ne constate d'habitude que chez les
êtres les plus rudimentaires.

Je connais un exemple de cette sorte de phénomène,
c'est un vieillard qui vivait à Rechingen (présidence de
Bamberg) dans le Palatinat, et qui mourut en 1791,
dans sa 120me année. En 1787, alors que depuis longtemps il avait perdu ses dents, il lui en poussa tout à
coup huit à la fois. Elles tombèrent 6 mois après,
mais furent de nouveaux remplacées par de nouvelles
molaires à la mâchoire supérieure et inférieure ; la nature prolongea ce travail pendant 4 ans, et jusqu'à
quatre semaines avant la mort de ce vieillard. Après
qu'il s'était servi, à sa grande commodité, pendant
quelque temps, de ces dents pour bien mâcher ses
aliments, elles tombèrent un peu plus tôt, un peu plus
tard et dans les trous qu'elles laissaient il en sortait
de nouvelles. Tout cela avait lieu sans douleur, et le

(1) En 1666, M. Chrétien Mentzellius, médecin de l'électeur de
Brandebourg, qui accompagna ce prince dans un voyage qu'il fit à
Clèves, y rencontra un vieillard âgé de 120 ans, et qui se faisait
voir pour de l'argent. « La force de sa voix, dit-il, marquait celle
de sa poitrine ; car, ayant parcouru tous les tons de la gamme chro-
matique, il fut entendu à plus de 100 pas. Ayant ensuite ouvert la
bouche, il nous fit voir deux rangs de dents très blanches. Il nous
raconta qu'étant allé à La Haye, deux ans auparavant, il avait appris qu'il s'y trouvait un vieillard anglais âgé de 120 ans, et que,
l'ayant été visiter, il le félicita sur son droit d'aînesse, mais qu'il lui
dit en même temps qu'un mal de tête qu'il ressentait, accompagné de
grandes douleurs aux mâchoires, lui faisait croire qu'il n'aurait
pas l'honneur d'atteindre son âge ; que le vieillard anglais le dé-
trompa et l'assura au contraire qu'il allait rajeunir, puisque les
douleurs qu'il éprouvait étaient l'annonce de nouvelles dents, qu'il
en était une preuve vivante, puisqu'il s'était trouvé dans le même cas
et que toutes ses dents avaient percé successivement.
Velasquez de Tarente a écrit la bibliographie de l'abbesse de Mur-
viedo (Espagne), qui, à l'âge de 108 ans, s'aperçut du retour de ses
règles supprimées depuis 40 ans. Ses cheveux blancs et rares furent
remplacés par une abondante chevelure couleur d'ébène. (R.)

nombre total de ces dents s'éleva à une cinquantaine.

Un exemple du même genre s'est produit dans mon pays et même dans ma parenté : le digne bailli d'Ostheim, M. Thon, fut atteint à 60 ans d'une forte fièvre, qui l'amena aux bords du tombeau. Il s'en tira heureusement ; retrouva même une nouvelle gaieté et de nouvelles forces, et en même temps de nouveaux cheveux et de nouvelles dents ; il vécut vingt ans encore, dans un état si dispos qu'à 80 ans il pouvait encore gravir des montagnes assez hautes et en descendre.

Conclusion. — Le dernier mot de toute expérience et la base de la macrobiotique, c'est la modération en tout, c'est cette *aurea mediocritas* que chante Horace et de laquelle Hume dit qu'elle est le plus grand bien ici-bas ; c'est elle qui contribue avant tout à la prolongation de la vie.

Dans un certain état moyen de fortune, de climat, de santé, de tempérament, de constitution, d'activité, d'intelligence, de régime, etc., se trouve le secret de la longévité.

Tous les extrêmes, le trop comme le trop peu, sont des obstacles au prolongement de la vie.

BIBLIOTHÈQUE NATIONALE R.F. IMPRIMÉS

TABLE DES MATIÈRES

PREMIÈRE PARTIE
HISTOIRE ET THÉORIE

CHAPITRE PREMIER
HISTOIRE DE LA MACROBIOTIQUE

CHAPITRE II
LA DURÉE DE LA VIE

CHAPITRE III
CAUSES ET SIGNES DE LA DURÉE DE LA VIE CHEZ CHAQUE INDIVIDU.

CHAPITRE IV

MÉTHODES DIVERSES DESTINÉES A PROLONGER LA VIE

CHAPITRE V

NOTRE MÉTHODE DESTINÉE A PROLONGER LA VIE

DEUXIÈME PARTIE

CAUSES QUI ABRÈGENT LA VIE

CHAPITRE PREMIER

AIR VICIÉ

CHAPITRE II

ÉDUCATION TROP DÉLICATE

CHAPITRE III

EXCÈS DANS LE BOIRE ET LE MANGER

CHAPITRE IV

CHAPITRE V

AFFECTIONS ET PASSIONS

CHAPITRE VI

IMAGINATION

CHAPITRE VII

EXCÈS VÉNÉRIENS

CHAPITRE VIII

MALADIES

CHAPITRE IX

POISONS ET VIRUS

CHAPITRE X

LA VIEILLESSE ET SA PRODUCTION PRÉMATURÉE

TROISIÈME PARTIE

MOYENS DE PROLONGER LA VIE

CHAPITRE PREMIER

BONNES CONDITIONS D'HÉRÉDITÉ PHYSIQUE

CHAPITRE VII

CONSTITUTIONS INDIVIDUELLES ET TEMPÉRAMENTS

CHAPITRE VIII

OCCUPATIONS ET HABITUDES

CHAPITRE IX

PROFESSIONS

CHAPITRE X

JEUNESSE ACTIVE ET TRAVAILLEUSE. — FUIR LA MOLLESSE... 269

CHAPITRE XI

ABSTENTION DE L'AMOUR PHYSIQUE, PENDANT LA JEUNESSE, EN DEHORS DU MARIAGE.................................. 272

CHAPITRE XII

BONHEUR DANS LE MARIAGE. — ÉDUCATION DES ENFANTS.

CHAPITRE XIII

CALME DE L'ESPRIT

BIBLIOTHÈQUE NATIONALE R.F.

LIBRAIRIE J.-B. BAILLIERE ET FILS
19, RUE HAUTEFEUILLE, PARIS.

NOUVELLE MÉDECINE DES FAMILLES

A LA VILLE ET A LA CAMPAGNE

A L'USAGE

DES FAMILLES, DES MAISONS D'ÉDUCATION,

DES ÉCOLES COMMUNALES, DES SŒURS HOSPITALIÈRES,

DES DAMES DE CHARITÉ ET DE TOUTES LES PERSONNES BIENFAISANTES

QUI SE DÉVOUENT AU SOULAGEMENT DES MALADES

Par le Dr A.-C. de Saint-Vincent

ONZIÈME ÉDITION ENTIÈREMENT REFONDUE

et contenant tous les médicaments nouveaux

1 vol. in-18 jésus, 452 p. et 124 fig. cart........... 4 fr.

Ce livre comprend : *les remèdes sous la main les premiers, soins avant l'arrivée du médecin et du chirurgien, l'art de soigner les malades et les convalescents.*

L'accueil fait jusqu'à ce jour à ce livre imposait à l'auteur le devoir de le reviser avec la plus scrupuleuse exactitude, d'y apporter des modifications exigées par les travaux modernes et de le mettre tout à fait au niveau de la science.

De nombreux changements, nécessités par les progrès récents de la médecine et de la chirurgie, ont été apportés dans cette onzième édition.

Ils ne peuvent être tous signalés. Il suffira de dire que des chapitres nouveaux sur *l'asepsie* et *l'antisepsie* y ont été ajoutés et que le livre tout entier a été remanié, rajeuni et mis au courant des idées nouvelles.

Envoi franco contre mandat-poste.

LIBRAIRIE J.-B. BAILLIÈRE ET FILS
19, RUE HAUTEFEUILLE, PARIS

NOUVEAU DICTIONNAIRE DE LA SANTÉ

COMPRENANT :

**La médecine usuelle, l'Hygiène journalière, la Pharmacie domestique
et les Applications des nouvelles conquêtes de la science
à l'art de guérir**

Par le Dr P. BONAMI

Médecin de l'hospice de la Bienfaisance

1 vol. in-8 de 950 pages à 2 col. illustré de 702 fig. **16 fr.**
— cartonné.. **18 »**

L'attention et la curiosité des gens du monde se portent de
plus en plus vers tout ce qui concerne les moyens de prévenir
ou de guérir les maladies : c'est à ce public soucieux de sa santé
et désireux de connaître les plus récents progrès réalisés par
l'hygiène, la médecine et la chirurgie, que s'adresse le *Dictionnaire
de la Santé*.

Toutes les sciences médicales y ont trouvé place, parce qu'elles
forment un ensemble, dont toutes les parties s'éclairent et se
complètent mutuellement. mais, tout en restant exact dans le
fond, l'auteur s'est attaché à exclure de son langage ces termes
à mine rébarbative qui effrayent les profanes et rappellent le
jargon des médecins de Molière.

Ainsi, il n'emploie pas les grands mots *d'anatomie* et de
physiologie, mais, ce qui vaut mieux, il expose clairement la
conformation et les *usages de tous les organes*, résumant ainsi
ces deux sciences sans lesquelles on ne peut mettre en pratique
la maxime du Sage : « Connais-toi toi-même! » Ne faut-il pas
savoir comment marche cette délicate machine, comment se
fait la digestion. comment s'effectue la respiration, comment le
sang circule, pour choisir avec intelligence les moyens de
conserver intactes les fonctions du tube digestif, du poumon,
du cœur, ou de les rétablir si elles sont compromises?

Enfin, des *figures* choisies avec discernement, d'une exécution
parfaite, sont semées avec profusion dans le texte, dont elles
facilitent l'intelligence et à la clarté duquel elles ajoutent d'une
façon très agréable pour les yeux.

En résumé, le *Dictionnaire de la Santé* n'a pas la prétention
de se substituer partout et toujours à l'assistance du médecin;
mais il permettra certainement à ses lecteurs de suivre les
règles les plus sages de l'hygiène, de traiter les malaises et
indispositions sans le secours de l'homme de l'art, et, en cas de
maladie véritable ou de blessure grave, de donner, dans les
premiers moments, des soins utiles ou éclairés.

Ce sera le guide de la famille, le compagnon du foyer, que
chacun, bien portant ou malade, consultera, dans les bons
comme dans les mauvais jours.

Envoi franco contre mandat-poste

LIBRAIRIE J.-B. BAILLIÈRE ET FILS
19, RUE HAUTEFEUILLE, PARIS.

DICTIONNAIRE DE MÉDECINE

De Chirurgie, de Pharmacie, de l'Art vétérinaire et des sciences qui s'y rapportent

Ouvrage contenant la synonymie grecque, latine, allemande, anglaise,
italienne et espagnole, et le glossaire de ces diverses langues,

Par E. LITTRÉ
De l'Académie française et de l'Académie de médecine

17ᵉ *édition*, mise au courant des progrès des sciences médicales
et biologiques et de la pratique journalière.

1 vol. gr. in-8 de 1.900 pages à 2 colonnes, avec 600 fig.
cart.. 20 fr.
— Relié.. 25 fr.

La *dix-septième édition* du *Dictionnaire de médecine* contient
beaucoup d'articles nouveaux, qui n'existaient pas dans les
éditions antérieures, que l'on chercherait vainement dans les
dictionnaires les plus récents.

Cet ouvrage comprend la Physique et la Chimie, l'Histoire naturelle, l'Anatomie comparée, l'Anatomie humaine,
normale et morbide, la Physiologie, surtout au point de vue de
leurs relations avec la médecine.

La Médecine et la Chirurgie proprement dites, tant sous le
rapport théorique que sous le rapport pratique, les médicaments
nouveaux, les opérations nouvelles, les microbes nouvellement
déterminés, les maladies récemment décrites ont été l'objet
d'articles importants.

L'hygiène publique et la salubrité, la prophylaxie des maladies
contagieuses, les procédés de désinfection, de stérilisation,
d'antisepsie, qui attirent de plus en plus l'attention, n'ont pas
été omis.

Les sciences médicales et vétérinaires s'éclairant et se com-
plétant mutuellement, l'Anatomie, la Physiologie, la Pathologie,
la Thérapeutique, l'Hygiène vétérinaires, sont l'objet d'articles
spéciaux.

Le *Dictionnaire de médecine* de LITTRÉ donne le moyen de
comprendre toutes les locutions usuelles dans les sciences
médicales; il permet, par la multiplicité de ses articles, d'éviter
des recherches dont l'érudition la plus vaste ne saurait aujour-
d'hui se dispenser; il forme en même temps une encyclopédie
complète, présentant un tableau exact de nos connaissances.

ATLAS POPULAIRE DE MÉDECINE

1 vol. gr. in-8, avec 48 planches, comprenant 196 fig., cart.   5 fr.

Envoi franco contre mandat-poste.

LIBRAIRIE J.-B. BAILLIÈRE ET FILS
19, RUE HAUTEFEUILLE, PARIS

BIBLIOTHÈQUE DES CONNAISSANCES UTILES

Collection de volumes in-18 jésus

A 4 fr. le volume cartonné

BREVANS (J. de). — **Le pain et la viande.** Préface par M. E. RISLER, directeur de l'Institut national agronomique. 1 volume in-18 jés. de 360 pages, avec 86 figures. cart.. **4 fr.**

— **Les légumes et les fruits.** Préface par M. A. MUNTZ, professeur à l'Institut national agronomique. 1 volume in-18 jés. de 324 pages et avec 132 figures cartonné........ **4 fr.**

DALTON. — **Physiologie et hygiène des écoles, des collèges et des familles,** par J.-C. DALTON, professeur au Collége des médecins de New-York. 1 vol. in-18 jés. de 536 pages avec 68 figures, cartonné..................... **4 fr.**

FERRAND (E.) et DELPECH (A.). — **Premiers secours** en cas d'accidents et d'indispositions subites, par E. FERRAND et A. DELPECH, membre de l'Académie de médecine. 4e *édition* augmentée des nouvelles instructions du conseil de salubrité. 1 vol. in-18 jés. de 340 pages, avec 106 figures, cartonné. **4 fr.**

FONTAN. — **L'art de conserver la santé des animaux** dans les campagnes. Nouvelle médecine vétérinaire domestique. Ouvrage couronné par la Société nationale d'agriculture. 1 vol. in-18 jés. de 318 p., avec 100 figures, cartonné....... **4 fr.**

HÉRAUD. — **Les secrets de l'économie domestique,** à la ville et à la campagne. Recettes, formules et procédés d'une utilité générale et d'une application journalière. 1 vol. in-18 jésus de 384 pages, avec 241 figures, cartonné...... **4 fr.**

— **Les secrets de l'alimentation,** à la ville et à la campagne. Recettes, formules et procédés d'une utilité générale et d'une application journalière. 1 vol. in-18 jésus de 423 p., avec 225 fig., cart...................... **4 fr.**

LEBLOND (N.-A.). — **La gymnastique et les exercices physiques,** par le Dr N.-A. LEBLOND. Introduction par M. le Dr BOUVIER. 1 vol. in-18 jésus de 492 pages, avec 80 figures, cartonné............................... **4 fr.**

Envoi franco contre mandat-poste

Poitiers. — Imprimerie BLAIS, ROY et Cie, 7, rue Victor-Hugo, 7.

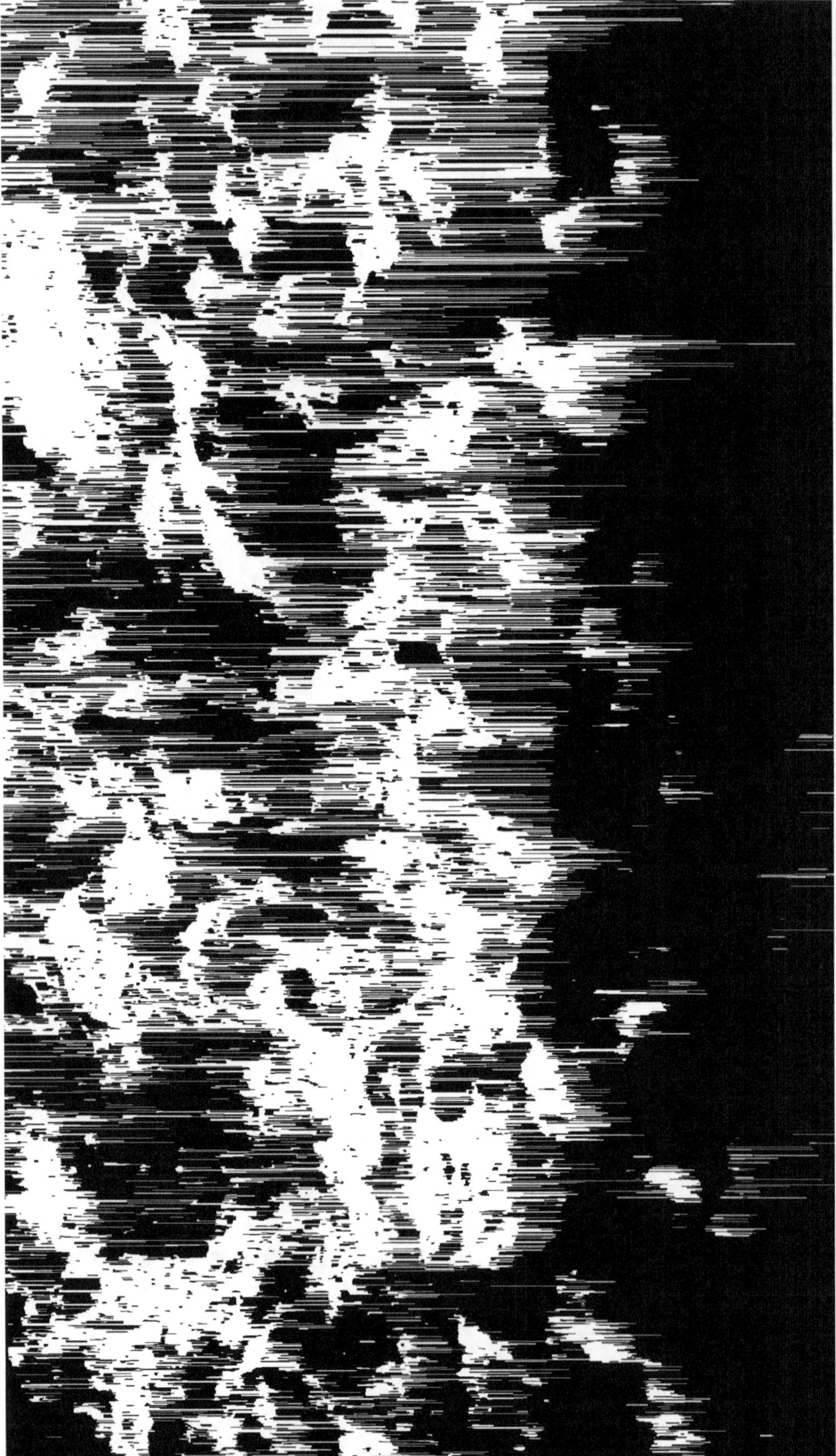

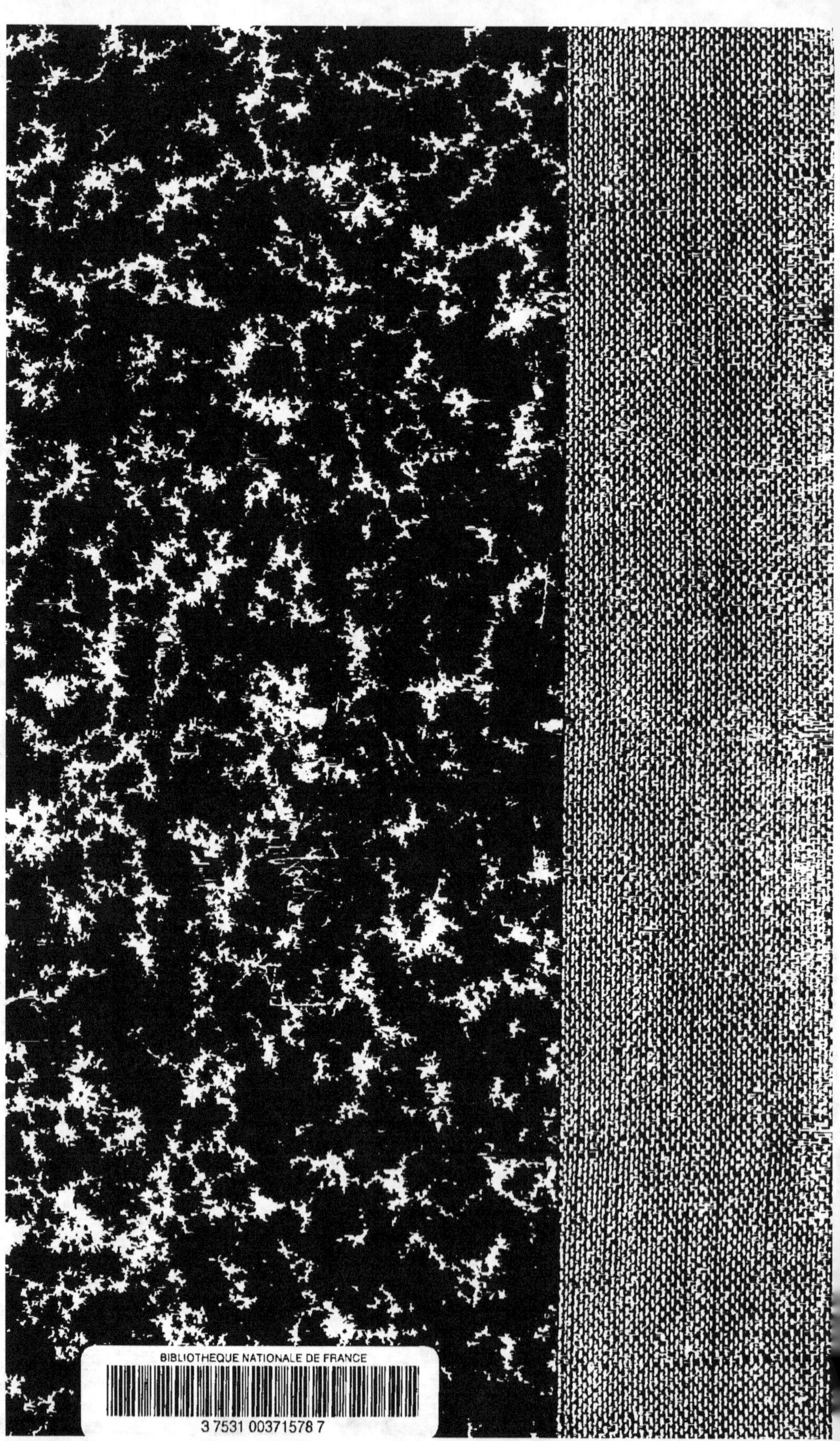
BIBLIOTHEQUE NATIONALE DE FRANCE

3 7531 00371578 7

www.ingramcontent.com/pod-product-compliance
Lightning Source LLC
Chambersburg PA
CBHW051228050726
47594CB00001B/77